新编内科疾病诊疗

苏 鹏 等/主编

吉林科学技术出版社

图书在版编目（CIP）数据

新编内科疾病诊疗 / 苏鹏等主编. -- 长春：吉林
科学技术出版社，2023.3
ISBN 978-7-5744-0275-1

Ⅰ．①新… Ⅱ．①苏… Ⅲ．①内科－疾病－诊疗
Ⅳ．①R5

中国国家版本馆 CIP 数据核字(2023)第 082859 号

新编内科疾病诊疗

主　编	苏　鹏等
出 版 人	宛　霞
责任编辑	张　楠
封面设计	皓麒图书
制　版	皓麒图书
幅面尺寸	185mm×260mm
开　本	16
字　数	335 千字
印　张	14.25
印　数	1-1500 册
版　次	2023年3月第1版
印　次	2023年10月第1次印刷

出　版	吉林科学技术出版社
发　行	吉林科学技术出版社
地　址	长春市福祉大路5788号
邮　编	130118
发行部电话/传真	0431-81629529 81629530 81629531
	81629532 81629533 81629534
储运部电话	0431-86059116
编辑部电话	0431-81629518
印　刷	廊坊市印艺阁数字科技有限公司

书　号	ISBN 978-7-5744-0275-1
定　价	90.00元

编 委 会

目　　录

第一章　呼吸系统疾病

第一节　急性上呼吸道感染

急性上呼吸道感染是指鼻腔、咽或喉部急性炎症的概称。是呼吸道最常见的一种传染病。常见病因为病毒感染，少数由细菌引起。病原体入侵上呼吸道后，引起局部黏膜充血、水肿等卡他症状。本病全年皆可发病，冬、春季节多发，主要通过飞沫传播，一般为散发，但常在气候突变时流行。因病毒种类多，感染后产生免疫力弱，且无交叉免疫，故可多次发病。患者不分年龄、性别、职业和地区。不仅具有较强的传染性，而且可引起严重并发症，应积极防治。

一、普通感冒

普通感冒是最常见的上呼吸道病毒感染，主要病原体是病毒，临床表现为急性鼻炎和上呼吸道卡他。

（一）病因

根据抗原分型感冒病毒有上百种，主要病原体为鼻病毒，其他为流感病毒、副流感病毒（1，3型）、呼吸道合胞病毒、腺病毒、冠状病毒和肠道病毒中的柯萨奇病毒 A_7 和 A_{21} 型、埃可病毒（Ⅴ型），此外，尚有 5～10 种是由肺炎霉浆菌引起。

（二）流行病学

主要是通过飞沫传播，也可由手接触病毒而传染。1/3 的鼻病毒和 2/3 的冠状病毒的感染者无临床症状。鼻病毒感染后病毒复制 48 小时达到高峰浓度，传播期则持续 3 周。个体易感性与营养健康状况和上呼吸道异常（如扁桃体肿大）及吸烟等因素有关，发病以冬季多见，与气候变化、空气湿度和污染，及年龄、环境有关。但寒冷本身并不会引起感冒，而寒冷季节多见的部分原因与病毒类型有关，也可能因寒冷导致室内家庭成员或人群聚集增加及拥挤有关。感染症状受宿主生理状况影响，过劳、抑郁、鼻咽过敏性疾病、月经期等均可加重症状。

（三）发病机制

1.基本发病机制

普通感冒的病原体主要是鼻病毒，以鼻病毒为例，鼻腔或眼部是其进入机体的门户，鼻咽部是最先感染的部位。腺体淋巴上皮区域的 M 细胞含有鼻病毒细胞间黏附分子-1（ICAM-1）受体，病毒首先在此黏附，并借鼻腔的黏液纤毛活动到达后鼻咽部。此时病毒迅速复制，并向前扩散到鼻道。鼻腔上皮细胞活检及鼻腔分泌物的研究表明炎症介质(缓激肽、前列腺素)、白介素-1 和白介素-8 等分泌增加,可能与感冒的部分临床症状有关。组胺的作用尚不清楚,尽管组胺鼻内滴入可引起感冒症状,但抗组胺药治疗感冒的效果并不肯定。副交感神经阻滞药对解除感冒症状有效,表明神经反射机制在感冒发病机制中可能也存在着一定的作用。免疫反应(IgA、干扰素产生)通常是短暂的,加上病毒抗原的多样性及漂移,所以一生中可反复多次感冒。

2.非典型发病机制

感冒病毒侵入鼻旁窦、中耳、支气管、消化道可引起相应部位的炎症反应,而出现非典型的感冒症状。

(四)病理和病理生理

细胞的病理变化与病毒的毒力及鼻腔的感染范围有关。呼吸道黏膜水肿、充血,出现大量的漏出液和渗出液,但细胞群并未发生任何重要变化,修复较为迅速,并不造成组织损伤。不同病毒可引起不同程度的细胞增殖及变性,鼻病毒及肠道病毒较黏液性病毒更为严重。当感染严重时,连接呼吸道的鼻旁窦、中耳管道可能被阻塞,发生继发感染。

机体的抵抗力,生理状态如疲乏,全身状况,血管舒张神经的反应性,有否鼻炎等都影响机体的免疫力。鼻分泌液是第一道保护屏障,黏液的流动对呼吸道上皮有一定的保护作用,同时鼻分泌液含有 IgG、IgA,IgA 是主要的局部免疫球蛋白。受呼吸道病毒感染后,细胞能产生干扰素,从而抑制病毒的繁殖。

(五)临床表现

1.症状

(1)常见症状:起病急骤,潜伏期短,临床表现个体差异很大。早期有咽部干燥、喷嚏,继以畏寒、流涕、鼻塞、低热。咳嗽、鼻分泌是普通感冒的一特征性症状,开始为清水样,以后变厚,黄脓样,黏稠。鼻塞约 4~5 天。如病变向下发展,侵入喉部、气管、支气管,则可出现声音嘶哑,咳嗽加剧或有小量黏液痰,1~2 周消失。全身症状短暂,可出现全身酸痛、头痛、乏力、胃纳差、腹胀、便秘或腹泻等,部分患者可伴发单纯性疱疹。

(2)非典型症状:从病原分型发现感冒病毒有上百种,不同病毒感染,必然引起不同的临床表现,包括病程长短及程度轻重,但从临床上很难区分,加之个体的易感性不同,使得这些不同的微生物不可能引起固有的或特异的临床表现。因此在诊断方面应对非典型的临床表现加以重视,以防漏诊或误诊。以下列举几种类型的不典型表现。

①流行性胸痛:潜伏期为 2~5 天,主要表现为发热和阵发性胸痛,本病有自限性。

②急性阻塞性喉-气管-支气管炎(哮吼)儿童多见,可出现痉挛性咳嗽,有大量分泌物,以致造成不同程度的呼吸道阻塞、哮喘和呼吸困难。呼吸道合胞病毒感染在幼儿中常表现为发热、咳嗽、气促、发绀和呼吸困难,需及时进行抢救,病死率为 1%~5%。

2.常见体征

体检鼻和咽部的黏膜充血水肿。

3.并发症

(1)鼻窦炎及中耳炎:在鼻旁窦及中耳液中可发现鼻病毒。但在治疗中应注意合并细菌感染所起的作用。

（2）急性心肌炎：流感病毒、柯萨奇病毒和埃可病毒的感染可损伤心肌或进入人体繁殖而间接作用于心肌，引起心肌局限性或弥散性炎症。一般在感冒1～4周内出现心悸、气急、呼吸困难、心前区闷痛、心律失常，于活动时加剧。

（六）实验室检查

白细胞计数正常或稍增，淋巴细胞稍升高。必要时进行病毒分离。

（七）器械检查

鼻旁窦及中耳、胸部X线摄片可协助诊断。心电图检查可出现心动过速、期前收缩、房室传导阻滞等。

（八）诊断

根据病史及临床症状，并排除其他疾病如过敏性鼻炎、癌性感染、急性传染病前驱期的上呼吸道炎症症状，如脑炎、流行性脑膜炎、伤寒、斑疹伤寒等，进行密切观察辅以必要的化验，诊断并不困难。病原的确定需进行病毒分离，由于病毒培养和免疫血清学诊断需要一定的设备，费时耗材，因此在临床工作当中，分离出特异性病毒并不实际，只有在确定流行病因和鉴别继发性细菌感染和真菌感染，才做病毒分离。

（九）鉴别诊断

1.常见表现鉴别诊断

（1）鼻炎。①过敏性鼻炎：临床上很像伤风，所不同的是起病急骤，持续时间短，常突然痊愈。主要表现为喷嚏频作，鼻涕多，呈清水样，鼻腔水肿，苍白，分泌物中有较多嗜酸粒细胞，经常发作，常伴有其他过敏性疾病如荨麻疹等。②血管舒缩性鼻炎：无过敏史，以鼻黏膜间歇性血管充盈、打喷嚏和流清涕为特点，干燥空气能使症状加重。根据病史以及无脓涕和痂皮等可与病毒性或细菌性相鉴别。③萎缩性鼻炎：鼻腔异常通畅，黏膜固有层变薄且血管减少，嗅觉减退并有痂皮形成及臭味，容易鉴别。④鼻中隔偏曲、鼻息肉：鼻镜检查可明确诊断。

（2）急性传染病前驱期：麻疹、脊髓灰质炎、流行性脑膜炎、伤寒、斑疹伤寒、人类免疫缺陷病毒（HIV）等在患病初期常有上呼吸道炎症症状。在这些病的流行区及流行季节应密切观察，并进行必要的化验检查以资鉴别。

2.非典型表现的鉴别诊断

（1）白喉：起病较缓，咽部有灰白色伪膜，不易拭去，剥离后易出血，但局部疼痛不剧烈。咽拭纸培养与锡克试验、亚碲酸钾快速诊断结合流行季节病学资料等可协助诊断。

（2）樊尚咽峡炎（奋森咽峡炎）：咽部有污灰色坏死组织形成的假膜，剥离后可见出血和溃疡。全身症状一般不重，可有中度发热，但局部疼痛较重。伪膜涂片检查可见梭形杆菌与樊尚螺旋体。

（3）支气管哮喘：急性喉-气管-支气管炎主要表现为吸气性呼吸困难和特征性哮吼声。而支气管哮喘患儿可有家族过敏史，主要表现为发作性呼气性呼吸困难，典型体征为呼气哮鸣音，与呼吸困难同时出现与消失。β_2-受体激动药和氨茶碱治疗后可迅速缓解，借此得以鉴别。

(4)其他:在感冒期间出现急性心肌炎并发症时,应除外甲状腺功能亢进症、二尖瓣脱垂综合征及影响心肌的其他疾病如风湿性心肌炎、中毒性心肌炎、冠心病、结缔组织病、代谢性疾病以及克山病(克山病地区)等。如有条件必须进行上述任何一项病原学检查。

(十)治疗

1.常用对症治疗药物

(1)抗感冒药:各种抗感冒药大多含有下述几种成分,但不同品种所含成分或剂量有差别,应根据临床症状特点选用相应品种。

①伪麻黄碱。作用于呼吸道黏膜 α-肾上腺素能受体,缓解鼻黏膜充血,对心脏和其他外周血管 α-受体作用甚微。可减轻鼻塞,改善睡眠。

②抗组胺药。第一代抗组胺药物如马来酸氯苯那敏(扑尔敏)对减少打喷嚏和鼻溢有效,非镇静作用的抗组胺药缺少抗胆碱能作用,效果不肯定。

③解热镇痛药。在发热和肌肉酸痛、头痛患者可选用。阿司匹林反复运用增加病毒排出量,而改善症状轻微,不予推荐。

④镇咳药。为保护咳嗽反射一般不主张应用,但剧咳影响休息时可酌情应用,以右美沙芬应用较多。

(2)治疗矛盾:运用感冒药对症治疗旨在控制症状,防止疾病进一步的发展。但抗感冒药中所含成分的不良反应对各种不同人群有着不同的影响,如伪麻黄碱在收缩鼻黏膜血管、减轻鼻塞的同时有可能出现较轻的兴奋、失眠、头痛。抗组胺药如氯苯那敏在减轻打喷嚏及鼻溢的同时有引起嗜睡的作用,最近研究还发现有影响血液系统的改变如血小板减少性紫癜等。解热镇痛药如对乙酰氨基酚(扑热息痛),长期使用或超量使用存在肾功能损害及慢性肾功能衰竭的风险。镇咳药如美沙芬在止咳的同时也使痰不易咳出。有吸烟、支气管哮喘、慢性阻塞性肺疾病等基础疾病者往往痰多黏稠,使用含有美沙芬成分的感冒药,有可能引起痰液阻塞。

(3)对策:选用感冒药应因人因症而异,即根据感冒的症状、抗感冒药的组成、感冒患者的年龄、生理特征、职业、并发症、基础病、伴随用药等多方面因素综合考虑。凡驾驶机动车船或其他机械操作、高空作业者在工作期间均应禁用含氯苯那敏的抗感冒药。以免引起嗜睡、头昏而肇事。小儿、老年人、有出血疾病的人,应慎用感冒通。高血压、心脏病、甲亢、青光眼、糖尿病、前列腺肥大患者,慎用含有伪麻黄碱成分的酚麻美敏(泰诺)、白加黑等感冒药。哺乳期妇女慎用速效伤风胶囊,以免引起闭乳,孕期头 3 个月禁用抗感冒药,全程避免使用速效伤风胶囊。有溃疡病的患者不宜选用含有阿司匹林、双氯芬酸等成分的药物,以免引起或加重溃疡出血。痰多不易咳出者可采取多饮水,使呼吸道炎性分泌物黏稠度降低,易于痰液的咳出,并注意室内温度和湿度;也可蒸汽吸入或超声雾化吸入,湿化痰液,有利于排痰;使用祛痰药,如氨溴索(沐舒坦)等稀释痰液。

2.抗病毒药物的治疗

(1)利巴韦林(病毒唑):其对流感和副流感病毒、呼吸道合胞病毒有一定的抑制作用,临床应用仅限于儿童下呼吸道感染呼吸道合胞病毒时。对鼻病毒和其他呼吸道病毒目前尚无有效的抗病毒药物。

(2)治疗矛盾:利巴韦林最主要的毒性是溶血性贫血,在口服治疗后最初1~2周内出现血红蛋白下降,其中约10%的患者可能伴随心肺方面不良反应。已经有报道伴随有贫血的患者服用利巴韦林可引起致命或非致命的心肌损害,并对肝、肾功能有影响,对胎儿有致畸作用。药物少量经乳汁排泄,对乳儿有潜在的危险。

(3)对策:定期进行血常规(血红蛋白水平、白细胞计数、血小板计数)、血液生化(肝功能、甲状腺刺激素)检查,尤其血红蛋白检查(包括在开始前、治疗第2周、第4周)。对可能怀孕的妇女每月进行怀孕测试。不推荐哺乳期妇女服用利巴韦林。

严重贫血患者慎用,有珠蛋白生成障碍性贫血(地中海贫血)、镰刀细胞性贫血患者不推荐使用利巴韦林。有胰腺炎症状或明确有胰腺炎患者不可使用利巴韦林。具有心脏病史或明显心脏病症状患者不可使用利巴韦林。如使用利巴韦林出现任何心脏病恶化症状,应立即停药给予相应治疗。

肝肾功能异常者慎用。肌酐清除率<50mL/min的患者,不推荐使用利巴韦林。老年人肾功能多有下降,容易导致蓄积,应慎用。

利巴韦林对诊断有一定干扰,可引起血胆红素增高(可高达25%),大剂量可引起血红蛋白降低。

3.抗细菌治疗

(1)抗生素的应用:一般不应该用、也不需要用抗生素,但婴幼儿患者、年老伴有慢性疾病患者或有继发细菌感染时,则可考虑选用适当的抗菌药物治疗。一项安慰剂对照的研究表明鼻喉冲洗物培养有肺炎链球菌、流感嗜血杆菌或卡他莫拉菌生长。因此在有细菌定植、呼吸道分泌物中粒细胞增加、出现鼻窦炎、中耳炎等并发症,慢性阻塞性肺病(COPD)基础疾病和病程超1周者可适当选用针对肺炎链球菌、流感嗜血杆菌、卡他莫拉菌的药物治疗。

(2)治疗矛盾:强调积极用药的必要性的同时带来不少不良用药甚至抗生素滥用之间的矛盾。造成抗生素滥用的原因在于对病原学的研究重视不够,盲目的经验性用药或对抗生素的应用缺乏必要的知识和训练。呼吸道吸入抗生素治疗虽可提高局部药物浓度,克服血液支气管肺屏障造成的呼吸道药物浓度不足,但局部应用易诱导耐药。

(3)对策:使用抗生素应参考流行病学和临床资料,推测可能的病原体,有针对地选择抗生素,不主张不加区别地普遍采取联合用药和无选择地应用"高级别"的抗生素。联合用药旨在通过药物的协同或相加作用,增强抗菌能力。根据药代学及药动学(PK/PD)的原理制订治疗方案。不推荐呼吸道局部吸入抗生素。

二、流行性感冒

流行性感冒(简称流感)是由流感病毒引起的急性呼吸道传染病,病原体为甲、乙、丙三型流行性感冒病毒,通过飞沫传播,临床上有急起高热、乏力、全身肌肉酸痛和轻度呼吸道症状,病程短,有自限性,老年人和伴有慢性呼吸道疾病或心脏病患者易并发肺炎。流感病毒,尤以甲型极易变异,往往造成暴发、流行或大流行。自20世纪以来已有五次世界性大流行记载,分别发生于1900年、1918年、1957年、1968年和1977年,其中以1918年的一次流行最为严重,死亡人数达 2000 万人之多。我国从 1953—1976 年已有 12 次中等或中等以上的流行,每次流行均由甲型流感病毒所引起。20 世纪 80 年代以后流感的疫情以散发与小暴发为主,没有明显的大流行发生。

(一)病因

流感病毒属正黏病毒科,系 RNA 病毒,病毒颗粒呈球形或细长形,直径为 80～120nm,有一层脂质囊膜,膜上有糖蛋白纤突,是由血凝素(H)、神经氨酸酶(N)所构成,均具有抗原性。血凝素促使病毒吸附到细胞上,故其抗体能中和病毒,免疫学上起主要作用;神经氨酸酶作用点在于细胞释放病毒,故其抗体不能中和病毒,但能限制病毒释放,缩短感染过程。

流感病毒的核酸是 8 个片段的单股 RNA,核蛋白质具有特异性,可用补体结合试验将其区分为甲、乙、丙三型。抗核蛋白质的抗体对病毒感染无保护作用。除核蛋白质外,核心内还有三个多聚酶蛋白(P_1、P_2、P_3),其性质不明。核心外有膜蛋白(M_1、M_2)和脂质囊膜包围。

甲型流感病毒变异是常见的自然现象,主要是血凝素(H)和神经氨酸酶(N)的变异。血凝素有 H_1、H_2、H_3,而神经氨酸酶仅有 N1、N_2,有时只有一种抗原发生变异,有时两种抗原同时发生变异,例如 1946—1957 年甲型流行株为(H1N1),1957—1968 年的流行株为(H2N2)。1968 年 7 月发生的一次流感流行是由甲型(H3N2)毒株引起,自 1972 年以来历次流感流行均由甲型(H3N2)所致,与以往的流行株相比,抗原特性仅有细微变化,但均属(H3N2)株。自 1976 年以来旧株(H1N1)又起,称为"俄国株"(H1N1),在年轻人中(尤其是学生)引起流行。甲型流感病毒的变异,系由于两株不同毒株同时感染单个细胞,造成病毒基因重新组合,使血凝素或/与神经氨酸酶同时发生变化,导致新型的出现,称为抗原性转变,例如在人群中流行株的血凝素基因与鸟型流感病毒基因重新组合;另一种称为抗原性漂移,在免疫系统压力下流感病毒通过变异与选择而成的流行株,主要的改变在血凝素上氨基酸的替代,1968 年以来的 H3N2 各流行株都是如此。近年来又出现甲型流感病毒 H1N1 株、H3N2 亚型的 O 相变异,即病毒株只能在麦丁达比犬肾(MDCK)细胞中复制,而难以在鸡胚中复制。由于 MDCK 的传代细胞有致癌性,这给疫苗的产生带来了困难。

1993 年报道,根据 8 株甲型流感病毒 RNA 片段的核苷酸科研序列种系分析,人类宿主的甲型流感病毒来自鸟类流感病毒基因库,有学者对意大利猪群中循环的经典 H1N1 株、鸟型 H1N1 株和人类 H3N2 株进行种系分析发现基因重组是在欧洲猪群中鸟类与人类病毒间进行。有学者认为欧洲猪群可能作为人类与鸟类宿主的水磨石病毒基因重新组合的混合场所,因此提出下一次世界大流行可能从欧洲开始。

(二)发病机制

1.流行病学

(1)流行特点:发病率高,起病急且迅速蔓延,流行过程短但可反复多次。

(2)流行环节

①传染源:患者是主要传染源,自潜伏期末即可传染,病初 2～3 天传染性最强,体温正常后很少带毒,排毒时间可至病后 7 天。病毒可存在于患者的鼻涕、口涎及痰液中,并随咳嗽、喷嚏排出体外。由于部分免疫,感染后可不发病,成为隐性感染。带毒时间虽短,但在人群中易

引起传播,迄今尚未证实有长期带毒。

②传播途径:主要通过空气飞沫传播,病毒存在于患者或隐性感染者的呼吸道分泌物中,通过说话、咳嗽、喷嚏等方式散播至空气中,并可保持30分钟,易感者吸入后即能感染。其传播速度取决于人群的密度,通过污染食具或玩具的接触也可引起传播。

③易感人群:人群对流感病毒普遍易感,与年龄、性别、职业等均无关。抗体于感染后1周出现,2~3周达高峰,1~2个月后开始下降,1年左右降到最低水平,抗体存在于血液和鼻分泌物中,但分泌物中的抗体仅为血液中的5%左右。流感病毒三个型别之间无交叉免疫,感染后免疫维持时间不长,据临床观察,感染5个月后虽然血中有抗体存在,但仍能再次感染同一病毒。呼吸道所产生的分泌型抗体,能阻止病毒的侵入,但当局部黏膜上皮细胞脱落后,即失去其保护作用,故局部抗体比血液中的抗体更为重要。

2.基本发病机制

带有流感病毒颗粒的飞沫(直径一般小于 $10\mu m$)吸入呼吸道后,病毒的神经氨酸酶破坏神经氨酸,使黏蛋白水解,糖蛋白受体暴露,糖蛋白受体乃与血凝素(含糖蛋白成分)结合,这是一种专一性吸附。具有特异性,它能被血凝素抗体所抑制,在人的呼吸道分泌物中有一种可溶性黏液蛋白,具有流感病毒受体且能与血凝素结合,从而抑制病毒侵入细胞,但只有在流感症状出现后,呼吸道黏液分泌增多时,才有一定的防护作用。病毒穿入细胞时,其包膜丢失在细胞外。在感染早期,流感病毒RNA被转运到细胞核内,在病毒转录酶和细胞RNA多聚酶Ⅱ的参与下,病毒RNA被转录完成后,形成互补RNA及病毒RNA合成的换板。互补RNA迅速与核蛋白体结合,构成信息RNA,在复制酶的参与下,复制出病毒RNA,再移行到细胞质中参加装配。核蛋白在细胞壁内合成后,很快转移到细胞核,与病毒RNA结合成核衣壳,然后再移行到细胞膜部位进行装配。病毒成熟前,各种病毒成分已结合在细胞表面,最后的装配称为芽生,局部的细胞膜向外隆起,包围住结合在细胞膜上的核衣壳,成为新合成的有感染性的病毒体。此时神经氨酸酶可水解细胞表面的糖蛋白,释放 N-乙酰神经氨酸,促使复制病毒由细胞释放出。一个复制过程的周期为4~6小时,排出的病毒扩散感染到附近细胞,并使大量呼吸道纤毛上皮细胞受染、变性、坏死和脱落,产生炎症反应。

3.非典型表现发病机制

流感病毒感染是通过患者污染的呼吸道分泌物传染给易感者而获得。小颗粒气溶胶(直径小于 $10\mu m$)在这种人与人传播的过程中十分重要。一旦病毒停留在呼吸道上皮,除非有特异性分泌抗体,非特异性黏液蛋白或黏液纤毛层机械运动保护,否则病毒将黏附其上通过胞饮作用穿透柱状上皮细胞。导致疾病的主要机制是病毒复制引起细胞死亡。病毒感染后血清和气管分泌物中特异性IgG和IgE上升,并出现气道反应性增高。

(三)病理和病理生理

1.典型表现病理和病理生理

单纯性流感的病理变化主要是流感病毒入侵呼吸道黏膜上皮细胞,在上皮细胞内繁殖,损害柱状上皮细胞、杯状细胞和分泌腺体,纤毛上皮细胞变性、坏死和脱落,黏膜局部充血、水肿和表浅溃疡等卡他性病变。起病4~5天后,基底细胞层开始增生,形成未分化的上皮细胞,2

周后纤毛上皮细胞重新出现和修复。

2.非典型表现病理和病理生理

流感病毒肺炎型则有肺脏充血和水肿,切面呈暗红色,气管和支气管内有血性分泌物,黏膜下层有灶性出血、水肿和细胞浸润,肺泡腔内含有纤维蛋白和渗出液,呈现浆液性出血性支气管肺炎,应用荧光抗体技术可检出流感病毒。若合并金黄色葡萄球菌感染,则肺炎呈片状实变或有脓肿形成,易发生脓胸、气胸。如并发肺炎球菌感染,可呈大叶或小叶实变,继发链球菌、肺炎杆菌感染时,则多表现为间质性肺炎。当合并中毒性休克时,肺部可出现肺水肿、肺不张、微血管阻塞。从而导致肺顺应性下降、生理分流及生理无效腔增加。如并发 Reye 综合征,可出现脑水肿和缺氧性神经细胞退行性变,肝细胞脂肪浸润。严重细菌感染的漫延可引起严重的后遗症如骨髓炎,海锦体血栓性静脉炎,硬脑膜外或硬脑膜下脓肿,脑膜炎或脑脓肿。但这种并发症极其少见。

(四)临床表现

1.症状

(1)常见症状:本病的潜伏期一般为 1～3 天(数小时至 4 天),临床上可出现发热、肌肉痛和白细胞减低等全身毒血症样表现但不发生病毒血症。也可有急起高热,全身症状较重而呼吸道症状并不严重,表现为畏寒、发热、头痛、乏力、全身酸痛等,体温可达 39～40℃,一般持续 2～3 天后渐退。全身症状逐渐好转,但鼻塞、流涕、咽痛、干咳等上呼吸道症状较显著,少数患者可有鼻衄、食欲缺乏、恶心、便秘或腹泻等轻度胃肠道症状。

(2)非典型症状

①肺部症状可有以下三种类型。a.原发性病毒性肺炎。本病较少见,是 1918—1919 年大流行时死亡的主要原因。多见于原有心肺疾病患者(特别是风湿性心脏病、二尖瓣狭窄)或孕妇。肺部疾病以浆液性出血性支气管肺炎为主,有红细胞外渗、纤维渗出物和透明膜形成。临床上有高热持续不退、气急、发绀、阵咳、咯血等症状。b.继发性细菌性肺炎。以单纯型流感起病,2～4 天后病情加重,热度增高并有寒战,全身中毒症状明显,咳嗽增剧,咳脓痰,伴有胸痛。c.病毒与细菌混合性肺炎。流感病毒与细菌性肺炎同时并存,起病急,高热持续不退,病情较重,可呈支气管肺炎或大叶性肺炎,除流感抗体上升外,也可找到病原菌。

②肺外症状。a.Reye 综合征。系甲型和乙型流感的肝脏、神经系统并发症,也可见于带状疱疹病毒感染。本病限于 2～6 岁的儿童,因与流感有关,可呈暴发流行。临床上在急性呼吸道感染热退数日后出现恶心、呕吐,继而嗜睡、昏迷、惊厥等神经系统症状,但脑脊液检查正常。b.中毒性休克综合征。多在流感后出现,伴有呼吸衰竭。c.横纹肌溶解。系局部或全身骨骼肌坏死,表现为肌痛和肌弱。

2.体征

(1)常见体征:体检发热是最常见的体征,患者呈急病容,面颊潮红,眼结膜轻度充血和眼球压痛,咽充血,口腔黏膜可有疱疹,肺部听诊仅有粗糙呼吸,偶闻胸膜摩擦音。症状消失后,仍感软弱无力,精神较差,体力恢复缓慢。

(2)非典型体征:发生病毒性肺炎时,体检双肺呼吸音低,满布哮鸣音,但无实变体征。病程可长达3~4周,患者可因心力衰竭或周围循环衰竭而死亡。抗菌药物治疗无效,病死率较高。继发细菌性肺炎时,体检可见患者呼吸困难、发绀、肺部满布啰音,有实变或局灶性肺炎征。

发生Reye综合征时,有肝肿大,但无黄疸、无脑炎征,病理变化脑部仅有脑水肿和缺氧性神经细胞退行性变,肝细胞有脂肪浸润。病因不明,近年来认为与服用阿司匹林有关。

(五)实验室检查

1.常见表现

(1)血象:白细胞总数减少,淋巴细胞相对增加,嗜酸粒细胞消失。合并细菌感染时,白细胞总数和中性粒细胞增多。

(2)免疫荧光或免疫酶染法检测抗原:取患者鼻洗液中黏膜上皮细胞的涂片标本,用荧光或酶标记的流感病毒免疫血染色检出抗原,出结果快、灵敏度高,有助于早期诊断,如应用单克隆抗体检测抗原则能鉴定甲、乙、丙型流感。

(3)多聚酶链反应(PCR)测定流感病毒RNA:它可直接从患者分泌物中检测病毒RNA,是个快速、直接、敏感的方法。目前改进应用PCR-细胞免疫(PCR-EIA)直接检测流感病毒RNA,它比病毒培养敏感得多,且测定快速、直接。

(4)病毒分离:将急性期患者的含漱液接种于鸡胚羊膜囊或尿囊液中,进行病毒分离。

(5)血清学检查:应用血凝抑制试验、补体结合试验等测定急性期和恢复期血清中的抗体,如有4倍以上增长,则为阳性。应用中和免疫酶学试验测定中和滴度,可检测中和抗体,这些都有助于回顾性诊断和流行病学调查。

2.非典型表现

血清肌酸磷酸酶升高和电解质紊乱,可有急性肾功能衰竭,表现为血肌酐、尿素氮升高。血液中可有流感抗体上升,气管分泌物可找到病菌,以金黄色葡萄球菌为多见。中毒性休克综合征患者血气分析可出现Ⅰ型呼吸衰竭。

(六)器械检查

1.常见表现

单纯型流行性感冒胸部摄片无异常发现。

2.非典型表现

流感肺炎型患者,X线检查双侧肺部呈散在性絮状阴影。中毒性休克综合征患者胸片可显示急性呼吸窘迫综合征,但肺炎病变不明显。Reye综合征者,腹部B超检查可见肝脏肿大,并有脂肪浸润。

(七)诊断

当流感流行时诊断较易,可根据:①接触史和集体发病史;②典型的症状和体征。散发病例则不易诊断,如单位在短期内出现较多的上呼吸道感染患者,则应考虑流感的可能,应做进一步检查,予以确定。

（八）鉴别诊断

1.常见表现鉴别诊断

(1)呼吸道感染:起病较缓慢,症状较轻,无明显中毒症状,因而局部症状较全身症状明显,血清学和免疫荧光学等检查可明确诊断。

(2)流行性脑脊膜炎(流脑):流脑早期症状往往类似流感,但流感有明确的季节性,儿童多见。早期有剧烈的头痛、脑膜刺激征、瘀点、口唇疱疹等均可与流感相鉴别。脑脊液检查可明确诊断。

2.非典型表现鉴别诊断

(1)军团菌肺炎:本病多见于夏秋季,临床上表现为重症肺炎,白细胞总数增高,并有肝肾合并症,但轻型病例类似流感。红霉素、利福平等抗生素对本病有效,确诊有助于病原学检查。

(2)支原体肺炎:支原体肺炎与原发性病毒性肺炎的 X 线表现相似,但前者的病情较轻,冷凝集试验和 MG 链球菌凝集试验可呈阳性。

(3)其他:在诊断 Reye 综合征时,必须排除其他原因引起的急性脑病及肝功能不全,如病毒性肝炎、肝性昏迷及其他遗传代谢性疾病如先天性高氨血症等。可根据其显著的肝功能异常,脑脊液无明显变化等,与化脓性、结核性或病毒性脑膜炎、脑炎区别;又根据本病肝功能虽异常但无黄疸,与重症肝炎、肝性脑病鉴别。某些遗传代谢病如尿素循环酶缺陷,有机酸尿症可酷似 Reye 综合征表现,可通过详细病史,针对代谢病的尿液筛查,以及遗传学诊断进行鉴别。

（九）治疗

1.基本原则

(1)尽早应用抗流感病毒药物治疗:现有流感药物有两类,即金刚烷胺及其衍生物金刚乙胺和神经氨酸抑制剂类。前者阻止病毒进入宿主细胞内,后者抑制流感病毒表面的神经氨酸酶,从而防止新的病毒颗粒自感染细胞释放,限制感染扩散。因此抗病毒药物治疗只有早期(起病 1~2 天内)使用,才能取得疗效。

(2)加强支持治疗和预防并发症:休息,多饮水,注意营养,饮食要易于消化,特别在儿童和老年患者应予充分强调。密切观察和监测并发症,抗生素仅在明确或有充分证据提示继发细菌感染时才有应用指征。

(3)谨慎和合理应用对症治疗药物:早期应用抗流感病毒药物大多能改善症状。必要时联合应用缓解鼻黏膜充血药物(喷雾剂、滴剂或口服剂型,前两者使用不应超过 3 天)、止咳祛痰药物。儿童和少年(<20 岁)忌用阿司匹林药物以及其他水杨酸制剂,因为该类药物与流感的肝脏和神经系统并发症即 Reye 综合征存在相关,偶可致死。

2.抗流感病毒药物治疗

(1)金刚烷胺和金刚乙胺

①用药方法:金刚烷胺特异性地抑制甲型流感病毒,阻止病毒进入细胞内,抑制病毒脱壳和释放其核酸,并能改变血凝素构型而抑制病毒装配。盐酸金刚烷胺对于成年人的推荐剂量为 100mg(1 片),每日 2 次。对于严重肝功能不全、肾衰竭(Clcr≤10mL/min)和老年人家庭

护理患者,推荐剂量为每日 100mg(1 片)。金刚乙胺的用药剂量与金刚烷胺相同,但其活性比金刚烷胺强 4～10 倍,且毒性低。早期应用此类药物半数以上患者能使症状减轻,症状持续时间缩短 1～2 天,并减少排毒量。在高危患者能否减少流感相关并发症尚无定论。在出现 A 型流行性感冒的症状和体征时,服用本品越早越好,在 48 小时内服用本品治疗效果更好,从症状开始连续治疗约 7 天。

②治疗矛盾:在应用金刚烷胺和金刚乙胺治疗的同时可发生不良反应,如,消化系统:腹泻、消化不良等;神经系统:注意力下降、运动失调、嗜睡、急躁不安、抑郁等;有的还会出现如步态反常、精神愉快、运动过度、震颤、幻觉、意识模糊、惊厥等;心血管系统:心悸、高血压、脑血管功能紊乱、心脏衰竭、下肢水肿、心脏神经传导阻滞、心动过速、晕厥等;以及呼吸困难、非产后泌乳、皮疹、耳鸣等。目前还没有多剂量的数据可以证实对于肾或肝损伤的受试者是安全的。因为在多剂量期,金刚乙胺的代谢物有可能会积累。据报道,有癫痫病史的患者服用盐酸金刚烷胺后,癫痫发作的发病率增加。

③对策:虽然一般而论金刚烷胺的不良反应为轻度和一过性的,但在应用时必须根据患者年龄、体重、肾功能和基础疾病等情况,慎重用药和密切观察。对任何肾功能不全患者应监视其不良反应,必要时调整剂量。如有脑血管病或病史者、有反复发作的湿疹样皮疹病史、末梢性水肿、充血性心力衰竭、精神病或严重神经官能症、有癫痫病史者可增加发作。尤其对有癫痫发作史的患者,发现癫痫样发作仍有活动以及出现中枢神经系统功能失常应立即停药。由于有轻度嗜睡,故高空作业、驾车、机械操作者工作时不宜使用。

(2)神经氨酸酶抑制药

①用药方法:神经氨酸酶抑制药目前有两个品种即扎那韦尔和奥司托维尔(商品名为达菲)被批准临床使用,目前在中国仅有奥司托维尔。神经氨酸酶抑制剂仅用于流感病毒,而对宿主、其他病毒和细菌的神经氨酸酶很少或者无作用。口服奥司托维尔 100mg,3.7 小时后血清峰浓度达 $250\mu g/L$,12 小时后为峰浓度的 35%。与金刚烷胺相比,奥司托维尔发生耐药甚少,而且耐药速度产生缓慢,耐药突变株毒力显著降低。推荐剂量和疗程:成人奥司托维尔(胶囊)75mg,2 次/天,应用5 天。

②治疗矛盾:奥司托维尔在治疗的同时可出现恶心、呕吐等消化道反应。腹痛、头痛、头晕、失眠、咳嗽、乏力等服药后症状在试验组与安慰剂组的发生率无差异。

③对策:对奥司托维尔或药物的任何成分过敏者禁用。对肌酐清除率小于 30mL/min 的患者建议做剂量调整。目前尚缺乏足够数据评价怀孕妇女服用奥司托维尔后导致胎儿畸形或药物有胎儿毒性的潜在可能性。同时也尚不知奥司托维尔及其代谢产物两者会不会从人乳中排出。因此肾功能不全患者及孕妇、哺乳期妇女用药应慎重。

(3)利巴韦林:利巴韦林在组织培养中显示对甲型、乙型流感病毒有抑制作用,但临床不能肯定其治疗作用。

(十)预防

1.早期发现和迅速诊断流感

及时报告,隔离和治疗患者,凡遇到以下情况,应疑有本病流行,及时上报疫情:①门诊上呼吸道患者连续3天持续增加,并有直线上升趋势;②连续出现临床典型病例;③有发热感冒患者2例以上的家庭连续增多。遇上述情况,应采取措施,早期就地隔离,采集急性期患者标本进行病毒分离和抗原检测,以早期确诊和早期治疗,减少传播,降低发病率,控制流行期间应减少大型集会和集体活动,接触者应戴口罩。

2.药物预防

金刚烷胺与金刚乙胺预防甲型流感有一定效果,乙型流感则无效,因此,在流行早期必须及时确定流行株的型别,对无保护的人群和养老院人员进行药物预防。也可试用中草药预防。

3.疫苗预防

流感疫苗可分为减毒活疫苗和灭活疫苗两种,接种后在血清和分泌物中出现抗血凝素抗体和抗神经氨酸抗体或 T 细胞毒反应,前两者能阻止病毒入侵,后者可降低疾病的严重度和加速复原。减毒活疫苗经鼻喷入可在局部产生抗体,阻止病毒吸附,接种后半年至1年后可预防同型流感病毒作用,发病率可降低50%～70%。灭活疫苗采用三价疫苗皮下注射法,在中、小流行中对重点人群使用。

由于流感病毒经常变异,疫苗使用中的主要问题是毒种的选择,制造疫苗的毒株力求接近流行株,根据美国CDC实施免疫专家委员会的推荐,1994—1995年度的三价流感疫苗包括A/德克斯/36/1(H1N1)、A/山东/9/93(H2N2)和 B 巴拿马/45/90(乙型)三种毒株为宜。老年人除应用流感疫苗外,还应接种肺炎球菌疫苗,以防止下呼吸道并发症。有学者曾报道有3例接种流感疫苗后发生系统性脉管炎,虽属少见,但大范围接种应注意。

第二节 急性气管支气管炎

急性气管-支气管炎是由各种因素引起的气管-支气管黏膜的急性炎症。

一、病因和发病机制

(一)感染

1.病毒
常见为腺病毒、流感病毒(甲、乙)、冠状病毒、鼻病毒和单纯疱疹病毒等。

2.细菌
常见为流感嗜血杆菌、肺炎链球菌、卡他莫拉菌和支原体和衣原体等。

(二)物理、化学因素

如过冷空气、粉尘、刺激性气体或烟雾吸入等。

(三)过敏反应

多种过敏原引起气管、支气管的变态反应。

二、临床表现

（一）常见表现

起病较急，常先有急性上呼吸道感染症状。

1.症状

全身症状一般较轻，可有发热，38℃左右，多于 3～5 天降至正常。咳嗽、咳痰，先为干咳或少量黏液性痰，随后可转为黏液脓性或脓性，痰量增多，咳嗽加剧。咳嗽、咳痰可延续 2～3 周才消失，如迁延不愈，可演变成慢性支气管炎。

2.体征

体征不多，呼吸音常正常，可以在两肺听到散在干、湿性啰音。啰音部位不固定，咳嗽后可减少或消失。

（二）非典型表现

1.咯血：少部分患者可以出现痰中带血。

2.如支气管发生痉挛，可出现程度不等的气促，伴胸骨后发紧感，肺部可闻及哮鸣音。

三、实验室检查及器械检查

周围血中白细胞计数和分类多无明显改变。细菌感染较重时，白细胞总数和中性粒细胞增高，痰培养可发现致病菌。X 线胸片检查，大多数表现正常或仅有肺纹理增粗。

四、诊断与鉴别诊断

根据病史、咳嗽和咳痰等呼吸道症状以及两肺散在干、湿性啰音等体征，结合血象和 X 线胸片检查，可做出临床诊断，进行病毒和细菌检查，可确定病因诊断。本病需与流行性感冒、其他急性上呼吸道感染、支气管肺炎、肺结核、肺癌、肺脓肿、麻疹、百日咳等多种疾病鉴别。

（一）流行性感冒

起病急，有流行病史，除呼吸道症状外，全身症状如发热、头痛明显，病毒分离和补体结合试验阳性可鉴别。

（二）上呼吸道感染

鼻塞、流涕、咽痛等症状明显，无咳嗽、咳痰，肺部无异常体征。

（三）支气管哮喘

急性支气管炎患者如伴有支气管痉挛时，可出现喘息，应与支气管哮喘相鉴别，后者有发作性呼吸困难、呼气费力、喘鸣及满肺哮鸣音及端坐呼吸等症状和体征。

五、治疗

（一）一般治疗

休息、保暖、多饮水、补充足够的热量。

1.注意保证充足的睡眠和适当的休息,发病时应增加日间卧床休息时间,调整好饮食,保证足够的能量摄入。

2.注意大量的饮水,水是痰液的最好的生理稀释剂,每日最少饮水 2.0L。如有发热,在此基础上还需增加。

3.保持居室的温、湿度适宜,空气新鲜,避免呼吸道的理化性刺激(如冷空气、灰尘、刺激性气味等)。

(二)抗菌药物治疗

根据感染的病原体及药物敏感试验选择抗菌药物治疗。一般未能得到病原菌阳性结果前,可选用大环内酯类、青霉素类、头孢菌素类和喹诺酮类等药物。

(三)对症治疗

咳嗽无痰,可用右美沙芬、喷托维林(咳必清)或可待因。咳嗽有痰而不易咳出,可选用盐酸氨溴索、溴己新(必嗽平)等,也可雾化帮助祛痰。发生支气管痉挛时,可用平喘药如茶碱类、β_2 受体激动药等。发热可用解热镇痛药。

六、预防

增强体质,防止感冒。改善劳动卫生环境,防止空气污染,净化环境。清除鼻、咽、喉等部位的病灶。

第三节　慢性支气管炎

慢性支气管炎是由于感染或非感染因素引起气管、支气管黏膜及其周围组织的慢性非特异性炎症。其病理特点是支气管炎症腺体增生、黏液分泌增多。临床出现有连续两年以上,每次持续 3 个月以上的咳嗽、咳痰或气喘等症状。多在冬季发作,春暖后缓解;晚期炎症加重,症状长年存在,不分季节。疾病进展又可并发阻塞性肺气肿、肺源性心脏病,严重影响劳动力和健康。根据临床表现,将慢性支气管炎分为单纯型与喘息型两型。

一、病因及发病机制

病因尚未完全清楚。一般认为与以下因素有关,可分内因和外因两方面。

(一)外因

1.吸烟

研究证明,吸烟与慢性支气管炎的发生有密切关系。大部分患者均有吸烟史,吸烟时间越长,烟量越大,患病率越高;戒烟后可使病情缓解,甚至痊愈。动物实验证明,吸烟雾可引起以下改变:①副交感神经兴奋,支气管痉挛;②呼吸道上皮纤毛变短、不规则,纤毛运动减弱;③支气管杯状细胞增生、黏液分泌增加,气道净化能力减弱;④支气管黏膜充血、水肿、黏液积聚,肺泡中吞噬细胞功能减弱,易导致感染。

2.感染

感染是慢性支气管炎发生和发展的重要因素,主要为病毒和细菌感染。病毒以鼻病毒、黏液病毒、腺病毒、呼吸道合胞病毒多见。细菌以流感嗜血杆菌、肺炎球菌、甲型链球菌及奈瑟球菌多见。

3.理化因素

刺激性烟雾、粉尖、大气污染(二氧化硫等)的慢性刺激,常为慢性支气管炎的诱发病因。长期吸入硫酸、盐酸蒸气的工作人员,由于化学性损伤,可患职业性慢性支气管炎。在我国城市和农村,以煤炭和木材为燃料做饭取暖,无排烟设施,造成室内空气污染,也是一个重要的致病因素。

4.过敏因素

据调查,喘息型支气管炎往往有过敏史,如尘埃、尘螨、细菌、真菌、寄生虫、花粉及煤烟、油烟等都可成为抗原而致病。过敏反应可使支气管收缩或痉挛、组织损害和炎症反应,继而发生慢性支气管炎。

5.气候

寒冷常为慢性支气管炎发作的重要诱因。寒冷可引起以下改变:①减弱上呼吸道的防御功能;②黏膜血循环障碍;③支气管平滑肌反射性收缩,分泌物排出困难,从而诱发或加重感染。

(二)内因

1.自主神经功能失调

呼吸道副交感神经功能亢进,气道反应性增高,进而出现支气管收缩、痉挛、分泌增加,产生咳嗽、咳痰、喘息等症状。

2.呼吸道防御功能低下

正常人呼吸道始终保持无菌状态,其机制有以下几个方面:①上呼吸道对吸入空气的过滤,加温和湿润作用;②气管、支气管的黏液纤毛运动;③咳嗽反射;④细支气管、肺泡的巨噬细胞吞噬作用;⑤SIgA 的作用。

3.营养因素

维生素 C、维生素 A 缺乏,支气管黏膜上皮修复差,溶菌酶活性降低,也是慢性支气管炎的易患因素。

4.遗传因素

遗传因素也可能是慢性支气管炎的易患因素,但机制尚待研究。

二、病理

早期病变限于气道黏膜上皮,表现为气道上皮细胞的纤毛粘连、倒伏、脱失。上皮细胞空泡变性、坏死,增生,鳞状上皮化生;杯状细胞增多和黏液腺肥大和增生,分泌旺盛,大量黏液潴留;黏膜和黏膜下层充血,浆细胞、淋巴细胞浸润及轻度纤维增生。急性发作时可见大量中性粒细胞浸润及黏膜上皮细胞坏死、脱落。病情较重且病程较久者,炎症由支气管壁向周围组织扩散,黏膜下层平滑肌束断裂、萎缩。病变发展至晚期,黏膜萎缩,支气管周围纤维组织增生,支气管壁中的软骨片可发生不同程度的萎缩变性,造成管腔僵硬,塌陷。病变蔓延至细支气管和肺泡壁,形成肺组织结构破坏或纤维组织增生。

电镜观察可见Ⅰ型肺泡上皮细胞肿胀、变厚,Ⅱ型肺泡上皮细胞增生;毛细血管基底膜增厚,内皮细胞损伤,血栓形成,管腔纤维化,闭塞;肺泡壁纤维组织弥散性增生。

三、病理生理

早期一般没有明显病理生理变化,少数患者可表现为小气道(内径<2mm的气道)功能异常。随着病情加重,逐渐出现气道狭窄、阻力增加,常规肺通气功能检查可有不同程度异常。缓解期大多可恢复正常。随着病情发展,气道阻力增加,气流受限可成为不可逆。

四、临床表现

(一)症状

1.常见症状

慢性支气管炎的主要症状为咳嗽、咳痰、喘息。多数起病缓慢,病程较长,反复急性发作而加重。

(1)咳嗽:支气管黏膜充血、水肿,管腔内分泌物聚集可引起咳嗽。慢性支气管炎的咳嗽具有长期、反复、逐渐加重的主要特点。开始时仅在冬春气候变化剧烈时或接触有害气体、颗粒时发作,夏季或停止接触有害气体、颗粒后咳嗽减轻或消失。此外可有以下表现:①咳嗽的严重程度与支气管黏膜炎症及痰量多少有关;晨起多,白天较少;临睡前有阵咳或排痰。②咳嗽的声音及连续性:早期清朗有力,单声咳或间歇咳;有痰时咳声重浊,连声阵咳。

(2)咳痰:清晨排痰较多,一般为白色黏液或浆液泡沫性痰,急性发作合并细菌感染时,咳黏液脓性痰,痰量增多。晚期患者支气管黏膜腺体萎缩,咳痰量可以减少,但黏稠不易咳出,给患者带来很大痛苦。

(3)喘息:喘息多由支气管痉挛引起或因支气管黏膜水肿,管壁肥厚和痰液阻塞所致;以喘息型慢性支气管炎多见。喘息可反复发作,并发阻塞性肺气肿时,可有气急,先有活动后气急,严重时稍活动即气急加重。

2.非典型症状

(1)咳、痰、喘症状的不典型:慢性支气管炎的典型表现为咳嗽、咳痰或伴喘息,每年发病持续三个月,连续两年或以上,但临床上部分患者临床表现不典型,缺乏典型的咳嗽、咳痰、喘息这三大表现。另有部分患者虽有咳嗽咳痰病史,但每年连续发病不到3个月,缺乏慢性支气管炎的典型临床症状,但影像检查有慢性支气管炎表现,并可发展到阻塞性肺气肿阶段。

(2)咯血:少数慢性支气管炎患者在病程中可出现咯血。此类患者咯血的特点是常发生于急性发作期,伴随咳嗽、咳痰等其他症状出现,极少单独咯血。咯血量一般为痰中带血或小量咯血。因此,在临床工作中,处于临床缓解期的慢性支气管炎患者出现咯血或急性发作期、慢性迁延期患者出现中量以上咯血,应考虑是否患有可出现咯血的其他疾病。

(二)体征

早期轻症慢性支气管炎可无任何体征。急性发作期可有散在的干、湿啰音,以中、细湿啰音为主,多在肺底部和背部,多少和部位不恒定,咳嗽后可减少或消失。喘息型支气管炎可听到哮鸣音。

(三)分型和分期

1.分型

可分为单纯型和喘息型。单纯型患者表现为咳嗽、咳痰两项症状;喘息型除咳嗽、咳痰症状外,还有喘息。有人认为喘息型慢性支气管炎实际上是慢支炎合并哮喘。

3.分期

按病情进展分为三期。

(1)急性发作期:指在 1 周内咳、痰、喘三大症状中任一症状加重或伴发热者。

(2)慢性迁延期:指不同程度的咳嗽、咳痰或喘息状迁延不愈超过 1 个月者。

(3)临床缓解期:上述症状明显缓解或基本消失,并保持 2 个月以上者。

五、实验室检查

(一)血液检查

急性发作期或并发肺部感染时,白细胞计数及中性粒细胞计数增多。喘息型患者嗜酸粒细胞可增多。

(二)痰液检查

痰涂片及培养可见流感嗜血杆菌、肺炎链球菌、甲型链球菌及奈瑟球菌等;痰涂片中可见大量中性粒细胞、已破坏的杯状细胞,喘息型患者可见较多嗜酸粒细胞。

六、器械检查

(一)常见表现

1.X 线表现

可见双肺纹理增粗、紊乱,可有斑点状或网状阴影,以双下肺野较明显。

2.呼吸功能检查

早期无异常。小气道阻塞时,最大呼气流速-容积曲线在 75％和 50％容量时流量明显下降,闭合气量和闭合容积明显增加。发展到气道狭窄或阻塞时,FEV_1 减少($<70\%$),MVV 减少($<$预计值的 80%)。

(二)非典型表现

胸部 X 线表现无异常约有 37.1％～46.3％的慢性支气管炎患者胸部 X 线检查无异常改

变。只有当支气管炎症波及末梢支气管,导致支气管壁增厚、腔内炎性分泌物阻塞和(或)小叶间隔或/和支气管-血管周围纤维组织增生等,胸部 X 线才能显示非血管性纹理增多、粗乱或/和网织结节影。

七、诊断

多数患者主要根据临床症状做出诊断。

1.咳嗽、咳痰或伴喘息,每年发病持续三个月,连续两年或以上,排除其他心肺疾患时,可做出诊断。

2.每年发病持续时间不足 3 个月,但有明确的客观检查依据(X 线、肺功能),亦可诊断。

八、鉴别诊断

慢性支气管炎的诊断属排他性诊断,做出诊断前必须首先排除其他可以引起慢性咳嗽、咳痰或喘息的心、肺疾患。

(一)常见表现鉴别诊断

1.肺纤维化

两者均有慢性咳嗽、气短等症状,肺纤维化患者胸片上的网状纹理容易误诊为慢性支气管炎。部分患者肺部听诊可在胸部下后侧闻及 Velcro 啰音,动脉血气分析 PaO_2 降低,肺功能检查为限制性通气功能障碍。可出现杵状指。胸部 CT 见间质性结节影和(或)间质性网格影,甚至为纤维条索影,均有助于鉴别。

2.支气管哮喘

单纯型慢支炎与支气管哮喘的鉴别较容易。支气管哮喘常于青年或幼年起病;一般无慢性咳嗽、咳痰史;以发作性哮喘为特征;发作时两肺布满哮鸣音,缓解期无症状。但喘息型支气管炎与已经具有一定程度不可逆性气道阻塞的支气管哮喘的鉴别有时十分困难。有人认为喘息型慢支炎就是慢支炎合并支气管哮喘,因而不需要对二者再进行鉴别,而且此时二者在治疗上有很多相同之处。对咳嗽变异型支气管哮喘须注意与慢支炎进行鉴别,前者多为阵发性干咳,无痰,夜间及清晨症状较重,X 线胸片无异常改变,支气管激发试验阳性。

3.嗜酸粒细胞支气管炎

两者均有慢性咳嗽、胸闷等症状,但嗜酸粒细胞支气管炎患者常有过敏史,常规肺功能检查正常,支气管激发试验阴性,痰中嗜酸粒细胞比例增高,超过 3%,这些检查有助于鉴别。

4.矽肺

两者亦均有慢性咳嗽、气短等症状,但矽肺患者有粉尘和职业接触史;胸部 X 线检查肺部可见矽结节,肺门阴影扩大,较易鉴别。

(二)非典型表现鉴别诊断

1.支气管扩张

支气管扩张与慢支炎相似,也有慢性反复咳嗽、咳痰,但痰量常较慢支炎多,痰的性质多为脓性,合并感染时可有发热、大量脓痰,常有反复咯血;肺部体征以固定性湿啰音为主,部位与病灶位置吻合;病程长者可伴消瘦,可有杵状指(趾);X 线检查常见病变部位纹理紊乱,严重者呈卷发状或蜂窝状;胸部 CT(尤其是高分辨率薄层 CT 扫描)可以明确诊断。

2.肺结核

肺结核患者多有低热、盗汗、乏力、消瘦、纳差等结核中毒症状,约 1/3 患者有咯血;胸部 X 线和痰结核菌检查可明确诊断。

3.肺癌

肺癌起病隐匿,早期没有任何特异性临床表现,部分有慢性咳嗽、咳痰表现的肺癌患者可被误诊为慢支炎。肺癌患者年龄常在 40 岁以上;可为刺激性咳嗽,常伴咯血(多为痰中带血丝);胸部 X 钱检查可发现肺部块影或结节影;痰脱落细胞及纤支镜活检可明确诊断。对于以往已明确诊断为慢支炎的患者,并不能据此排除罹患肺癌的可能,仍应定期行胸部 X 线检查,以免漏诊。

九、治疗

采取防治结合的综合措施,目的在于缓解症状,防止肺功能损伤,促进康复。急性发作期和慢性迁延期应以控制感染和祛痰、止咳为主;伴发喘息时,应予解痉平喘治疗。在缓解期以加强锻炼、增强体质、提高机体抵抗力、预防复发为主。

(一)急性发作期的治疗

急性发作的原因最多见的是细菌或病毒感染,应确定急性发作的原因及病情严重程度,决定门诊或住院治疗。

1.控制感染

应用抗菌药物,可分为经验治疗与目标治疗,经验治疗可给予 β-内酰胺类/β-内酰胺酶抑制剂、第二代头孢菌素、大环内酯类或喹诺酮类。如门诊可用阿莫西林/克拉维酸、头孢唑肟 0.25g,每日 3 次。左氧氟沙星 0.2g,每日 2 次。

近年研制开发的氟喹诺酮类,与环丙沙星、氧氟沙星等相比,具有以下特点:①对革兰阳性球菌的抗菌活性增强,如葡萄球菌属(包括 MRSA 及 MRCNS)、化脓性链球菌、肺炎链球菌(PSSP 及 PRSP)、粪肠球菌、屎肠球菌等,但耐环丙沙星菌株对之耐药。②对厌氧菌包括脆弱拟杆菌的作用增强。③加强对肺炎支原体、肺炎衣原体、沙星衣原体、鹦鹉热衣原体、军团菌、弓形虫、结膜分枝杆菌及其他分枝杆菌的作用。④对革兰阴性杆菌仍保留良好抗菌活性。新开发的品种有莫西沙星、加替沙星、吉米沙星、西他沙星等,其中莫西沙星被称为专为治疗呼吸道感染的新喹诺酮类药物,对肺炎链球菌的体外活性是环丙沙星的 4～16 倍,对金黄色葡萄球菌的活性是环丙沙星的 16 倍,对脆弱拟杆菌亦有较好活性,而抗支原体、衣原体的活性较环丙沙星强 66～125 倍。莫西沙星 0.4g,1 次/天;或加替沙星 0.4g,2 次/天。较重者可用头孢曲松钠 2.0g 加于生理盐水 100～250mL 静脉点滴,1 次/天。或莫西沙星 0.4g,静脉点滴,1 次/天。目标治疗为根据痰培养及药敏选药。

2.祛痰、镇咳

对痰不易咳出者可应用祛痰镇咳药。常用药物有溴己新,16mg,3 次/天。盐酸氨溴索,

30mg,3 次/天。羧甲司坦 0.5g,3 次/天。

3.解痉、平喘

(1)茶碱类。茶碱缓释或控释片,0.2g,2 次/天。氨茶碱,0.1g,3 次/天。

(2)抗胆碱药。异丙托溴氨气雾剂,40~80μg(每喷 20μg),雾化吸入,2 次/天。

噻托溴氨为一种新的抗胆碱类舒张支气管药物,在缓解症状、改善患者肺功能、改善健康状况及减少急性加重频率方面均优于异丙托溴氨。用量为 18μg/天。

(3)β₂-肾上腺素受体激动剂。沙丁胺醇气雾剂,100~200μg(每喷 100μg),雾化吸入,疗效持续 4~5 小时,每 24 小时不超过 8~12 喷。

特布他林气雾剂。

(二)缓解期治疗

应注意避免各种致病因素,吸烟者须戒烟。加强锻炼,增强体质,提高机体免疫能力。可冬病夏治,一些扶正固本的中药方药,可有一定效果。也可用卡介苗注射液,1mL 肌内注射,隔日 1 次,连用 1~2 个月,临床上已观察到较好疗效。

十、预后

慢性支气管炎如无并发症,消除诱发因素(如吸烟、寒冷、粉尘等),并积极进行治疗,防止复发,预后良好。如病因持续存在,治疗不彻底,迁延不愈或反复发作,使病情不断发展,易并发阻塞性肺气肿、慢性阻塞性肺疾病,甚至慢性肺源性心脏病,危及生命。

第四节　病毒性肺炎

病毒性肺炎(VP)是由多种不同种类的病毒侵犯肺实质而引起的肺部炎症,通常由上呼吸道病毒感染向下蔓延所致,常伴气管-支气管炎。临床表现无特异性,主要为发热、头痛、全身酸痛、干咳及肺部浸润等。目前已知能引起呼吸道感染的病毒约有 200 种。自 2002 年 11 月于我国广东省首发而后波及世界许多国家和城市的严重急性呼吸综合征(SARS),系由一种新发现的病毒-SARS 病毒引起的病毒性肺炎。因其具有极强的传染性和较高的病死率而受到高度重视。

一、病因

引起病毒性肺炎的病毒以呼吸道合胞病毒(RSV)、流行性感冒病毒和腺病毒为常见,其他有副流感病毒、巨细胞病毒(CMV)、鼻病毒、冠状病毒、EB 病毒和某些肠道病毒,如柯萨奇病毒、埃可病毒等,以及单纯疱疹病毒(HSV)、水痘病毒、带状疱疹病毒、风疹病毒、麻疹病毒等。新发现的人类免疫缺陷病毒(HIV)、汉塔病毒、尼派病毒、高致病性禽流感病毒以及新冠状病毒(又称 SARS 病毒)也可引起肺炎。本病主要经飞沫和直接接触传播,但器官移植的病例可以通过多次输血,甚至供者的器官途径导致病毒感染。其一年四季均可发生,但多见于冬春季节。可散发流行或暴发流行。VP 的发生除与病毒本身的毒力、感染途径及感染量有关外,宿主的年龄、呼吸道局部及全身的免疫功能状态等也是重要的影响因素。一般儿童发病率高于成人,婴幼儿高于年长儿。据统计,在非细菌性肺炎中,病毒性肺炎约占 25％～50％。近年来由于免疫抑制药物广泛应用于肿瘤、器官移植以及获得性免疫缺陷综合征(AIDS)的出现及其流行,HSV、水痘-带状疱疹病毒(VZV)、CMV 等都可引起严重的 VP。

二、发病机制

(一)基本发病机制

病毒感染主要表现为肺间质病变。最初累及纤毛柱状上皮细胞,然后侵及其他呼吸道细胞,包括肺泡细胞、黏液腺细胞及巨噬细胞。病毒在细胞内复制,然后释放出感染性病毒感染相邻细胞。被感染的纤毛细胞可出现退行性变包括颗粒变形、空泡形成、细胞肿胀和核固缩,继而坏死和崩解。细胞碎片聚集在气道内和阻塞小气道,并出现呼吸道肿胀。肺泡间隔有明显的炎症反应,伴淋巴细胞、巨噬细胞浸润,偶有浆细胞和中性粒细胞浸润和水肿。肺泡毛细血管内可出现坏死和出血的纤维蛋白血栓,肺泡可见嗜酸性透明膜。重症感染者可出现肺水肿、实变、出血,肺实质坏死,肺不张。

(二)非典型表现发病机制

SARS 病毒通过短距离飞沫、气溶胶或接触污染的物品传播。发病机制未明,推测 SARS 病毒通过其表面蛋白与肺泡上皮等细胞上的相应受体结合,导致肺炎的发生。病理改变主要显示弥散性肺泡损伤和炎症细胞浸润,早期的特征是肺水肿、纤维素渗出、透明膜形成、脱屑性肺炎及灶性肺出血等病变;机化期可见到肺泡内含细胞性的纤维黏液样渗出物及肺泡间隔的成纤维细胞增生,仅部分病例出现明显的纤维增生,导致肺纤维化甚至硬化。

人感染 H5N1 迄今的证据符合禽-人传播,可能存在环境-人传播,还有少数未得到证据支持的人-人传播。虽然人类广泛暴露于感染的家禽,但 H5N1 的发病率相对较低,表明阻碍获得禽流感病毒的物种屏障是牢固的。家族成员聚集发病可能由共同暴露所致。尸检可见高致病性人禽流感病毒肺炎有严重肺损伤伴弥散性肺泡损害,包括肺泡腔充满纤维蛋白性渗出物和红细胞、透明膜形成、血管充血、肺间质淋巴细胞浸润和反应性成纤维细胞增生。

三、病理

病毒侵入细支气管上皮引起细支气管炎。感染可波及肺间质与肺泡而致肺炎。气道上皮广泛受损,黏膜发生溃疡,其上覆盖纤维蛋白被膜。气道防御功能降低,易招致细菌感染。单纯病毒性肺炎多为间质性肺炎,肺泡间隔有大量单核细胞浸润。肺泡水肿,被覆含蛋白及纤维蛋白的透明膜,使肺泡弥散距离加宽。肺炎多为局灶性或弥散性,偶呈实变。肺泡细胞及巨噬细胞内可见病毒包涵体。炎性介质释出,直接作用于支气管平滑肌,致使支气管痉挛,临床上表现为支气管反应性增高。病变吸收后可留有肺纤维化。

四、临床表现

（一）症状

1.常见症状

无特异性症状。常有上呼吸道感染的前驱症状如咽干、咽痛,继之喷嚏、鼻塞、流涕、头痛、乏力、发热、食欲减退以及全身酸痛等。病变进一步向下发展累及肺实质发生肺炎,则表现为咳嗽,多呈阵发性干咳、气急、胸痛,持续高热,尚可咳少量白色黏液痰。部分患者可并发细菌性肺炎。

2.非典型症状

一些病毒性肺炎在临床表现上可以出现不典型改变,如儿童、老年人或免疫损害宿主患者易发生重症病毒性肺炎,出现呼吸困难、心悸、气急、发绀、嗜睡、精神萎靡,甚至出现休克、心力衰竭、急性呼吸窘迫综合征(ARDS)和肾功能衰竭等疾病的表现。成人水痘合并水痘病毒肺炎时,可发生致命性并发症,如肺水肿、休克等。在脏器移植(如肾移植、骨髓移植等)患者,CMV肺炎可呈现为急剧进展的临床表现过程,在很短时间内(数小时或1～2天)发展为白肺状态,出现呼吸衰竭。SARS起病急骤,多以发热为首发症状,体温大于38℃,可有寒战、咳嗽、少痰,偶有血丝痰、心悸、呼吸困难或呼吸窘迫。可伴有肌肉关节酸痛、头痛、乏力和腹泻。禽流感重症患者可出现高热不退,病情发展迅速,几乎所有患者都有临床表现明显的肺炎,常出现急性肺损伤、急性呼吸窘迫综合征(ARDS)、肺出血、胸腔积液、全血细胞减少、多脏器功能衰竭、休克及瑞氏(Reye)综合征等多种并发症。可继发细菌感染,发生败血症。

（二）体征

1.常见体征

一般病毒性肺炎胸部体征不明显或无阳性体征。其临床症状较重,而肺部体征较少或出现较迟为其特征。常见肺部体征为:轻中度患者病变部位浊音,呼吸音减弱,散在的干湿性啰音。

2.非典型体征

重症患者体检可见吸气三凹征和鼻翼扇动,呼吸浅速、心动过速、发绀,可出现休克、心力衰竭体征,肺部可闻及较为广泛的干、湿性啰音,病情极危重者可听不到呼吸音及啰音。

五、实验室检查

（一）常见表现

白细胞计数一般正常,亦有稍高或偏低,血沉大多正常。继发细菌感染时白细胞总数和中性粒细胞均增多。痰涂片可见白细胞以单核细胞为主,痰培养常无致病菌生长。但若痰白细胞核内出现包涵体,则提示病毒感染。

血清学检测是目前临床诊断病毒感染的重要方法,双份血清病毒抗体滴度4倍以上升高有诊断意义。

病原学检查:病毒分离培养和鉴定是确诊病毒性肺炎的最可靠方法,可采集咽喉和鼻拭子、咽喉漱液、痰液、经纤支镜获取的下呼吸道分泌物、支气管肺泡灌洗液或血液标本,接种于鸡胚或组织细胞进行病毒培养或采用动物接种法进行病毒分离,然后进行病毒鉴定。但病毒的分离培养一般实验室不能常规进行,阳性率也不高。特异性诊断技术如免疫荧光法、免疫酶法、同位素免疫标记法等检测病毒抗原、聚合酶链反应(PCR)检测病毒 DNA 等都有助于病原学诊断。

(二)非典型表现

外周血白细胞计数一般不升高或降低,常有淋巴细胞减少,可有血小板降低。部分患者有血清转氨酶、乳酸脱氢酶升高等多系统损害的实验室检查结果。

六、器械检查

(一)常见表现

胸部 X 线检查可见肺纹理增多,小片状浸润或广泛浸润,病情严重者显示双肺弥散性结节性浸润,但大叶实变及胸腔积液者均不多见。病毒性肺炎的致病原不同,其 X 线征象亦有不同的特征。

(二)非典型表现

病毒性肺炎在胸部影像学上常出现:①肺体征不明显时,即可出现 X 线改变;②大小不等的片状阴影或融合成大病灶,可形成肺气肿;③部分病灶吸收缓慢,需数周或更长等非典型特征。

七、诊断

在病毒感染的流行季节,根据患者有关病毒感染的基本特征,肺炎的症状和体征,以及胸片有絮状阴影或间质性肺炎改变,血象不高者并排除其他病原体引起的肺炎,应考虑病毒性肺炎的可能。确诊有赖于病原学检查,包括病毒分离、血清学检查以及分子病毒学检查等。呼吸道分泌物中细胞核内韵包涵体可提示病毒感染。

八、鉴别诊断

(一)常见表现鉴别诊断

主要应与细菌性肺炎、支原体性肺炎、支气管哮喘、肺结核、卡氏肺孢子虫肺炎、衣原体肺炎、真菌性肺炎等相鉴别。一般根据发病季节、流行史及临床表现等方面,结合实验室检查和 X 线胸片所见,有助于病毒性肺炎的诊断,并可与其他呼吸道疾病相鉴别。值得注意的是,在呼吸道病毒感染的基础上,呼吸道自身防御能力及全身抵抗力均有不同程度的削弱,故易继发肺部的细菌感染。继发细菌感染多出现在后期,病情重,病死率高。临床上难以判断,归纳以下几点可作参考:①体温降至正常后再度发热,咳嗽加重,痰白色转黄色,全身中毒症状严重;②肺部体征增多,呼吸困难加重,发绀明显;③白细胞总数及中性粒细胞百分数由少到多;④白细胞碱性磷酸酶(AKP)积分＞200 或四唑氮蓝(NBT)还原试验＞15％；⑤血清C-反应蛋白(CRP)浓度升高；⑥胸部 X 线示肺部出现新阴影；⑦痰液连续 2 次分离到相同致病菌或其他方法证实的致病菌。

(二)非典型表现鉴别诊断

非典型表现应与军团菌肺炎、重症肺炎、肺水肿、支原体肺炎等相鉴别。

九、治 疗

病毒性肺炎治疗除首先积极抗病毒治疗外,还应采取综合治疗措施,包括一般对症处理和支持疗法等。重点应预防继发细菌感染和并发症的发生。

(一)一般治疗

加强护理,注意休息,保持室内空气流通、新鲜,环境安静整洁。

(二)保持呼吸道通畅

对有呼吸困难和发绀的患者需保持呼吸道通畅,可给予雾化或湿化气道,给予祛痰药物,并行体位引流,清除呼吸道痰液。对有喘息症状者适当给予支气管扩张剂治疗,并早期进行持续氧疗(血气分析动脉氧分压＜60mmHg 或 SpO_2＜90％者),如出现严重低氧血症,应行面罩或气管插管、气管切开机械通气。

(三)对症治疗

1.退热与镇静

对于发热、烦躁不安或发生惊厥者,应及时给予降温及镇静治疗。烦躁不安或缺氧严重,有明显憋喘者可适当给予镇静剂如 10％水合氯醛口服或灌肠(有心力衰竭时禁用),有呼吸衰竭者慎用镇静剂,痰黏稠者不用异丙嗪。

2.止咳平喘

对咳嗽有痰者,一般祛痰药可以达到减少咳嗽的作用,不用镇咳药。干咳,特别是因咳嗽引起呕吐及影响睡眠者可服用美沙芬。对咳嗽明显者可雾化吸入糖皮质激素治疗。对有憋喘者酌情应用氨茶碱、沙丁胺醇、溴化异丙托品等。对有呼吸道梗阻、憋喘严重、中毒症状严重者,可应用短暂糖皮质激素治疗。

3.物理疗法

对肺部啰音经久不消的患者,可用光疗、电疗、超短波等以减轻肺部淤血,促进肺部渗出物的吸收。

(四)抗病毒治疗

目前对于病毒性肺炎尚缺乏理想的特异性治疗。常用于临床的抗病毒药物有以下几种。

1.利巴韦林(RBV)

RBV 又称三氮唑核苷、病毒唑,是一种鸟苷类似物,通过干扰鸟苷酸合成而发挥抗病毒作用,为广谱抗病毒药物。临床主要可用于 RSV、腺病毒、流感病毒、副流感病毒、疱疹病毒、水痘病毒、麻疹病毒肺炎治疗。也可用于汉塔病毒感染的治疗。

2.阿昔洛韦(ACV)

ACV 又称无环鸟苷,对病毒 DNA 多聚酶呈强大抑制作用,阻止病毒 DNA 的合成,具有广谱、强效和起效快的特点,为疱疹病毒感染的首选治疗药物。临床主要用于疱疹病毒、水痘病毒性肺炎的治疗。尤其对免疫缺陷或应用免疫抑制药物者并发 VP 应尽早应用。

3.阿糖腺苷

阿糖腺苷又称阿糖腺嘌呤,为嘌呤核苷类化合物,能抑制病毒 DNA 的合成,具有广泛抗病毒作用。临床主要用于疱疹病毒、水痘病毒及巨细胞病毒肺炎,尤其适用于免疫抑制患者并发 VP 的治疗。

4.金刚烷胺和金刚乙胺

为人工合成的胺类抗病毒类药物,能阻止某些病毒进入人体细胞内,并有退热作用。临床上主要用于流感 A 型病毒肺炎的治疗,且在发病 24～48 小时内应用效果最佳,可减轻发热和全身症状,减少病毒排出,防止流感病毒的扩散。

5.更昔洛韦

更昔洛韦又名丙氧鸟苷,属无环鸟苷的衍生物,但比阿昔洛韦有更强更广谱的抗病毒作用。尤其对人巨细胞病毒(HCMV)有高度选择性抑制作用。主要用于治疗肾移植、骨髓移植等脏器移植患者和 AIDS 患者的巨细胞病毒性肺炎。

6.膦甲酸钠

静滴治疗巨细胞病毒肺炎,并可作为免疫缺陷患者疱疹病毒耐药株 VP 的首选药物。静滴剂量每次 9mg/kg,2 次/天,滴速为 0.078mg/(kg·min)或连续静滴每日 20mg/kg,稀释浓度低于 12mg/mL,疗程 2～3 周。

(五)中医中药

双黄连粉针剂及口服液,以及金银花、贯众、板蓝根、大青叶和具有抗病毒作用的中药方剂等对病毒感染有一定疗效。

(六)免疫治疗

1.干扰素(IFN)

干扰素具有广谱抗病毒作用,可用于防治流感病毒、腺病毒、RSV 等引起的 VP。干扰素与阿昔洛韦或阿糖腺苷合用治疗骨髓移植后的巨细胞病毒性肺炎可取得较好的疗效。

2.聚肌胞

聚肌胞是一种高效的干扰素诱导剂。主要用于预防和治疗婴幼儿病毒性肺炎。用法:2岁以下儿童 1mg/次,2 岁以上儿童 2mg/次,每日或隔日肌内注射一次,共 2～4 周。

3.其他

如白细胞介素-2(IL-2)、特异性抗病毒免疫核糖核酸(iRNA)、左旋咪唑、转移因子和胸腺肽也有一定的抗病毒作用。

4.被动免疫治疗

包括输血和新鲜血浆、高效价特异性免疫球蛋白和抗体以及恢复期血清等也被用于治疗病毒性肺炎。

(七)抗生素的应用

无细菌感染证据的患者,无需抗菌药物治疗。一旦并发细菌感染或不能除外细菌感染者,应选用敏感的抗生素治疗。

(八)少见症状的治疗

1.糖皮质激素的应用

应采取谨慎态度,严格掌握使用指征,必要时短程应用,并同时应用有效抗病毒药物,以防止病毒扩散,加重病情。

2.ARDS 的治疗

对于病毒性肺炎患者发展为急性呼吸窘迫综合征(ARDS)时应将患者收入重症监护病房(ICU)进行救治,主要治疗措施包括:①氧疗,应高浓度吸氧;②机械通气,明确诊断后宜尽早机械通气,PEEP 从低水平开始,$5\sim15cmH_2O$;③合适的血容量;④维持适当的液体平衡,轻度负平衡($-500mL$/天),早期一般不宜补胶体,如有明显低蛋白血症,可考虑给予白蛋白;⑤其他如抗感染治疗,生命支持,保护器官功能,防治并发症等。

十、预后

预后与年龄、机体免疫功能状态有密切关系。正常人获得性感染有自限性,肺内病灶可自行吸收,年龄越小、免疫力低下特别是器官移植术后、AIDS 患者以及合并其他病原体感染时预后差。

十一、附

(一)传染性非典型肺炎

传染性非典型肺炎是由冠状病毒引起的一种具有明显传染性、可累及多个脏器系统的肺炎。世界卫生组织(WHO)将其命名为严重急性呼吸窘迫综合征(SARS)。其主要临床特征为起病急骤、发热、干咳、呼吸困难、白细胞不高或降低、肺部阴影变化快、抗菌药物治疗无效。依据 2003 年所报告病例计算其平均病死率达 9.3%。人群普遍易感,呈家庭和医院聚集性发病,多见于青壮年,儿童感染率低。

1.病因

主要为 SARS 冠状病毒。WHO 把从 SARS 患者体内分离出来的冠状病毒命名为 SARS冠状病毒(SARS-CoV),简称 SARS 病毒。经基因序列分析数据显示其与目前已知冠状病毒不同,可被归为第四群冠状病毒。其在室温 24℃下稳定性强于已知冠状病毒,如在尿液中可存活 10 天,痰液和粪便中可存活 5 天,血液中可存活 15 天。当病毒暴露在常用消毒剂和固定剂中,56℃以上 90 分钟可被杀灭。可通过短距离飞沫、气溶胶或接触污染的物品传播。

2.病理

病理改变主要为弥散性肺泡损伤和炎症细胞浸润。早期特征为肺水肿、纤维素渗出、透明膜形成、脱屑性肺炎及灶性肺出血等病变;机化期可见肺泡内含细胞性纤维黏液样机化物渗出及肺泡间隔的成纤维增生,仅部分病例出现明显纤维增生,导致肺纤维化甚至硬化。

3.诊断

(1)临床表现:潜伏期通常限于 2 周之内,一般约 2～10 天。急性起病,自发病之日起,2～3 周内病情都可处于进展状态。主要有三类症状:发热、咳嗽、腹泻(恶心、呕吐)。发热常为首发和主要症状,体温一般高于 38℃,常呈持续性高热,可伴有畏寒、肌肉酸痛、关节酸痛、头痛、乏力,在早期使用退热药可有效;进入进展期,通常难以用退热药控制高热。使用糖皮质激素可对热型造成干扰。咳嗽亦为常见症状,多为干咳,少痰,偶有血丝痰,少部分患者出现咽痛,但常无上呼吸道卡他症状。可伴有胸闷,严重者渐出现呼吸加速、气促,甚至呼吸窘迫。呼吸困难和低氧血症多见于发病 6～12 天。部分患者出现腹泻、恶心、呕吐等消化道症状。

SARS 患者的肺部体征常不明显,部分患者可闻少许湿啰音或有肺实变体征。偶有局部叩诊浊音、呼吸音减低等少量胸腔积液的体征。

(2)实验室检查:白细胞计数一般正常或降低;常有淋巴细胞计数减少(若淋巴细胞计数<90/L,对诊断的提示意义较大;若淋巴细胞计数介于 90～120/L,对诊断的提示仅为可疑);部分患者血小板减少。

(3)X 线检查:肺部阴影在发病第 2 天即可出现,平均在 4 天时出现,95％以上的患者在病程 7 天内出现阳性改变。病变初期肺部出现不同程度的片状、斑片状磨玻璃密度影,少数为肺实变影。阴影常为多发或(和)双侧改变,并于发病过程中呈进展趋势,部分病例进展迅速,短期内融合成大片状阴影。

(4)特殊检查:可行 SARS-CoV 血清特异性抗体检测。发病 10 天后采用 IFA,在患者血清内可以检测到 SARS-CoV 的特异性抗体(若采用 ELISA,则在发病 21 天后)从进展期至恢复期抗体阳转或抗体滴度呈 4 倍及以上升高,具有病原学诊断意义。首份血清标本需尽早采集。

总之,对于有 SARS 流行病学依据,有症状,有肺部 X 线影像改变,并能排除其他疾病诊断者,可以做出 SARS 的临床诊断;在临床诊断的基础上,若分泌物 SARS-CoV RNA 检测阳性或血清 SARS-CoV 抗体阳转或抗体滴度 4 倍及以上增高,则可做出确定诊断;对于缺乏明确流行病学依据,但具备其他 SARS 支持证据者,可以作为疑似病例,需进一步进行流行病学追访,并安排病原学检查以求印证。对于近 2 周内有与 SARS 患者或疑似 SARS 患者接触史,但无临床表现者,应自与前者脱离接触之日计,进行医学隔离观察 2 周。

(5)重短 SARS 的诊断标准:呼吸自难,成人休息状态下呼吸频率≥30 次/分,且伴有下列情况之一:①胸片显示多叶病变病灶总面积在正位胸片上占双肺总面积的 1/3 以上;②病情进展,48 小时内病灶面积增大超过 50％且在正位胸片上占双肺面积的 1/4 以上。

(6)鉴别诊断:需与其他病毒性肺炎尤其是流感肺炎及细菌性肺炎相鉴别。

4.治疗

(1)一般治疗及对症治疗。对出现低氧血症者,应持续使用无创机械通气,直至病情缓解,如效果不佳或出现 ARDS 应及时使用有创机械通气,防止多器官衰竭。

(2)抗病毒药物治疗。

(3)病情严重者可酌情使用糖皮质激素,具体剂量根据病情而定。

5.预防

注意病源的隔离,接种病毒疫苗。

6.预后

年龄超过 50 岁,存在心脏、肾脏、肝脏和呼吸系统的严重基础疾病或患有恶性肿瘤、糖尿病、严重营养不良、脑血管疾病等其他严重疾病者病死率高。

(二)甲型 H1N1 流感

甲型 H1N1 流感是一种新型呼吸道传染病,其病原为新甲型 H1N1 流感病毒株,病毒基因中包含有猪流感、禽流感和人流感三种流感病毒的基因片段。

1.病原学

甲型 H1N1 流感病毒属于正黏病毒科,甲型流感病毒属。病毒对乙醇、碘伏、碘酊等常用消毒剂敏感;对热敏感,56℃条件下 30 分钟可灭活。

2.流行病学

(1)传染源:人为主要传染源,无症状感染者也具有传染性。目前尚无动物传染人类的证据。

(2)传播途径:主要通过飞沫经呼吸道传播,也可通过口腔、鼻腔、眼睛等处黏膜直接或间接接触传播。

(3)易感人群:人群普遍易感。

3.临床表现与辅助检查

(1)临床表现:潜伏期一般为 1～7 天,多为 1～3 天。通常表现为流感样症状,包括发热、咽痛、流涕、鼻塞、咳嗽、咯痰、头痛、全身酸痛、乏力。部分病例出现呕吐和(或)腹泻。少数病例仅有轻微的上呼吸道症状,无发热。体征主要包括咽部充血和扁桃体肿大。可发生肺炎等并发症。少数病例病情进展迅速,出现呼吸衰竭、多脏器功能不全或衰竭。

(2)实验室检查:血常规检查:白细胞总数一般不高或降低。血生化检查:部分病例出现低钾血症,少数病例肌酸激酶、天门冬氨酸氨基转移酶、丙氨酸氨基转移酶、乳酸脱氢酶升高。

(3)病原学检查。①病毒核酸检测:以 RT-PCR 法检测呼吸道标本(咽拭子、鼻拭子、鼻咽或气管抽取物、痰)中的甲型 H1N1 流感病毒核酸,结果可呈阳性。②病毒分离:呼吸道标本中可分离出甲型 H1N1 流感病毒。③血清抗体检查:动态检测双份血清甲型 H1N1 流感病毒特异性抗体水平呈 4 倍或 4 倍以上升高。

(4)胸部影像学检查:合并肺炎时肺内可见片状阴影。

4.诊断

诊断主要结合流行病学史、临床表现和病原学检查,早发现、早诊断是防控与有效治疗的关键。

(1)疑似病例:符合下列情况之一即可诊断为疑似病例:①发病前 7 天内与传染期甲型 H1N1 流感确诊病例有密切接触,并出现流感样临床表现。②发病前 7 天内曾到过甲型 H1N1 流感流行(出现病毒的持续人间传播和基于社区水平的流行和爆发)的地区,出现流感样临床表现。③出现流感样临床表现,甲型流感病毒检测阳性,尚未进一步检测病毒亚型。

(2)临床诊断病例:仅限于以下情况做出临床诊断:同一起甲型 H1N1 流感爆发疫情中,未经实验室确诊的流感样症状病例,在排除其他致流感样症状疾病时,可诊断为临床诊断病例。

(3)确诊病例:出现流感样临床表现,同时有病原学检查阳性结果。

5.治疗

(1)一般治疗:休息,多饮水;对高热病例可给予退热治疗。

(2)抗病毒治疗:该甲型 H1N1 流感病毒目前对神经氨酸酶抑制剂奥司他韦、扎那米韦敏感,对金刚烷胺和金刚乙胺耐药。

对于临床症状较轻且无合并症、病情趋于自限的甲型 H1N1 流感病例,无需积极应用神经氨酸酶抑制剂。

对于病情严重或病情呈动态恶化的病例,感染甲型 H1N1 流感的高危人群应及时给予神经氨酸酶抑制剂进行抗病毒治疗。开始给药时间应尽可能在发病 48 小时以内(以 36 小时内为最佳)。对于高危人群,一旦出现流感样症状,可不用等待病原学检测结果,即可开始抗病毒治疗。孕妇在出现流感样症状之后,宜尽早给予神经氨酸酶抑制剂治疗。

奥司他韦:成人用量为 75mg bid,疗程为 5 天。对于危重或重症病例,奥司他韦剂量可酌情加至 150mg bid。对于病情迁延病例,可适当延长用药时间。1 岁及以上年龄的儿童患者应根据体重给药:体重不足 15kg 者,予 30mg bid;体重 15～23kg 者,予 45mg bid;体重 23～40kg 者,予 60mg bid;体重大于 40kg 者,予 75mg bid。

扎那米韦:用于成人及 7 岁以上儿童。成人用量为 10mg 吸入 bid,疗程为 5 天。

(3)其他治疗:①如出现低氧血症或呼吸衰竭,可给予氧疗或机械通气等。②合并休克时给予相应抗休克治疗。③出现其他脏器功能损害时,给予相应支持治疗。④合并细菌和(或)真菌感染时,给予相应抗菌和(或)抗真菌药物治疗。⑤对于重症和危重病例,也可以考虑使用甲型 H1N1 流感近期康复者恢复期血浆或疫苗接种者免疫血浆进行治疗。

(三)高致病性人禽流感病毒性肺炎

人感染高致病性禽流感 A(H5N1)(简称"人禽流感")是人类在接触该病毒感染的病/死禽或暴露在被 A(H5N1)污染的环境后发生的感染。

1.病原学

高致病性禽流感 A(H5N1)病毒结构与人甲型流感病毒相同,目前对我国已经分离的人禽流感病毒 H5N1 的研究表明,其烷胺类药物的耐药比例很低,并且没有发现神经氨酸酶抑制剂类药物耐药毒株。

2.流行病学

(1)传染源:最主要的传染源仍为被 A(H5N1)感染的禽类动物,尤其是散养家禽,人禽流感患者也可能具有一定传染性。

(2)传播途径:A(H5N1)感染人体的途径,主要是吸入具有传染性的飞沫或飞沫核、直接接触或通过污染物的间接接触,将病毒接种到患者的上呼吸道或结膜的黏膜上。

(3)易感人群:人感染 A(H5N1)亚型禽流感病例多数为年轻人和儿童,这点与季节性流感大不相同。

3.病理

A(H5N1)发病后引起以呼吸系统为主的多系统损伤,除表现为弥散性肺损伤外,同时伴有不同程度的心脏、肝脏和肾脏等多器官组织损伤。

A(H5N1)患者肺脏肉眼上可有不同程度的充血和实变。光学显微镜下,最初病变主要为急性肺间质浆液、单个核细胞渗出和肺泡腔内的少量浆液渗出,很快病变呈现弥散性肺泡损伤(DAD)改变。DAD根据病程进展可分为急性渗出期、增生期和纤维化期。

4.临床表现

(1)临床症状:常见的症状为高热、咳嗽、咳痰、呼吸困难等,其中呼吸困难呈进行性加重,可在短时间内出现急性呼吸衰竭的表现;部分患者表现为流感样症状(肌痛、咽痛、流涕等)和消化系统症状(呕吐、腹痛、腹泻)等。个别患者在病程中出现精神神经症状,如烦躁、谵妄。但由于绝大部分确诊病例均来自重症"不明原因肺炎"。

(2)体征:受累肺叶段区域出现实变体征,包括叩浊、语颤和语音传导增强、吸气末细湿啰音及支气管呼吸音等。在病程初期常见于一侧肺的局部,但随病情进一步恶化,可扩展至双肺的多个部位,肺内可闻细湿啰音。合并心力衰竭时,部分患者心尖部可闻舒张期奔马律。

(3)实验室检查:大部分患者在病程中存在外周血白细胞、淋巴细胞和血小板不同程度减少;可见多种酶学异常,如谷丙转氨酶、谷草转氨酶、磷酸肌酸激酶、乳酸脱氢酶等;近40%患者出现蛋白尿(+～++++)。

(4)胸部影像学:X线胸片和肺CT检查可见肺内片状高密度影。早期(发病3天左右)肺内出现局限性片状影像,为肺实变或磨玻璃密度,多为一个肺段或肺叶内的病灶。疾病进展后(发病3～7天)肺部影像为大片状或融合的斑片状影,片状影内可见"空气支气管"征。病变为多发,可累及多个肺叶或肺段。重症患者的肺内病变在两肺弥漫分布。少数患者可合并单侧或双侧胸腔积液。病变最为严重时(多为发病7～10天),患者常合并急性呼吸窘迫综合征,出现两肺弥漫实变影像。

人禽流感肺炎的肺部影像动态变化较快。重症病例1～2天内病变形态和范围即可发生变化。在恢复过程肺内片状影像逐渐消失。病灶吸收从2周左右开始。有些病例在疾病后期出现肺间质增生。X线胸片显示条索状影及局部肺体积缩小。CT检查显示支气管血管束增粗、小叶间隔增厚、出现条索和网状影像。肺内残留影像可持续数月以上。

(5)并发症:包括呼吸衰竭、气胸、纵隔气肿、心肌炎、心力衰竭和肾衰竭等。重症肺炎恢复者可见原有病变部位肺纤维化。

5.诊断

(1)A(H5N1)人禽流感诊断:在流行发生季节,根据流行病学接触史、临床表现及实验室检查结果,常可做出A(H5N1)人禽流感的诊断。但对散发病例而言,在临床上诊断较为困难。临床上早发现、早诊断是治疗的关键。

(2)人禽流感的诊断标准

①医学观察病例:有流行病学接触史,1周内出现流感样临床表现者。对于被诊断为医学观察病例者,医疗机构应当及时报告当地疾病预防控制机构,并对其进行7天医学观察。

②疑似病例:具备流行病学史中任何一项,且无其他明确诊断的肺炎病例。

③临床诊断病例有两种情形:a.诊断为人禽流感疑似病例,但无法进一步取得临床检验标本或实验室检查证据,而与其有共同接触史的人被诊断为确诊病例,并且没有其他疾病确定诊断依据者。b.具备流行病学史中任何一项,伴相关临床表现,实验室病原检测患者恢复期血清红细胞凝集抑制(HI)试验或微量中和试验(MN)A(H5N1)抗体阳性(HI 抗体或中和抗体效价≥40)。

④确诊病例:有流行病学接触史和临床表现,从患者呼吸道分泌物标本或相关组织标本中分离出特定病毒或采用其他方法,禽流感病毒亚型特异抗原或核酸检查阳性或发病初期和恢复期双份血清禽流感病毒亚型毒株抗体滴度升高 4 倍或以上者。

另外,在流行病学史不详的情况下,根据临床表现、辅助检查和实验室检查结果,特别是从患者呼吸道分泌物或相关组织标本中分离出特定病毒或采用其他方法,禽流感病毒亚型特异抗原或核酸检查阳性或发病初期和恢复期双份血清禽流感病毒亚型毒株抗体滴度升高 4 倍或以上者,也可以确定诊断。

(3)重症人禽流感的诊断标准:具备以下三项之中的任何一项,即可诊断为重症人禽流感。

①呼吸困难,成人休息状态下呼吸频率≥30 次/分,且伴有下列情况之一:a.胸片显示多叶病变或在正位胸片上病灶总面积占双肺总面积的 1/3 以上;b.病情进展,24～48 小时内病灶面积增大超过 50％,且在正位胸片上占双肺总面积的 1/4 以上。

②出现明显低氧血症,氧合指数低于 300mmHg(1mmHg＝0.133kPa)。

③出现休克或多器官功能障碍综合征(MODS)。

6.鉴别诊断

注意与 SARS 等其他病毒性和非典型病原(如军团杆菌、肺炎支原体、肺炎衣原体)等所致的肺炎进行鉴别。

7.治疗

(1)对症支持:卧床休息,早期给予鼻导管吸氧,维持稳定的脉氧饱和度＞93％。对发热、咳嗽等临床症状给予对症治疗,维持水、电解质平衡,加强营养支持。注意保护消化道黏膜,避免消化道出血。预防下肢深静脉血栓形成,必要时给予适当抗凝治疗。

(2)药物治疗

①抗病毒治疗

a.奥司他韦:奥司他韦仅有口服制剂,仍然是对 A(H5N1)感染主要的抗病毒治疗药物。成人的标准治疗方案为 75mg,2 次/日,疗程 5 天。儿童患者可根据体重给予治疗,体重不足 15kg 时,给予 30mg bid;体重 15～23kg 时,45mg bid;体重 23～40kg 时,60mg bid;体重大于 40kg 时,75mg bid。因未治疗的患者病毒仍在复制,故对于诊断较晚的患者仍应给予抗病毒治疗。

有些患者常规应用奥司他韦抗病毒治疗,但临床情况仍不断恶化,WHO 建议方案为给予大剂量个体化治疗,成人可加量至 150mg,2 次/日,疗程延长至 10 天。但对青少年应慎用,因其神经心理不良反应仍不清楚。

b.其他抗病毒药物:ⅰ.神经氨酸酶抑制剂,扎那米韦尚未获准上市,但已在体外和动物模型中证实对 A(H5N1)有效,包括对奥司他韦耐药 A(H5N1)株。其给药方法为经鼻吸入 10mg,2 次/日,疗程 5 天;预防剂量为经鼻吸入 10mg,1 次/日,疗程 7～10 天。ⅱ.金刚烷胺和金刚乙胺,对金刚烷胺和金刚乙胺敏感的A(H5N1)病毒株可给予相应治疗。1～9 岁的患者,可给予 5mg/(kg·d)(最大 150mg),分两次口服,疗程 5 天;10～65 岁的患者,100mg,2 次/日口服,疗程 5 天;65 岁以上的患者,≤100mg,2 次/日口服,疗程 5 天。预防性治疗方案为在前述同等条件下,治疗 7～10 天。

一般来说,除非疫区分离的 A(H5N1)病毒株对金刚烷胺类药物敏感,否则,不主张抗病毒药物联合治疗。

②免疫调节治疗

a.糖皮质激素:应用糖皮质激素的目的在于抑制肺组织局部的炎性损伤,减轻全身的炎症反应状态,防止肺纤维化等,但目前尚未证实应用糖皮质激素对人禽流感患者预后有任何有益的效果,尤其是大剂量激素还可诱发感染,故一般不推荐使用。但人禽流感患者如出现下列指征之一时,可考虑短期内给予适量糖皮质激素治疗,如氢化可的松 200mg/d 或甲基泼尼松龙 0.5～1mg/(kg·d),在临床状况控制好转后,及时减量停用。糖皮质激素应用指征:短期内肺病变进展迅速,出现氧合指数<300mmHg,并有迅速下降趋势;合并脓毒血症伴肾上腺皮质功能不全。

b.其他免疫调节治疗不推荐常规使用,如胸腺肽、干扰素、静脉用丙种球蛋白(IVIC)等。

③抗菌药物:已高度怀疑或已确诊为 A(H5N1)感染,一般不提倡抗菌治疗,但如果合并细菌感染,可根据当地和所在医院的情况选择抗菌药物治疗。

④其他

a.血浆治疗:对发病 2 周内的重症人禽流感患者,及时给予人禽流感恢复期患者血浆,有可能提高救治的成功率,但尚需进一步证实其疗效。

b.噬血细胞增多症:个别重症患者可合并反应性噬血细胞增多症。此类患者在治疗上,可给予 IVIG、糖皮质激素和足叶乙甙等给予相应经验性治疗。

c.氧疗和呼吸支持:对重症人禽流感患者出现呼吸衰竭时应及时给予呼吸支持治疗,维持和保证恰当有效的氧合是治疗最重要的环节。

第五节　慢性阻塞性肺疾病

慢性阻塞性肺疾病(COPD)是一种常见的可以预防和治疗的疾病,其特征是持续存在的气流受限。气流受限呈进行性发展,伴有气道和肺对有害颗粒或气体所致慢性炎症反应的增加。急性加重和合并症影响患者整体疾病的严重程度。

一、病因与发病机制

确切的病因不清楚。但认为与肺部对香烟烟雾等有害气体或有害颗粒的异常炎症反应有关。这些反应存在个体易感因素和环境因素的互相作用。

（一）吸烟

为重要的发病因素。烟草中化学物质可损伤气道上皮细胞和纤毛运动,促使支气管黏液腺和杯状细胞增生肥大,黏液分泌增多,诱发肺气肿形成。

（二）职业粉尘和化学物质

接触职业粉尘及化学物质,浓度过高或时间过长时,均可能产生与吸烟类似的 COPD。

（三）空气污染

大气中的有害气体可损伤气道黏膜上皮,为细菌感染增加条件。

（四）感染因素

感染亦是 COPD 发生发展的重要因素之一。

（五）蛋白酶-抗蛋白酶失衡

蛋白酶增多或抗蛋白酶不足均可导致组织结构破坏产生肺气肿。先天性 α_1-抗胰蛋白酶缺乏,多见于北欧血统的个体,我国尚未见正式报道。

（六）氧化应激

氧化物可直接作用并破坏许多生化大分子,导致细胞功能障碍或细胞死亡,还可以破坏细胞外基质;引起蛋白酶-抗蛋白酶失衡;促进炎症反应等。

（七）炎症机制

气道、肺实质及肺血管的慢性炎症是 COPD 的特征性改变。

（八）其他

如自主神经功能失调、营养不良、气温变化等都有能参与 COPD 的发生发展。

二、病理生理

在早期,一般反映大气道功能的检查如第一秒用力呼气容积(FEV_1)、最大通气量、最大呼气中期流速多为正常,但有些患者小气道功能(直径小于 2mm 的气道)已发生异常。随疾病发展,气道阻力增加、气流受限成为不可逆性。

三、病理

COPD 的病理改变主要表现为慢性支气管炎及肺气肿的病理变化。炎症导致气管壁的损伤-修复过程反复发生,进而引起气管结构重塑、胶原含量增加及瘢痕形成,这些病理改变是 COPD 气流受限的主要病理基础之一。肺气肿的病理改变可见肺过度膨胀,弹性减退。

（一）小叶中央型肺气肿

由于终末细支气管或一级呼吸性细支气管炎症导致管腔狭窄,其远端的二级呼吸性细支气管呈囊状扩张,病变限于呼吸性细支气管,肺泡管、肺泡囊和肺泡结构无破坏。

（二）全小叶型肺气肿

它是呼吸性细支气管狭窄,引起所属终末肺组织,即肺泡管、肺泡囊及肺泡的扩张,累及全肺各小叶的呼吸细支气管、肺泡管、肺泡囊及肺泡,表现为气腔扩大,并有不同程度组织结构的破坏。

四、慢性阻塞性肺疾病的临床表现

(一)症状

慢阻肺的特征性症状是慢性、进行性加重的呼吸困难、咳嗽和咳痰,并且会出现日间变异。慢性咳嗽、咳痰可先于气流受限多年而存在。出现这些症状,尤其是有慢阻肺危险因素的患者,应该详细检查,寻找潜在病因,并采取适当的干预措施。反之,在出现显著的气流受限之前,患者也可以没有明显的慢性咳嗽、咳痰病史。尽管慢阻肺的定义是基于气流受限,但是实际上,患者前去就医通常是因为某种症状对日常生活造成了影响或者是慢性症状的持续存在或者是由于一次急性加重。

1.呼吸困难

呼吸困难是慢阻肺最重要的临床表现,是使患者致残或焦虑不安的主要原因。大多数慢阻肺患者通常把呼吸困难描述为呼吸费力、气不够用或喘息(不同文化背景的患者的描述不尽相同)。疾病早期患者可能先出现活动后的呼吸困难。

2.咳嗽

慢性咳嗽通常是慢阻肺的首发症状。但是这一症状经常被忽视,因为患者通常认为这是吸烟或接触环境刺激物所导致的结果。初起时咳嗽多呈间歇性,早晨较重,之后发展为每天或整日均有咳嗽。慢阻肺的慢性咳嗽多伴有咳痰,但也可以无咳痰症状,也有部分患者虽然有明显的气流受限,但无咳嗽症状。

3.咳痰

慢阻肺患者咳嗽后通常咳少量黏液性痰。连续 2 年咳嗽、咳痰,每年持续 3 个月以上,如果能够除外其他疾病,临床上可以定义为慢性支气管炎。由于文化习惯和性别因素,患者的咳痰量常很难评估。有时患者可能会把咳出的痰咽下,而不是吐出来。有些患者痰量较多,可能会合并支气管扩张。脓性痰表明痰中的炎性介质成分增多,通常提示有细菌感染导致慢阻肺急性加重。

4.喘息和胸闷

喘息和胸闷不是慢阻肺的特异性症状,在不同的时间变化很大。部分患者,特别是重症患者常有明显喘息,听诊可有较多的吸气相或呼气相哮鸣音。胸闷多在活动后出现,常不能明确定位,与呼吸费力和肋间肌收缩有关。如果患者出现这些症状,应注意鉴别是否合并哮喘。

5.重症患者的其他症状

部分慢阻肺患者可具有显著的肺外(全身)效应,包括体重减轻、营养不良以及骨骼肌功能障碍等。重度和极重度的慢阻肺患者常有全身性症状,如乏力、体重下降和食欲减退,这些表现对于判断疾病的预后有重要意义。长时间剧烈咳嗽,胸腔内压力会快速升高,可导致咳嗽性晕厥。剧烈咳嗽也可以导致肋骨骨折,有时甚至是无症状性的。踝部水肿可能是提示患者出现肺源性心脏病(肺心病)的早期症状。慢阻肺患者常合并抑郁和(或)焦虑,除可影响生活质量外,还可能增加急性加重的风险,在询问病史时应加以重视。

(二)病史

对于已经确诊的新患者或疑诊慢阻肺者,应详细询问以下病史:

1.危险因素:如吸烟史、职业性或环境有害物质接触史。

2.既往史:包括哮喘、过敏、鼻窦炎或鼻息肉,儿童时期呼吸道感染及其他呼吸系统疾病史。

3.家族史:慢阻肺及其他慢性呼吸系统疾病史。

4.症状发生和发展模式:典型的慢阻肺多于中年以后发病,表现为呼吸困难逐渐加重,好发于秋冬寒冷季节,貌似时间延长的"冬季感冒"。部分患者在就诊前可能已经出现多年的活动受限。

5.急性加重及以往住院情况:既往急性加重的次数(总数及住院次数)。

6.合并疾疾:如心脏病、骨质疏松症、肌肉骨骼疾病、恶性肿瘤等,这些疾病也可以导致活动受限。

7.对患者生活的影响:包括活动受限程度,误工情况,对日常家庭生活、情绪(感到抑郁或焦虑)及性生活的影响。

8.患者可获得的社会和家庭支持情况。

9.减少危险因素接触的可能性,尤其是戒烟。

(三)体格检查

虽然体格检查很重要,但是对于慢阻肺而言,并没有太多的诊断意义。气流受限的体征通常直到肺功能明显受损时才出现,并且这些体征的敏感性和特异性都很低,没有这些体征并不能排除慢阻肺。

早期体征可不明显,随着疾病进展,可出现以下体征:

1.视诊和触诊

胸廓形态异常,如胸廓前后径增大、肋间隙增宽、剑突下胸骨下角(腹上角)增宽,称为桶状胸。部分患者呼吸变浅、频率增快、辅助呼吸肌(如斜角肌及胸锁乳突肌)参加呼吸运动。重症患者可见胸腹矛盾运动。肺部触诊可发现双侧语音震颤减弱。患者不时采用缩唇呼吸以增加呼出气量,呼吸困难加重时常采取前倾坐位。低氧血症患者可出现黏膜和皮肤发绀。伴有右心衰竭的患者可见下肢水肿和肝大。

2.叩诊

肺部叩诊呈过清音,肝浊音界和肺下界下移,肺底活动度缩小,心浊音界缩小。

3.听诊

双肺呼吸音减弱,呼气期延长,部分患者可闻及湿啰音和(或)干啰音,心音遥远,剑突部心音较清晰响亮。

(四)急性加重期的临床表现

慢阻肺急性加重是指慢阻肺患者的呼吸困难、咳嗽和(或)咳痰的症状变化超过正常的日间变异,须改变原有治疗方案的一种临床情况。慢阻肺急性加重的最常见原因是气管-支气管感染,主要是病毒、细菌感染所致。但是约 1/3 的慢阻肺急性加重不能发现原因。

慢阻肺急性加重的主要症状是气促加重,伴有喘息、胸闷、咳嗽加剧、痰量增加、痰液颜色和(或)黏度改变,还可出现发热、全身不适、失眠、嗜睡、疲乏、抑郁和意识障碍等症状。体格检查对于判断慢阻肺急性加重的严重程度具有重要意义,神志变化是病情恶化的最重要指标。另外需要重点关注的情况包括:①辅助呼吸肌使用的情况;②胸腹矛盾运动;③中心性发绀的出现或加重;④外周水肿进展;⑤血流动力学不稳定。

患者的既往病史对于评价慢阻肺急性加重的严重程度亦很重要,所以应详细询问以下病史:①症状加重或出现新症状的时间;②既往急性加重的次数(总数及住院次数);③合并症情况;④目前的治疗方法;⑤既往气流受限的严重程度;⑥既往机械通气的使用情况。

(五)临床类型

慢阻肺可分为两种典型的临床类型,一种以慢性支气管炎为主要表现,另一种以肺气肿为主要表现。大多数慢阻肺患者兼有这两种类型的基本临床特点。

1.支气管炎型(发绀臃肿型,BB 型)

支气管病变较重,黏膜肿胀,黏液腺增生,而肺气肿病变较轻。患者常有多年的吸烟史及慢性咳嗽、咳痰病史,易反复出现支气管感染。体格检查可发现患者较为肥胖、发绀、颈静脉怒张、下肢水肿,双肺底可闻及湿啰音,易发展为呼吸衰竭和(或)右心衰竭。

2.肺气肿型(粉喘型,PP 型)

肺气肿较为严重,多见于老年患者,体格消瘦,呼吸困难明显,通常无发绀。患者常采取特殊体位,如双肩高耸,双臂扶床,呼气时两颊鼓起和缩唇。体格检查可发现明显的肺气肿体征,肺部听诊普遍呼吸音减弱。肺心病和右心衰竭少见,一般仅在呼吸道感染或临终时发生。

(六)并发慢性肺源性心脏病的临床表现

慢性肺源性心脏病(肺心病)是指由肺组织、肺血管或胸廓的慢性病变引起肺组织结构和(或)功能异常,产生肺血管阻力增加而致肺动脉高压,继而出现右心室扩张和(或)肥厚,伴或不伴右心功能衰竭的心脏病。慢阻肺是肺心病的最常见病因,占 80%～90%,其机制与慢阻肺肺部病变引起肺血管床减少及缺氧导致肺动脉痉挛、肺血管重塑有关。

本病发展缓慢,临床上除原有慢阻肺的症状和体征外,主要表现为逐步出现的肺、心功能障碍以及其他脏器功能损害的征象。

1.肺、心功能代偿期

常见症状包括慢性咳嗽、咳痰和喘息,活动后可有心悸、气促、乏力及劳动耐力下降。感染可使上述症状加重。少有胸痛或咯血。体格检查可有不同程度的发绀及明显的肺气肿表现,如桶状胸、肋间隙增宽、肺部叩诊过清音、肝浊音界和肺下界下移、肺底活动度缩小等,肺部听诊普遍呼吸音减弱,急性加重期常可闻及干、湿啰音。心脏检查可出现肺动脉瓣听诊区第二心音亢进,提示有肺动脉高压存在;三尖瓣听诊区可闻及收缩期杂音或剑突下触及心脏搏动增强,提示有右心室肥厚和扩大。

2.肺、心功能失代偿期

(1)呼吸衰竭:急性呼吸道感染为最常见的诱因。临床主要表现为缺氧和二氧化碳潴留所致的一系列症状和体征。患者呼吸困难加重,夜间为甚,常有头痛、失眠、食欲下降,白天嗜睡,甚至出现表情淡漠、神志恍惚、谵妄等肺性脑病的表现。体格检查可见发绀明显,球结膜充血、水肿,严重时可有视网膜血管扩张、视盘水肿等颅内压升高的表现。腱反射减弱或消失,出现病理反射。因高碳酸血症可出现周围血管扩张的表现,如皮肤潮红、多汗。早期心排血量增加,血压升高,晚期出现血压下降,甚至休克。

(2)心力衰竭:主要表现为右心衰竭。患者心悸、气促、发绀更明显,伴有食欲减退、腹胀、尿少。体格检查可见颈静脉怒张,心率增快,可出现心律失常,剑突下可闻及收缩期杂音,可出现三尖瓣听诊区舒张中期杂音,甚至舒张期奔马律;肝大且有压痛,肝颈静脉回流征阳性,下肢水肿,重者可有腹水。少数重症患者可出现肺水肿及全心衰竭的体征。

(3)其他器官系统损害表现:包括肺性脑病、酸碱平衡失调、水电解质代谢紊乱、肾脏损害、肝脏损害、休克等。

五、治疗原则

COPD病程分期:急性加重期(慢性阻塞性肺疾病急性加重)指患者出现超越日常状况的持续恶化,并需改变基础COPD常规用药者;通常在疾病过程中,短期内咳嗽、咯痰、气短和(或)喘息加重、痰量增多,呈脓性或黏液脓性,可伴发热等症状。稳定期则指患者咳嗽、咯痰、气短等症状稳定或症状轻微。

(一)稳定期治疗

1.教育和劝导患者戒烟
因职业或环境粉尘、刺激性气体所致者,应脱离污染的环境。

2.支气管舒张剂
包括短期按需应用以暂时缓解症状及长期规则应用以预防和减轻症状两类。

(1)短效 β_2 受体激动剂:主要有沙丁胺醇气雾剂,每次 $100\sim200\mu g$($1\sim2$ 喷),数分钟内开始起效,疗效持续 $4\sim5$ 小时,每 24 小时不超过 $8\sim12$ 喷。特布他林气雾剂亦有同样作用。

(2)长效 β_2 受体激动剂:有沙美特罗、福莫特罗等制剂,其中福莫特罗吸入后 $1\sim3$ 分钟起效,作用持续 12 小时以上,常用剂量为 $4.5\sim9\mu g$,每日 2 次,每 24 小时不超过 $32\mu g$。

(3)短效抗碱碱药:主要品种为异丙托溴铵气雾剂,雾化吸入,起效较沙丁胺醇慢,持续 $6\sim8$ 小时,每次 $40\sim80\mu g$(每喷 $20\mu g$),每天 $3\sim4$ 次。

(4)长效抗胆碱药:噻托溴铵选择性作用于 M_3 和 M_1 受体,为长效抗胆碱药,作用长达 24 小时以上,吸入剂量为 $18\mu g$,每天 1 次。

(5)茶碱类缓释茶碱,每次 0.2g,早、晚各 1 次;或氨茶碱 0.1g 每日 3 次。

3.吸入糖皮质激素
长期规律吸入糖皮质激素适用于 $FEV_1<50\%$ 预计值(Ⅲ、Ⅳ级),有临床症状,并反复急性加重的 COPD 患者,糖皮质激素和长效 β_2 受体激动剂联合制剂吸入比各自单用效果好。

4.祛痰药
对痰不易咳出者可应用。常用药物有盐酸氨溴索,30mg,每日 3 次或 N-乙酰半胱氨酸等。

5.氧疗

长期家庭氧疗应在Ⅳ级即极重度 COPD 患者应用,具体指征是:

(1)$PaO_2 \leqslant 55mmHg$ 或动脉血氧饱和度(SaO_2)$\leqslant 88\%$,有或没有高碳酸血症。

(2)PaO_2 $55 \sim 60mmHg$ 或 $SaO_2 < 89\%$,并有肺动脉高压、心力衰竭所致水肿或红细胞增多症(红细胞比积$>55\%$)。

长期家庭氧疗一般是经鼻导管吸入氧气,流量 $1.0 \sim 2.0L/min$,吸氧持续时间>15小时/天。长期氧疗的目的是患者在海平面水平,静息状态下,达到 $PaO_2 \geqslant 60mmHg$ 和(或)使 SaO_2 升至 90%。

(二)急性加重期治疗

1.确定急性加重期的原因及病情严重程度。最多见的急性加重原因是细菌感染或病毒感染。

2.根据病情严重程度决定门诊或住院治疗。

3.支气管舒张剂:药物同稳定期有严重喘息症状者可给予较大剂量雾化吸入治疗,如应用沙丁胺醇 $2500\mu g$,异丙托溴铵 $500\mu g$ 或沙丁胺醇 $1000\mu g$ 加异丙托溴铵 $250 \sim 500\mu g$ 雾化吸入,每日 $2 \sim 4$ 次。

4.控制性吸氧:发生低氧血症者可鼻导管吸氧或通过 Venturi 面罩吸氧。$FiO_2 = 21 + 4 \times$ 氧流量(L/min),公式对估计吸入氧浓度有参考价值。一般吸入氧浓度应为 $28\% \sim 30\%$,避免因吸入氧浓度过高引起二氧化碳潴留。

5.抗生素:当患者呼吸困难加重,咳嗽伴痰量增加、有脓性痰时,应根据 COPD 严重程度及相应的细菌分层情况,结合当地区常见致病菌类型及耐药流行趋势和药敏情况尽早选择敏感抗生素。

6.糖皮质激素:COPD 加重期住院患者宜在应用支气管舒张剂基础上,口服或静脉滴注糖皮质激素,建议口服泼尼松 $30 \sim 40mg/d$,连续 $7 \sim 10$ 日后逐渐减量停药。也可以静脉给予甲泼尼龙 $40mg$,每天 1 次,$3 \sim 5$ 日后改为口服。

7.机械通气:无创机械通气:应用指征见表1-1。

表1-1 无创性正压通气在慢性阻塞性肺疾病加重期的应用指征

适应证(至少符合其中 2 项)	禁忌证(符合下列条件之一)
中至重度呼吸困难,伴辅助呼吸肌参与呼吸并出现胸腹矛盾运动;中至重度酸中毒(pH7.30～7.35)和高碳酸血症($PaCO_2$ 45～60mmHg);呼吸频率>25 次/分钟	呼吸抑制或停止
	心血管系统功能不稳定(低血压、心律失常、心肌梗死)
	嗜睡、意识障碍或不合作者
	易误吸者(吞咽反射异常,严重上消化道出血)
	痰液黏稠或有大量气道分泌物
	近期曾行面部或胃食管手术
	头面部外伤,固有的鼻咽部异常
	极度肥胖
	严重的胃肠胀气

有创机械通气:在 COPD 加重期的具体应用指征。

(1)严重呼吸困难,辅助呼吸肌参与呼吸,并出现胸腹矛盾呼吸。

(2)呼吸频率>35 次/分钟。

(3)危及生命的低氧血症[PaO_2<40mmHg 或 PaO_2/FiO_2(200mmHg)]。

(4)严重的呼吸性酸中毒(pH<7.25)及高碳酸血症。

(5)呼吸抑制或停止。

(6)嗜睡,意识障碍。

(7)严重心血管系统并发症(低血压、休克、心力衰竭)。

(8)其他并发症(代谢紊乱、脓毒血症、肺炎、肺血栓栓塞症、气压伤、大量胸腔积液)。

(9)无创性正压通气治疗失败或存在无创性正压通气的使用禁忌证。

8.其他治疗措施:在出入量和血电解质监测下适当补充液体和电解质;注意维持液体和电解质平衡;注意补充营养,对不能进食者需经胃肠补充要素饮食或予静脉高营养;对卧床、红细胞增多症或脱水的患者,无论是否有血栓栓塞性疾病史,均需考虑使用肝素或低分子肝素;注意痰液引流,积极排痰治疗。

9.预防急性加重:COPD 急性加重常可预防。减少急性加重及住院次数的措施有:戒烟、流感和肺炎疫苗、单用吸入长效支气管扩张剂或联用吸入激素等。

第六节　支气管哮喘

支气管哮喘是由多种细胞包括气道的炎症细胞和结构细胞及细胞组分参与的气道慢性炎症性疾病。炎症导致气道高反应性,通常出现广泛多变的可逆性气流受限,并引起反复发作性的喘息、气急、胸闷或咳嗽等症状,常在夜间和(或)清晨发作、加剧,多数患者可自行缓解或经治疗缓解。

一、病因

哮喘发病的危险因素包括宿主因素和环境因素两个方面。

(一)宿主因素

主要包括遗传易感性。

(二)环境因素

室内外过敏原(如尘螨、花粉、真菌、动物毛屑等)、呼吸道感染、职业致敏物、吸烟、某些特殊的食物和药物。

二、发病机制

哮喘的发病机制主要涉及以下几个方面。

(一)变态反应

当变应原进入具有过敏体质的人体后,激发抗原抗体反应。根据过敏原吸入后哮喘发生的时间,可分为速发型哮喘反应(IAR)、迟发型哮喘反应(LAR)和双相型哮喘反应(OAR)。

(二)气道炎症

气道慢性炎症是哮喘的基本病理改变和反复发作的主要病理生理机制。

(三)气道高反应性(AHR)

表现为气道对各种刺激因子出现过强或过早的收缩反应,是哮喘患者发生发展的另一个重要因素,气道炎症是导致气道高反应性的重要机制之一。

(四)神经机制

与 β_2 肾上腺素能受体功能低下和迷走神经张力亢进有关。支气管受自主神经支配,除胆碱能神经、肾上腺素能神经外,非肾上腺素能非胆碱能(NANC)神经系统释放舒张和收缩支气管平滑肌的介质失衡可引起支气管平滑肌收缩。

(五)其他因素

感染、某些特殊药物、运动、遗传、胃-食管反流和心理因素等也参与了哮喘的发病机制。

三、诊断

(一)症状与体征

1.症状

典型的支气管哮喘,发作前有先兆症状如打喷嚏、流涕、咳嗽、胸闷等,如不及时处理,可因支气管阻塞加重而出现呼吸困难,严重者被迫采取坐位或呈端坐呼吸;干咳或咳大量白色泡沫痰,甚至出现发绀等。一般可自行缓解或用平喘药物等治疗后缓解。某些患者在缓解数小时后可再次发作,甚至导致重度急性发作。

此外,在临床上还存在非典型表现的哮喘。如咳嗽变异型哮喘,患者在无明显诱因咳嗽2个月以上,常于夜间及凌晨发作,运动、冷空气等诱发加重,气道反应性测定存在有高反应性,抗生素或镇咳、祛痰药治疗无效,使用支气管解痉剂或皮质激素有效,但需排除引起咳嗽的其他疾病。

2.体征

发作时,可见患者取坐位,双手前撑,双肩耸起,鼻翼扇动,辅助呼吸肌参与活动,颈静脉压力呼气相升高(由于呼气相用力,使胸腔内压升高),胸部呈过度充气状态,两肺可闻及哮鸣音,呼气延长。

重度或危重型哮喘时,患者在静息时气促,取前倾坐位,讲话断续或不能讲话,常有焦虑或烦躁。危重时则嗜睡或意识模糊,大汗淋漓,呼吸增快多大于 30 次/分,心率增快,达 120 次/分,胸部下部凹陷或出现胸腹矛盾运动,喘鸣危重时,哮鸣音反而减轻或消失。也可出现心动过缓,有奇脉。

(二)辅助检查

1.血常规

红细胞及血红蛋白大都在正常范围内,如伴有较长期而严重的肺气肿或肺源性心脏病者,则二者均可增高。白细胞总数及中性粒细胞一般均正常,如有感染时则相应增高,嗜酸粒细胞一般在 6% 以上,可高至 30%。

2.痰液检查

多呈白色泡沫状,大都含有水晶样的哮喘珠,质较坚,呈颗粒样。并发感染时痰呈黄或绿色,较浓厚而黏稠。咳嗽较剧时,支气管壁的毛细血管可破裂,有痰中带血。显微镜检查可发现库什曼螺旋体及雷盾晶体。如痰经染色,则可发现多量的嗜酸粒细胞,对哮喘的诊断帮助较大。并发感染时,则嗜酸粒细胞数量降低,而代之以中性粒细胞增多。脱落细胞学检查可发现有大量柱状纤毛上皮细胞。一般哮喘患者的痰液中,并无致病菌发现,普通细菌以卡他细菌及草绿色链球菌为最多见。同一患者在不同时间培养,可得不同细菌。

3.血生化

哮喘患者血液中电解质都在正常范围之内,即使长期应用促皮质激素或皮质激素后,亦无明显细胞外液的电解质紊乱现象。血中的空腹血糖、非蛋白氮、钠、钾、氯、钙、磷及碱性磷酸酶等均在正常范围以内。

4.X 线检查

在无并发症的支气管哮喘患者中,胸部 X 线片都无特殊发现。有 X 线变化者多见于经常性发作的外源性儿童哮喘患者,如肺野透亮度增强,支气管壁增厚,肺主动脉弓突出,两膈下降,窄长心影,中部及周围肺野心血管直径均匀性缩小,肺门阴影增深等。在中部和周围肺野可见散在小块浓密阴影,在短期内出现提示肺段短暂的黏液栓阻塞引起的继发性局限性肺不张。

5.肺功能检查

(1)通气功能

①哮喘患者呼气流速、气道阻力和静态肺容量测定:喘息症状发作时累及大、小气道,但最主要的病变部位在小支气管,而且是弥散性的。小支气管的横截面积又远远大于大气道,再加上吸气过程是主动的,呼气过程是被动的,因此呼气阻力一般大于吸气阻力,FEV_1、最大呼气流速(PEF)、用力肺活量(FVC)均明显下降。正常人第 1 秒用力呼气容积和用力肺活量之比(FEV_1/FVC)应大于 75%,而哮喘患者在哮喘发作时一般小于 70%。

用简易峰流速仪测定 PEF 也可以评估气流阻塞的程度,其值越低,气流阻塞就越严重,根据每日监测并计算出的最大呼气流速的变异率估计哮喘病情的稳定性,一般来说,变异率越小,病情越稳定。

②支气管激发试验:对有症状的患者,无明显体征,如诊断哮喘病可做支气管激发试验,了解气道是否存在高反应性。用变应原吸入后的气道阻力指标 FEV_1 或 PEF,和基础值比较,降低 20% 为阳性,表明存在气道高反应性,可做出诊断。

③支气管舒张试验:有哮喘体征,为了鉴别诊断,反映气道病变的可逆性,吸入支气管扩张药(沙丁胺醇 $200\sim400\mu g$)后测定的气道阻力指标 FEV_1 或 PEF,和基础值比较,2006 年版 GINA 阳性的判断标准,要求第 1 秒用力呼气容积(FEV_1)增加 ≥12%,且 FEV_1 增加绝对值 ≥200mL。如果测最大呼气峰流速 PEF,吸入支气管舒张药后每分钟 PEF 增加 60L 或比治疗前增加 ≥20% 或昼夜变异率 >20%(每日 2 次测定 >10%)有助于确诊哮喘。

（2）弥散功能：常用一氧化碳弥散量来表示。单纯哮喘，无并发症的患者的肺弥散功能一般是正常的，但严重哮喘患者可降低。

（3）动脉血气体分析：哮喘严重发作时可有缺氧，PaO_2 和 SaO_2 降低，由于过度通气可使 $PaCO_2$ 下降，pH 上升，表现呼吸性碱中毒。如重症哮喘，病情进一步发展，气道阻塞严重，可有缺氧及 CO_2 潴留，$PaCO_2$ 上升，表现呼吸性酸中毒。如缺氧明显，可合并代谢性酸中毒。

6.血压、脉搏及心电图检查

极严重的哮喘发作患者可有血压减低和奇脉。心电图显示心动过速，电轴偏右，P 波高尖等。其他患者上述检查一般正常。

（三）诊断要点

1.反复发作喘息，呼吸困难，胸闷或咳嗽。发作与接触变应原、病毒感染、运动或某些刺激物有关。

2.发作时双肺可闻及散在或弥散性以呼气期为主的哮鸣音。

3.上述症状可经治疗缓解或自行缓解。

4.排除可能引起喘息或呼吸困难的其他疾病。

5.对症状不典型者（如无明显喘息或体征），应最少具备以下一项试验阳性。①若基础 FEV_1（或 PEF）<80％正常值，吸入 β_2 受体激动药后 FEV_1（或 PEF）增加 15％以上；②PEF 变异率（用呼气峰流速仪清晨及夜间各测一次）≥20％；③支气管激发试验或运动激发试验阳性。

有些患者主要表现为咳嗽，称为咳嗽变异性哮喘或过敏性咳嗽，其诊断标准（小儿年龄不分大小）：①咳嗽持续或反复发作>1 个月，常在夜间（或清晨）发作，痰少，运动后加重；②没有发热和其他感染表现或经较长期抗生素治疗无效；③用支气管扩张药可使咳嗽发作缓解；④肺功能检查确认有气道高反应性；⑤个人过敏史或家族过敏史和（或）变应原皮试阳性等可作为辅助诊断。

（四）鉴别诊断

哮喘急性发作时，患者都会有不同程度的呼吸困难。呼吸困难的第一个症状就是气促，患者的主诉通常为胸闷、憋气、胸部压迫感。症状的出现常与接触变应原或激发因素（如冷空气、异味等）有关，也常发生于劳作后或继发于呼吸道感染（如气管炎）之后。但任何原因引起的缺氧也可出现类似症状。由此可见，胸闷、憋气不是哮喘所特有，应该注意区别，以免导致误诊和误治。非哮喘所致的呼吸困难可见于下列几种情况。

1.慢性支气管炎和肺气肿

慢性支气管炎常发生于吸烟或接触粉尘及其他刺激性烟雾职业的人，其中尤以长期吸烟为最常见的病因。因此，患者多为中老年人，大多有长期咳嗽、咳痰史，每年在寒冷季节时症状加剧。一个人如果每年持续咳嗽 3 个月以上，连续 2 年，并排除其他可引起咳嗽、咳痰的原因者，即可诊断为慢性支气管炎。病程较长的慢性支气管炎患者的气管也可造成气流的受限，可并发肺气肿、发生通气功能障碍，而且常易发生急性呼吸道细菌或病毒感染。慢性阻塞性肺疾病（COPD）的患者与哮喘患者一样，运动常常引起症状的发作，但两者有区别。COPD 患者一般是在运动或劳作后发生喘息和呼吸困难，而哮喘患者通常是在运动过程中症状发作或加重。

2.心源性哮喘

大多数发生于老年人,特别是原有高血压病、冠心病者,也常见于风湿性心脏病、心肌病的患者。其心功能太差,肺循环淤血。这时,即使肺通气功能正常,也会因肺循环障碍、肺泡与其周围的毛细血管的气体交换不足而缺氧。急性左心功能不全(常见于急性广泛心肌梗死)还可出现喘息症状,称为心源性哮喘。其特点为夜间出现阵发性呼吸困难,不能平卧,咳嗽频繁,且有多量血性泡沫痰,与哮喘有别。心源性哮喘是非常严重的病症,如治疗延误,往往危及患者的生命,应紧急诊治。

3.肺癌

大部分肺癌发生于支气管腔内,肿瘤的生长增大必将导致支气管腔的狭窄,造成通气功能的障碍。位于气管腔内的癌症,对气流的影响更为严重,可以引起缺氧,使患者喘息,甚至误诊为哮喘。发生于大气管的肺癌常常引起阻塞性肺炎。当感染或肺炎形成以后,患者的气促、咳嗽、喘鸣等症状更加明显,有时还会造成混淆。但是,肺癌引起的咳嗽、喘息症状往往是逐渐形成,进行性加重,常有咯血丝痰或少量血痰的现象,平喘药物治疗无效。此外,发生于气管内的支气管癌也可引起呼吸困难,但这时的呼吸困难为吸气性呼吸困难,即空气吸不进肺,而哮喘的呼吸困难是呼气性呼吸困难,即肺里的气体不容易排出。

4.胸腔积液

胸腔积液常常由结核病引起,液体积存于肺外一侧或双侧的胸膜腔内。少量的积液不会引起呼吸困难,但如果积液量较多,就可能使肺受压迫,因而出现通气和换气障碍。患者得不到足够的氧气,从而出现胸闷、气短、憋气等症状。胸腔积液与哮喘的鉴别诊断比较容易,胸部透视或摄胸部 X 线片就可区分。当然,两者的症状也不同。结核性胸膜炎的患者一般有发热、胸痛的症状,而哮喘患者除非并发感染,通常无发热,除非伴有气胸,否则,无胸痛。胸腔积液引起的呼吸困难经胸腔穿刺,积液引流以后症状很快缓解,而平喘药无效。

5.自发性气胸

病程长的哮喘患者,由于肺气肿和肺大疱的形成,偶可在哮喘急性发作时并发气胸,使呼吸困难的症状突然加重。患者和医师如果忽略了并发气胸的可能性,误认为是哮喘发作加剧,而反复使用平喘药物,就必将延误治疗。并发气胸时的特征是出现胸部重压感,大多为单侧性,吸气性呼吸困难,且平喘药物治疗无效。通过医师仔细地检查或者胸部 X 线检查即可及时做出诊断,关键在于不失时机地检查治疗。

6.肺栓塞

肺栓塞是肺动脉被某种栓子堵住,以致血流不通的严重病症。肺栓塞的早期症状都是显著的胸闷、憋气、呼吸困难,这些症状可使患者坐卧不安,极为难忍。血气分析显示明显的低氧血症,但一般肺部听不到哮鸣音,平喘药无效,这些都是与哮喘明显不同之处。进一步的确诊须借助与核素的肺通气/灌注扫描和肺动脉造影等。

7.弥散性肺间质纤维化

这是一组病因极其复杂的疾病综合征,大部分患者病因不清楚,如所谓特发性肺间质纤维化,少数患者的病因较清楚,最常见为系统性红斑狼疮、类风湿关节炎、系统性进行性硬皮病、皮肌炎、干燥综合征等。弥散性肺间质纤维化患者的病情变化可急可缓,突出症状是进行性呼吸困难。因此,多数患者主诉胸闷、憋气,也可表现刺激性干咳嗽。但这些症状一般无季节性、其发作性的特点也不突出,除非并发感染。肺部无哮鸣音,但有时肺部可听到爆裂音。肺功能检查显示限制性通气功能障碍。这些特点均与哮喘不同。

8.高通气综合征

这是一组由于通气过度,超过生理代谢所需的病症,通常可由焦虑和某种应激反应所引起。因此,过度通气激发试验也可引起同样的临床症状。过度通气的结果是呼吸性碱中毒,从而表现呼吸深或快、呼吸困难、气短、胸闷、憋气、心悸、头昏、视物模糊、手指麻木等症状。严重者可出现手指,甚至上肢强直、口周麻木发紧、晕厥、精神紧张、焦虑、恐惧等症状。这组综合征不同于哮喘,它并不由器质性疾病所引起。因此,各种内脏的功能检查一般都正常,也无变应原。症状的发作无季节性,肺部无哮鸣音。只有过度通气激发试验才能做出本病的诊断,乙酰胆碱或组胺吸入均不能诱发本病症。吸入皮质激素和支气管扩张剂均不是本综合征的适应证。

四、治疗

(一)哮喘急性发作时的治疗

哮喘急性发作的治疗取决于发作的严重程度以及对治疗的反应。治疗的目的在于尽快缓解症状、解除气流受限和低氧血症,同时还需要制定长期治疗方案以预防再次急性发作。

对于具有哮喘相关死亡高危因素的患者,需要给予高度重视,这些患者应当尽早到医疗机构就诊。高危患者包括:

1.曾经有过气管插管和机械通气的濒于致死性哮喘的病史。

2.在过去 1 年中因为哮喘而住院或看急诊。

3.正在使用或最近刚刚停用口服激素。

4.目前未使用吸入激素。

5.过分依赖速效 β_2-受体激动剂,特别是每月使用沙丁胺醇(或等效药物)超过 1 支的患者。

6.有心理疾病或社会心理问题,包括使用镇静剂。

7.有对哮喘治疗计划不依从的历史。

轻度和部分中度急性发作可以在家庭中或社区中治疗。家庭或社区中的治疗措施主要为重复吸入速效 β_2-受体激动剂,在第 1 小时每 20 分钟吸入 2~4 喷。随后根据治疗反应,轻度急性发作可调整为每 3~4 小时 2~4 喷,中度急性发作每1~2小时 6~10 喷。如果对吸入性 β_2-受体激动剂反应良好(呼吸困难显著缓解,PEF 占预计值>80% 或个人最佳值,且疗效维持 3~4 小时),通常不需要使用其他的药物。如果治疗反应不完全,尤其是在控制性治疗的基础上发生的急性发作,应尽早口服激素(泼尼松龙 0.5~1mg/kg 或等效剂量的其他激素),必要时到医院就诊。

部分中度和所有重度急性发作均应到急诊室或医院治疗。除氧疗外,应重复使用速效 β_2-受体激动剂,可通过压力定量气雾剂的储雾器给药,也可通过射流雾化装置给药。推荐在初始治疗时连续雾化给药,随后根据需要间断给药(每 4 小时 1 次)。联合使用 β_2-受体激动剂和抗胆碱能制剂(如异丙托溴铵)能够取得更好的支气管舒张作用。茶碱的支气管舒张作用弱于 SABA,不良反应较大应谨慎使用。对规则服用茶碱缓释制剂的患者,静脉使用茶碱应尽可能监测茶碱血药浓度。中重度哮喘急性发作应尽早使用全身激素,特别是对速效 β_2-受体激动剂初始治疗反应不完全或疗效不能维持,以及在口服激素基础上仍然出现急性发作的患者。口服激素与静脉给药疗效相当,不良反应小。推荐用法:泼尼松龙 30～50mg 或等效的其他激素,每日单次给药。严重的急性发作或口服激素不能耐受时,可采用静脉注射或滴注,如甲基泼尼松龙 80～160mg 或氢化可的松 400～1000mg 分次给药。地塞米松因半衰期较长,对肾上腺皮质功能抑制作用较强,一般不推荐使用。静脉给药和口服给药的序贯疗法有可能减少激素用量和不良反应,如静脉使用激素2～3天,继之以口服激素 3～5 天。不推荐常规使用镁制剂,可用于重度急性发作(FEV_1 25％～30％)或对初始治疗反应不良者。

重度和危重哮喘急性发作经过上述药物治疗,临床症状和肺功能无改善甚至继续恶化,应及时给予机械通气治疗,其指征主要包括:意识改变、呼吸肌疲劳、$PaCO_2 \geqslant 45mmHg$(1mmHg＝0.133kPa)等。可先采用经鼻(面)罩无创机械通气,若无效应及早行气管插管机械通气。哮喘急性发作机械通气需要较高的吸气压,可使用适当水平的呼气末正压(PEEP)治疗。如果需要过高的气道峰压和平台压才能维持正常通气容积,可试用允许性高碳酸血症通气策略以减少呼吸机相关肺损伤。

初始治疗症状显著改善,PEF 或 FEV_1 占预计值百分比恢复到个人最佳值 60％者以上可回家继续治疗,PEF 或 FEV_1 为 40％～60％者应在监护下回到家庭或社区继续治疗,治疗前 PEF 或 FEV_1 ＜25％或治疗后＜40％者应入院治疗。在出院时或近期的随访时,应当为患者制订一个详细的行动计划,审核患者是否正确使用药物、吸入装置和峰流速仪,找到急性发作的诱因并制订避免接触的措施,调整控制性治疗方案。严重的哮喘急性发作意味着哮喘管理的失败,这些患者应当给予密切监护、长期随访,并进行长期哮喘教育。

大多数哮喘急性发作并非由细菌感染引起,应严格控制抗菌药物的使用指征,除非有细菌感染的证据或属于重度或危重哮喘急性发作。

(二)慢性哮喘治疗

哮喘总体控制的概念包括两个方面:实现日常控制和降低未来风险。对于慢性哮喘患者应当根据患者的病情严重程度,特别是哮喘控制水平制订长期治疗方案,之后进行评估、随访,根据控制水平调整治疗方案。哮喘药物的选择既要考虑药物的疗效及其安全性,也要考虑患者的实际情况,如经济收入和当地的医疗资源等。

对以往未经规范治疗的初诊哮喘患者可选择第 2 步治疗方案,若哮喘患者病情较重,应直接选择第 3 步治疗方案。从第 2 步到第 5 步的治疗方案中都有不同的哮喘控制药物可供选择。而在每一步中都应该按需使用缓解药物,以迅速缓解哮喘症状。

如果使用的该治疗方案不能够使哮喘得到有效控制,应该升级治疗直至达到哮喘控制为止。当哮喘控制并维持至少 3 个月后,治疗方案可以降级。推荐的减量方案如下。

1.单独吸入中-高剂量吸入糖皮质激素的患者,将吸入糖皮质激素剂量减少 50％。

2.吸入糖皮质激素和长效 β_2 受体激动剂联合用药的患者,先将吸入激素剂量减少 50%,长效 β_2 受体激动剂剂量不变,当达到最低剂量联合治疗水平时,可选择改为每日 1 次联合用药或停用长效 β_2 受体激动剂,单用吸入激素治疗。

若患者使用最低剂量控制药物达到哮喘控制 1 年,并且哮喘症状不再发作,可考虑停用药物治疗。通常情况下,患者在初诊后 1～3 个月随访,以后每 3 个月随访一次。如出现哮喘发作时,应在 2 周至 1 个月内进行随访。

各地可根据当地的药物供应情况及经济水平灵活掌握。

第七节　支气管扩张

支气管扩张是常见的慢性支气管疾病,主要是感染、理化或遗传等原因引起的支气管壁肌肉和弹力支撑组织的破坏而引起的中等大小支气管不正常扩张。本病多发生于青年和儿童,男性多于女性。

一、病因和发病机制

目前,支气管扩张的病因和发病机制尚未明确,主要与以下因素有关。

(一)支气管先天性发育缺损和障碍

如卡塔格内综合征,因软骨发育不全或弹力纤维不足,导致局部管壁薄弱或弹性较差,常伴有鼻旁窦炎及右位心。

(二)支气管-肺组织感染

临床上最常见的病因,如婴幼儿时期有百日咳、麻疹或支气管肺炎等感染,可引起支气管壁的破坏或细支气管周围组织纤维化,牵拉管壁,致使支气管变形扩张;此外,肺结核纤维组织增生和牵拉,也可引起支气管扩张。

(三)支气管阻塞

因支气管腔内肿瘤、结核、异物或因管腔外肿大淋巴结压迫引起支气管阻塞,可以导致远端支气管-肺组织感染。如右肺中叶支气管细长,周围有多组淋巴结,常因非特异性或结核性淋巴结炎而肿大压迫支气管,引起肺不张,并发支气管扩张所致的中叶综合征。

(四)其他

与免疫有关的全身性疾病、肺部手术后支气管牵拉和扭曲也会导致支气管扩张。

二、诊断标准

支气管扩张的诊断应根据既往病史、临床表现、体征及实验室检查等资料综合分析确定,胸部高分辨 CT(HRCT)是诊断支气管扩张的主要手段。明确诊断后还需要通过病史和相应的检查了解有无相关的基础疾病。

（一）临床表现

咳嗽是支扩最常见的症状,且多伴有咯痰,痰常为脓性,清晨为多,可伴有呼吸困难。半数患者可出现咯血,多与感染相关,咯血量大小不等,可痰中带血至大量咯血。仅有咯血而无咳嗽及咯痰的称干性支气管扩张。原有症状中任一症状加重(痰量增加或脓性痰、呼吸困难加重、咳嗽增加、肺功能下降、疲劳乏力加重)或出现新症状(发热、胸膜炎、咯血)、需要抗菌药物治疗往往提示感染导致的急性加重。反复发作者可有食欲减退、消瘦和贫血等全身症状。

听诊时于病变部位闻及粗糙的湿啰音是支气管扩张特征性的表现,以肺底部最为多见,多自吸气早期开始,吸气中期最响亮,一直持续至吸气末,且部位固定,不易消失。1/3 的患者也可闻及哮鸣音或粗大的干啰音。杵状指(趾)较常见。

常见的并发症有反复肺部感染、脓胸、气胸和肺脓肿等,小部分患者可出现肺心病。

（二）辅助检查

1.胸部 X 线检查

X 线胸片诊断支扩的敏感性及特异性均较差,病程早期胸片可能正常。也可有特征性的气道扩张和增厚,表现为类环形阴影或轨道征,囊性支气管扩张时可出现特征性的卷发样阴影。也可在同一部位反复出现炎症或炎症消散缓慢。

2.胸部 HRCT

胸部 HRCT 诊断支气管扩张症的敏感性和特异性均达到了 90% 以上,可代替支气管碘油造影确诊支气管扩张。支扩在 HRCT 上的主要表现为支气管内径与其伴行动脉直径对比的增大(正常比值为 0.62 ± 0.13),称为"印戒征",此外还可见到支气管呈柱状及囊状改变(呈"双轨征"或"串珠"状),气道壁增厚、黏液阻塞,细支气管炎时可出现树芽征及马赛克征。

3.支气管碘油造影

可明确支气管扩张的部位、性质和范围,但由于此检查为创伤性检查,合并症较多,现已逐渐被胸部 HRCT 所取代,临床上很少应用。

4.支气管镜检查

有助于除外异物堵塞等病因,通过支气管镜检查获取下呼吸道分泌物有助于明确病原菌,经支气管冲洗可清除气道内分泌物,解除气道阻塞。

5.肺功能检查

所有患者均建议行肺通气功能检查并至少每年复查一次,多数患者表现为阻塞性通气功能障碍,弥散功能下降,33%～76%患者存在气道高反应性。合并气流阻塞者应行舒张试验评价用药后肺功能改善情况。

6.实验室检查

血炎症标记物(血常规白细胞和中性粒细胞计数,ESR,CRP,PCT)可反映疾病活动性及感染导致的急性加重严重程度;血清免疫球蛋白(IgG,IgA,IgM)测定和血清蛋白电泳可除外体液免疫缺陷;血清 IgE 测定,烟曲霉过敏原皮试及烟曲霉特异性 IgE、IgG 测定有助于除外变应性支气管肺曲霉菌病;必要时可检测类风湿因子、抗核抗体、ANCA 除外结缔组织病;血气分析可判断是否合并低氧血症和(或)高碳酸血症。

7.微生物学检查

所有支扩患者均常规留取合格痰标本行微生物学检查,急性加重时应在应用抗菌药物前留取痰标本,痰培养及药敏试验对抗菌药物的选择具有重要的指导意义。

8.其他检查

糖精试验和(或)鼻呼出气一氧化氮测定可用于筛查纤毛功能异常,疑诊者需须进行鼻和支气管黏膜活检的电镜检查;两次汗液氯化物检测及 CFTR 基因突变分析有助于除外囊性纤维化。

三、治疗

支气管扩张症的治疗目的为确定并治疗潜在病因以阻止疾病进展,维持或改善肺功能,减少日间症状和急性加重次数以改善生活质量。

(一)病因治疗

积极查找并治疗导致支气管扩张症的基础疾病,如合并体液免疫功能低下者可定期输注免疫球蛋白。

(二)物理治疗

包括排痰和康复训练,可单独或联合应用体位引流、震动拍击、主动呼吸训练、雾化吸入盐水、胸壁高频震荡技术等祛痰技术,每日 1～2 次,每次持续时间不应超过 20～30 分钟,急性加重期可酌情调整持续时间和频度。

(三)对症治疗

1.黏液溶解剂

临床常用的祛痰药如氯化铵、溴己新、盐酸氨溴索、乙酰半胱氨酸、羧甲司坦等或吸入高渗药物如高张盐水均可促进痰液排出,短期吸入甘露醇疗效尚不明确,不推荐吸入重组人 DNA 酶。

2.支气管舒张剂

支气管扩张症患者常常合并气流阻塞及气道高反应性,可应用支气管舒张剂缓解症状,治疗前应进行支气管舒张试验评价气道对 β_2 受体激动剂或抗胆碱能药物的反应性以指导用药。

3.氧疗

对合并呼吸衰竭有氧疗指证的患者应给予氧疗。

4.无创通气

合并慢性呼吸衰竭的支扩患者应用无创通气可改善生活质量,缩短住院时间。

(四)抗菌药物治疗

支气管扩张症患者出现急性加重合并局部症状恶化[咳嗽、痰量增加或性状改变、脓痰增加和(或)喘息、气急、咯血]和(或)出现发热等全身症状时,应考虑应用抗菌药物。急性加重一般是由定植菌群引起,最常分离出的细菌为流感嗜血杆菌和铜绿假单胞菌。应当定期评估患者支气管细菌定植状况,根据有无铜绿假单胞菌感染的危险选择抗菌药物。若有一种以上的病原菌,应尽可能选择能覆盖所有致病菌的抗菌药物。若因耐药无法单用一种药物,可联合用药。急性加重期抗菌药物治疗疗程应不少于 14 天。

(五)抗感染治疗

慢性气道炎症是支气管扩张症重要的发病机制。吸入糖皮质激素可拮抗气道慢性炎症,减少痰量,改善生活质量,铜绿假单胞菌定植者改善更为明显,但对肺功能及急性加重次数并无影响。大环内酯类药物也有抗炎的作用,尚需有效证据支持。

(六)外科手术治疗

大多数支气管扩张症患者不需要手术治疗。手术适应证包括:①积极药物治疗仍然难以控制症状。②大咯血危及生命或经药物、介入治疗无效者。③局限支气管扩张,术后至少能保留 10 个肺段。手术的相对禁忌证为非柱状支气管扩张、痰培养出铜绿假单胞菌、切除术后残余病变及非局限性病变。

(七)预防

加强锻炼,改善营养可增强体质;接种流感疫苗、肺炎疫苗可减少急性加重次数;免疫调节如气管炎疫苗,卡介苗提取素可能对预防支气管扩张症的感染有效。

(八)患者教育管理

教育的主要内容是使其了解支气管扩张的特征并及早发现疾病的急性加重;还应向其介绍支气管扩张症治疗的主要手段,包括排痰技术、药物治疗及感染控制,并制订个性化的随访及监测方案;还应向其解释痰检的重要性;不建议患者自备抗菌药物自行治疗。

第八节　气胸

气胸是指当气体进入胸膜腔造成胸腔积气状态,气胸可分为自发性、外伤性、医源性 3 类。气胸发生后,胸膜腔内负压可变成正压,产生不同程度的心、肺功能障碍。

一、分型

根据脏层、壁层胸膜破口等情况和气胸发生后对胸腔内压力等影响,通常将气胸分为闭合性(单纯性)气胸、交通性(开放性)气胸、张力性(高压性)气胸 3 种类型。

(一)闭合性(单纯性)气胸

胸膜破裂口较小,随肺萎缩闭合,空气不再进入胸膜腔。

(二)交通性(开放性)气胸

胸膜破裂口较大,且持续开放,空气自由进出。

(三)张力性(高压性)气胸

破裂口呈单向活瓣,吸气时空气进入,呼气时活瓣关闭,胸腔内压逐渐升高。

二、病因与发病机制

病因与发病机制可能与下列因素有关。

(一)瘦高体型男性青年

X线检查肺部无明显病变,可能有胸膜下肺大疱,其原因尚不清楚,可能与吸烟、体型高、小气道炎症、先天发育不良等因素有关。抬举重物用力过猛、剧咳、屏气、大笑等均成为气胸发生的诱因。

(二)有基础肺部病变患者

如肺结核、COPD、肺癌、肺脓肿、硅沉着病及淋巴管平滑肌瘤病等所致细支气管不完全阻塞,形成肺大疱破裂。

(三)妊娠期及月经期妇女

前者可能与激素变化和胸廓顺应性改变有关,后者可能是胸膜上存在异位子宫内膜破裂所致。

(四)其他

如航空、潜水者从高压环境突然进入低压环境,以及机械通气压力过高时,均可发生气胸。

三、诊断

(一)有胸部创伤史(包括医源性所致)

自发性血胸有咳嗽、腹压增加、负重、疲劳、运动、突然变换体位等诱因。

(二)临床表现

小量血胸(500mL以下),如果患者体质较好、出血速度不快,可无明显症状。大量血胸(1000mL以上),且出血速度较快者,可出现面色苍白、出冷汗、脉细速且弱、呼吸急促、血压下降等内出血征象和心肺受压征象。查体可发现肋间隙饱满、气管向健侧移位、叩诊呈浊音。由于肺裂伤而引起的血胸患者常伴有咯血。开放性血气胸患者可直接观察到血液随呼吸自创口涌出的情况,并可据此估计胸内出血的严重程度。

(三)实验室检查和特殊检查

大量出血患者外周血红细胞和血红蛋白明显下降。

1.X线胸片

积血量<200mL时,X线胸片也难做出诊断。积血量<500mL时,肋膈角变钝,合并气胸时可见肋膈角区有液平面,卧位摄片常被遗漏,应行直立位摄片,并定时(损伤后6小时,24小时)做X线胸片随访。积血量在1000mL左右时,积液阴影达到肩胛下角平面。积血量超过1500mL时积液阴影超过肺门水平,甚至显示为全胸大片致密阴影和纵隔移位。

2.超声检查

可看到液平段。胸腔穿刺抽得不凝固血液时则可确定诊断,在凝固性血胸时不易抽得血液或抽出的量很少,但内出血症状加重,X线胸片显示积液量增多。另外,在临床症状严重时,可以根据物理诊断检查,直接先做胸腔穿刺来确立诊断,而不必等待或根本不能先做X线胸片检查。

有下列情况者提示出血仍在继续应高度警惕:①患者处于严重休克状态伴有明显呼吸困难,患侧肋间隙增宽,叩诊浊,气管及纵隔向健侧移位,周围血液血红蛋白往往低于90~100g/L。②开放性胸部创伤伴休克状态,有大量血液随呼吸从伤口涌出。③胸腔穿刺抽得的血液很快凝固(肯定不是误刺入血管),则说明胸内有活动性出血。④经输血补液后,血压不回升或升高后又迅速下降。⑤重复测定人体周围血血红蛋白、红细胞计数、红细胞比容也进行性下降。⑥胸膜腔穿刺抽不出血,但内出血症状加重,X线胸片显示胸膜腔阴影继续增大。⑦放置胸腔闭式引流后,每小时引流量超过200mL并持续2小时以上或24小时引流血液超过1000mL。⑧胸腔引流血液色鲜红,温度较高,其血红蛋白测定及红细胞计数与周围血液近似。

(四)鉴别诊断

1.横膈破裂

胸部创伤后横膈破裂,胃疝入胸腔,患者可出现呼吸困难、休克等症状,X线胸片显示胸腔下部液气平面,可误诊为创伤性血气胸,仔细阅片可见到胃轮廓影,下胸部有时可听到胃肠蠕动音,放置胃管注入造影剂可协助鉴别。

2.陈旧性胸腔积液

病史不说的陈旧性胸腔积液患者,发生胸外伤后的胸片显示胸部积液阴影,可误诊为外伤性血胸,胸腔穿刺抽得黄色液体或陈旧性血性液体可以区别。

3.创伤性乳糜胸

创伤性血胸大多发生于创伤后早期,少数迟发性血胸可发生于伤后5~18天。创伤性乳糜胸常发生于创伤后约2周,与迟发性血胸可以相混淆,但前者引流量与饮食关系密切,乳糜激发试验可以协助鉴别。胸腔穿刺采集标本的性质和乳糜试验可以鉴别。

4.脓胸

胸腔内积血可以引起中等度体温升高及白细胞增多,须与血胸继发感染形成的脓胸相鉴别。血胸继发感染后的表现有:①高热、寒战、疲乏、出汗,白细胞计数明显升高并可出现中毒颗粒。②胸穿抽得积血涂片红白细胞正常比例为500∶1,如白细胞增多,红白细胞比例达到100∶1时,即可定为已有感染。③将胸腔抽出液1mL放于试管内,加蒸馏水5mL,混合后放置3分钟,如上部溶液为淡红色而透明,表示无感染,如溶液呈混浊或出现絮状物则多已继发感染。④将胸液做涂片检查和细菌培养,并做抗菌药物敏感测定,可以协助鉴别对治疗做出指导。

四、治疗

特发性血胸一旦确诊即应安置粗口径的胸腔闭式引流,同时补充血容量。复张的肺组织可以贴补胸膜壁层血管达到止血目的。但治愈后有复发之可能。

自发性气胸一经确诊即应卧床,补充血容量,尽快放置胸腔闭式引流,以达排气止血之目的。经内科保守治疗后仍出血不止,继续漏气或休克不能纠正,应紧急手术。闭式引流观察 3 ～4 小时,若每小时引流出血液 100mL 以上,伴血压和血红蛋白有下降趋势者,也应紧急手术。

特发性血胸的手术指征:有进行性血胸证据者,应立即开胸探查寻找出血的血管,予以结扎,必要时做肺楔形切除,对胸膜顶部出血点予以缝扎。电灼止血可以获得一定效果,但有复发出血的可能。胸管引流不能有效排出胸腔积血时也应及早开胸手术,清除血凝块,并制止出血。

近来,一些学者采用电视胸腔镜,吸净积血电灼或置钛夹止血取得良好结果。创伤性血胸的治疗主要是防止休克,对活动性出血进行止血,清除胸腔积血,防治感染。

(一)进行性血胸

在进行输血、输液及抗休克治疗的同时及时进行开胸探查,根据术中所见对肋间血管或胸廓内血管破裂予以缝扎止血;对肺破裂出血做缝合止血,肺组织损伤严重时可行部分切除或肺叶切除术;对破裂的心脏、大血管进行修复。

对暂时不能确定是否为活动性出血时,应尽快安置胸腔闭式引流,利于进一步观察和判断,且可防止血液在胸腔内积聚。

(二)非进行性血胸

估计胸腔内积血少于 200mL 时,均可自行吸收,不需穿刺抽吸。积血量超过 200mL 时,应早期进行胸腔穿刺,尽量抽尽积血,促使肺膨胀,改善呼吸功能。对于 500mL 以上的血胸,有学者主张早期安置胸腔闭式引流,可以尽快排出积血和积气,使肺及时复张,也是预防胸内感染的有力措施,同时有监测漏气及活动出血的作用。

(三)凝固性血胸

最好在出血停止后数日内剖胸,做较小开胸切口,清除血块及附着于肺表面之纤维蛋白膜。术后放置闭式引流,并做低压负压吸引,行呼吸功能锻炼,促使肺早日膨胀。小量凝固性血胸,可在数月内吸收,无需特殊处理。若血块已机化形成纤维胸时,应争取早期手术做纤维板剥脱。

(四)感染性血胸

若已继发感染应及时放置闭式引流,排除积脓,并保持引流通畅。同时大剂量全身应用对致病菌敏感的抗生素,避免慢性脓胸的形成。

(五)注意事项

应注意的是,无论任何类型的血胸均不适合用止血药物进行止血治疗,换句话讲,止血药物对防治血胸的出血是无效的,而且会导致严重的不良后果。

第二章 循环系统疾病

第一节 高血压

近年来，随着社会经济发展，人们的生活方式发生巨大变化。受高盐饮食、人口老龄化、肥胖及缺乏运动等因素影响，中国高血压现状呈快速增长，高血压成为脑卒中、心血管疾病的最主要危险因素。近1年多来，中国高血压领域的研究发展迅速。现将其主要内容做一总结。

一、高血压现状

2017年，国家心血管病中心、中国医学科学院阜外医院公布了"十二五"期间高血压抽样调查结果。该研究在全国31个省、自治区、直辖市采用分层多阶段随机抽样的方法，对抽取的15岁及以上人群约50万人进行调查。我国约有2.5亿高血压患者，患病率呈上升趋势，且随年龄增高而上升。同时，高血压知晓率、控制率不断提高，对比2002—2015年数据，知晓率从30.2%上升到42.7%，治疗率由24.6%升至38.3%，控制率从6.1%提高至14.5%。从整体来看，我国18岁以上成人高血压患病率为23%，男性高于女性，分别是24.3%和21.6%；城乡差距减小，城市为23.1%，农村为22.9%，但农村地区知晓率、治疗率、控制率较低。研究还显示，过去10年，高血压地域分布的"北高南低"趋势已发生改变，与经济发展水平正相关。另外，正常高值血压患病率为41.4%，患病数约4.4亿。目前知道自己患病人群中，80%高血压患者接受治疗。但在服药患者中，仅37%患者血压得到控制。

中国PEACE百万人群研究研究结果显示，在35～75岁人群中，中国成人高血压的患病率、知晓率、治疗率、控制率分别37.2%、36.0%、22.9%及5.7%，其降压达标率较西方发达国家仍然较低。

一项源于上海老年心血管健康研究(SHECHS)的3950名受试者(平均年龄72.0岁，男性1745名)相关资料证实，609名≥80岁受试者中，7.7%患有心血管疾病。该研究的老年人群中，高血压患病率74.8%，合并中、高度心血管疾病风险患者达80%以上。67.1%受试者接受降压治疗，在高危、极高危风险人群中，其接受治疗比例更高。以收缩压<150mmHg为目标血压的达标率为62.9%。常用降压药物包括钙通道阻滞药(54.2%)、血管紧张素受体阻滞药(43.1%)、利尿药(2.6%)。在65～80岁、80岁以上人群中，单片、复方制剂的使用率分别为12.4%、18.2%。

2017年，一项调查显示，中国20～49岁女性中，超过500万妇女高血压患者与其丈夫吸烟密切相关。本研究包括 2014 年中国 31 个省市免费孕前检查项目中 5027731 名女性及其丈夫。以标准调查问卷的方式收集吸烟或者吸二手烟,血压测量采用电子血压计进行。根据丈夫和妻子吸烟状态、丈夫吸烟量及丈夫吸烟的累积暴露,估计女性高血压概率比约为 95%。与两者均不吸烟组比较,单独丈夫吸烟、单独妻子吸烟及丈夫和妻子均吸烟组,女性高血压的多变量调整概率比分别为 1.28(1.27~1.30)、1.53(1.30~1.79)和 1.50(1.36~1.67)。此外,高血压风险也与丈夫的吸烟量及累积暴露时间有关。例如,与两者都不吸烟相比,丈夫每天吸 1~5 支、6~10 支、11~15 支、16~20 支和≥21 支香烟,其妻子患高血压的多变量调整比率分别为 1.22(1.19~1.25)、1.24(1.21~1.26)、1.32(1.26~1.37)、1.37(1.34~1.41)和 1.75(1.64~1.87)。亚组分析结果与其相似。女性高血压的患病率与丈夫的吸烟有关,以家庭为基础的限烟策略可能减少男性吸烟并改善女性高血压管理。

总之,中国高血压的流行病学呈现快速增长趋势。其中,患病率、知晓率、治疗率、达标率仍然较低。然而,在全国范围内,北高南低趋势发生改变,主要与经济发生水平、人口流动密切相关。重点关注经济发达地区和农村地区,高血压的流行病学发展较快。

二、高血压合并多种危险因素

与 20 年前相比,高血压的风险发生较大变化。一是单纯高血压的比例下降;二是合并多种危险因素者逐渐增多,包括高同型半胱氨酸血症、肥胖、血脂异常、糖尿病、高尿酸血症、心率增快等。

(一)高血压合并高同型半胱酸血症(H 型高血压)

同型半胱氨酸(Hcy)与心脑血管事件呈连续、线性正相关;与 Hcy<$10\mu mol/L$ 比较,Hcy升高(≥$10\mu mol/L$)显著增加脑卒中风险;同时,高血压和 Hcy 升高(≥$10\mu mol/L$)在导致脑卒中风险上具有协同作用;2010 版中国高血压防治指南将 Hcy≥$10\mu mol/L$ 列为高血压患者的重要危险因素。中国高血压人群中 Hcy $10\sim15\mu mol/L$ 及≥$15\mu mol/L$ 的比例分别约为 50%和 25%;另外,高血压患者合并 Hcy 10~15(HR 0.78;95% CI:0.63~0.98)$\mu mol/L$ 及≥15(HR0.74;95% CI:0.57~0.98)$\mu mol/L$ 时,使用依那普利、叶酸片同时降压和补充叶酸,较单纯使用依那普利能进一步显著降低脑卒中风险。基于上述证据,2016 年"H 型高血压诊断与治疗专家共识"将 H 型高血压定义为伴有 Hcy≥$10\mu mol/L$ 的高血压。H 型高血压筛查可以鉴别脑卒中高危人群,现有证据表明,使用依那普利叶酸片降压和补充叶酸,较单纯降压能进一步有效降低 H 型高血压导致的脑卒中风险。德国、澳大利亚、瑞士同型半胱氨酸协会推荐 Hcy<$10\mu mol/L$ 为安全水平。

(二)高血压与肥胖

近 20 年来,肥胖和高血压的患病率在全球均呈显著上升趋势,二者常合并存在,肥胖既可增加高血压患者的血压控制难度,也促进多重心血管代谢危险因素的聚集,加重了对心脑血管的损害。美国心脏协会/美国心脏病学会(AHA/ACC)自 2003 年以来发表了一系列有关肥胖的评估与防治,及其与心血管病关系的声明与指南。欧洲高血压学会(ESH)肥胖工作组于2009—2011 年发表了关于肥胖相关性高血压靶器官损害、减重治疗的降压效应及减肥药物心血管影响的述评;2012年与欧洲肥胖研究学会(EASO)发布了肥胖和难治性高血压的声明。2013年美国高血压学会(ASH)与美国肥胖协会联合发布了关于肥胖性高血压病理生理机制、心血管病风险及治疗的立场声明。2013年AHA/ACC/TOS(肥胖学会)推出了成人超重与肥胖管理指南,中国高血压防治指南2010年版中指出,肥胖合并高血压和糖/脂代谢异常是国人代谢综合征的最主要表现形式(84.2%)。鉴于肥胖相关性高血压患病率高,危害大,其评估与防治有特殊性,2016年,中华医学会心血管病学分组高血压学组制订了《肥胖相关性高血压的中国专家共识》,对肥胖相关性高血压的现状、病理生理学机制、诊断与评估、治疗与管理等进行了总结,为中国肥胖相关性高血压的诊治提供临床指导性建议。

(三)高血压合并糖尿病

高血压与糖尿病是最主要的两个危险因素,两者并存时风险显著增多。中国糖尿病的患病人数1.1亿左右,另有5亿左右空腹血糖受损、糖耐量异常患者。近年,涉及高血压合并糖尿病的研究逐渐增多。

有研究比较了糖尿病与非糖尿病中国患者在不同血压水平发生卒中、冠心病的风险。自2005—2009年间,从中国12省份42959例35至70岁患者,其中38975例(90.7%)未患糖尿病,3984例(9.3%)患糖尿病。分为高血压组、正常高值血压组和正常血压组3组和收缩压、舒张压五分位数组。在糖尿病患者中,与正常血压组相比,高血压组卒中风险升高(OR 3.03;95% CI:1.47~6.25)、冠心病风险升高(OR 2.21;95% CI:1.45~3.38)。在非糖尿病组也得到相似结果。而糖尿病、非糖尿病患者中,正常高值血压组和正常血压组患者的卒中或冠心病的风险无显著差别。当收缩压高于125mmHg或舒张压高于72mmHg时,冠心病和卒中的风险在非糖尿病患者中显著提高,而在糖尿病患者中未见相同水平的提高。高血压可使冠心病的发病风险升高2倍、使卒中发病风险升高3倍;高血压的此作用与患者是否患糖尿病无关。糖尿病高血压患者需要一种更加综合的策略来评估心血管疾病的发生风险。

(四)高尿酸血症在高血压的发生发展中起重要作用

高血压是心血管疾病最重要的危险因素。随着流行病学和循证医学证据的累积,高尿酸血症(HUA)也作为心血管病的危险因素之一渐受关注。高血压与HUA通常并存,相互影响、相互作用,共同增加冠状动脉粥样硬化性心脏病、心力衰竭及肾功能不全等心血管事件风险,因此应重视高血压患者的HUA的筛查和管理。

(五)高血压与高脂血症

高血压与高脂血症合并存在越来越多,两者之间的关系不清。β肾上腺素受体(ADRB2)的基因多态性(SNP)与不同种族的脂质特性或高脂血症有关,一项研究探索了ADRB2基因多态性与中国高血压伴脂高血症患者的相关性。783名高血压患者被入选医院回顾性研究。检测ADRB2的三种多态性(C-47T,A46G和C79G)。研究表明,ADRB2 SNPs可能是中国高血压患者血脂异常的遗传危险因素。

三、诊断性评估

诊断性评估的内容包括以下3个方面:①确定血压水平及其他心血管危险因素;②判断高

血压的原因,明确有无继发性高血压;③寻找靶器官损害以及相关临床情况,从而做出高血压病因的鉴别诊断和评估患者的心血管风险程度,以指导诊断与治疗。

(一)病史

应全面详细了解患者病史,包括以下内容:①家族史:询问患者有无高血压、糖尿病、血脂异常、冠心病、脑卒中或肾脏病的家族史。②病程:患高血压的时间、血压最高水平、是否接受过降压治疗及其疗效与不良反应。③症状及既往史:目前及既往有无冠心病、心力衰竭、脑血管病、外周血管病、糖尿病、痛风、血脂异常、支气管哮喘、睡眠呼吸暂停综合征、性功能异常和肾脏疾病等症状及治疗情况。④有无提示继发性高血压的症状:如肾炎史或贫血史,提示肾实质性高血压;有无肌无力、发作性软瘫等低血钾表现,提示原发性醛固酮增多症;有无阵发性头痛、心悸、多汗,提示嗜铬细胞瘤。⑤生活方式:膳食蛋白、脂肪、盐、酒摄入量,吸烟支数、体力活动量以及体重变化等情况。⑥药物引起高血压:是否服用使血压升高的药物,如口服避孕药、甘珀酸、滴鼻药、可卡因、安非他明、类固醇、非甾体抗炎药、促红细胞生长素、环孢素以及中药甘草等。⑦心理社会因素:包括家庭情况、工作环境、文化程度及有无精神创伤史。

(二)体格检查

仔细的体格检查有助于发现继发性高血压的线索和靶器官损害情况。体格检查包括:正确测量血压和心率,必要时测定立卧位血压和四肢血压;测量体重指数(BMI)、腰围及臀围;观察有无库欣面容、神经纤维瘤性皮肤斑、甲状腺功能亢进性突眼征或下肢水肿;听诊颈动脉、胸主动脉、腹部动脉和股动脉有无杂音;触诊甲状腺;全面的心肺检查;检查腹部有无肾脏增大(多囊肾)或肿块,检查四肢动脉搏动和神经系统体征。

(三)实验室检查

1.基本项目

血生化(钾、空腹血糖、血清总胆固醇、甘油三酯、高密度脂蛋白胆固醇、低密度脂蛋白胆固醇和尿酸、肌酐);同型半胱氨酸;全血细胞计数、血红蛋白和血细胞比容;尿液分析(尿蛋白、糖和尿沉渣镜检);心电图。

2.推荐项目

24小时动态血压监测(ABPM)、超声心动图、颈动脉超声、餐后血糖(当空腹血糖≥6.1mmol/L时测定)、尿白蛋白定量(糖尿病患者必查项目)、尿蛋白定量(用于尿常规检查蛋白阳性者)、眼底检查、胸片、脉搏波传导速度(PWV)以及踝臂血压指数(ABI)等。

3.选择项目

对怀疑继发性高血压的患者,根据需要可以分别选择以下检查项目:血浆肾素活性、血和尿醛固酮、血和尿皮质醇、血游离甲氧基肾上腺素(MN)及甲氧基去甲肾上腺素(NMN)、血和尿儿茶酚胺、动脉造影、肾和肾上腺超声、CT或MRI、睡眠呼吸监测等。对有合并症的高血压患者进行相应的脑功能、心功能和肾功能检查。

(四)血压测量

血压测量是评估血压水平、诊断高血压以及观察降压疗效的主要手段。目前,在临床和人群防治工作中,主要采用测量诊室血压、动态血压以及家庭血压 3 种方法。

诊室血压由医护人员在诊室按统一规范进行测量,目前仍是评估血压水平和临床诊断高血压并进行分级的常用方法。动态血压监测(ABPM)则通常由自动的血压测量仪器完成,测量次数较多,无测量者误差,可避免白大衣效应,并可测量夜间睡眠期间的血压,因此,既可更准确地测量血压,也可评估血压短时变异和昼夜节律。家庭血压监测(HBPM)通常由被测量者自我完成,这时又称自测血压或家庭自测血压,但也可由家庭成员等协助完成,也可以避免白大衣效应。家庭血压监测还可用于评估数日、数周甚至数月、数年血压的长期变异或降压治疗效应,有助于增强患者的参与意识,改善患者治疗的依从性。

诊室血压与动态血压相比更易实现,与家庭血压相比更易控制质量,是目前评估血压水平的主要方法。但如果能够进行 24 小时动态血压监测,可以 24 小时动态血压为诊治依据。

(五)评估靶器官损害

高血压患者靶器官损伤(心、脑、肾或血管等)的识别,对于评估患者的心血管风险,早期积极治疗具有重要意义。在高血压到最终发生心血管事件的整个疾病过程中,亚临床靶器官损伤是极其重要的中间环节。

1.心脏

心电图检查可以发现左心室肥厚、心肌缺血、心脏传导阻滞或心律失常。近来有报道,aVL 导联 R 波电压与左心室重量指数密切相关,甚至在高血压不伴有心电图左心室肥厚时,也可以预测心血管事件的发生。胸部 X 线检查可以了解心脏轮廓、大动脉及肺循环情况。超声心动图在诊断左心室肥厚和舒张期心力衰竭方面优于心电图。必要时可采用其他诊断方法:心脏磁共振成像(MRI)和磁共振血管造影(MRA)、计算机断层扫描冠状动脉造影(CTA)、心脏放射性核素显像、运动试验或冠状动脉造影等。

2.血管

颈动脉内膜中层厚度(IMT)和粥样斑块可独立于血压水平预测心血管事件。研究证实,脉搏波传导速度(PWV)增快是心血管事件的独立预测因素。踝/臂血压指数(ABI)能有效筛查外周动脉疾病,评估心血管风险。

3.肾脏

肾脏损害主要根据血清肌酐升高、估算的肾小球滤过率(eGFR)降低或尿白蛋白排出量(UAE)增加。微量白蛋白尿是心血管事件的独立预测因素。高血压患者,尤其合并糖尿病患者应定期检查尿白蛋白排泄率,24 小时尿白蛋白排泄量或晨尿白蛋白/肌酐比值为最佳,随机尿白蛋白/肌酐比值也可接受。估算的肾小球滤过率(eGFR)是判断肾脏功能的简便而且敏感的指标,eGFR 降低与心血管事件发生之间存在着强相关性。血清尿酸水平增高对心血管风险可能也有一定的预测价值。

4.眼底

视网膜动脉病变可反映小血管病变情况。常规眼底镜检查的高血压眼底改变,按 Keith-Wagener 和 Backer 四级分类法,3 级或 4 级高血压眼底对判断预后有价值。

5.脑

头颅 MRA 或 CTA 有助于发现腔隙性病灶或脑血管狭窄、钙化和斑块病变。经颅多普勒超声(TCD)对诊断脑血管痉挛、狭窄或闭塞有一定帮助。目前认知功能的筛查评估主要采用简易精神状态量表(MMSE)。

四、高血压分类与分层

(一)按血压水平分类

目前采用正常血压(收缩压<120mmHg 和舒张压<80mmHg)、正常高值(收缩压 120～139mmHg 和(或)舒张压 80～89mmHg)和高血压[收缩压≥140mmHg 和(或)舒张压≥90mmHg]进行血压水平分类。以上分类适用于男女性,18 岁以上任何年龄的成人。

高血压定义为在未使用降压药物的情况下,非同日 3 次测量血压,收缩压≥140mmHg 和(或)舒张压≥90mmHg。收缩压≥140mmHg 和舒张压<90mmHg 为单纯性收缩期高血压。患者既往有高血压史,目前正在使用降压药物,血压虽然<140/90mmHg,也诊断为高血压。根据血压升高水平,又进一步将高血压分为 1 级、2 级和 3 级(表 2-1)。

表 2-1　血压水平分类和定义

分类	收缩压(mmHg)		舒张压(mmHg)
正常血压	<120	和	<80
正常高值	120～139	和(或)	80～89
高血压	≥140	和(或)	≥90
1 级高血压(轻度)	140～159	和(或)	90～99
2 级高血压(中度)	160～179	和(或)	100～109
3 级高血压(重度)	≥180	和(或)	≥110
单纯收缩期高血压	≥140	和	<90

注:当收缩压和舒张压分属于不同级别时,以较高的分级为准。

(二)按心血管风险分层

脑卒中、心肌梗死等严重心脑血管事件是否发生、何时发生难以预测,但应当评估。高血压及血压水平是影响心血管事件发生和预后的独立危险因素,但并非唯一决定因素。高血压患者的诊断和治疗不能只根据血压水平,必须对患者进行心血管风险的评估并分层。高血压患者的心血管风险分层有利于确定启动降压治疗的时机,有利于采用优化的降压治疗方案,有利于确立合适的血压控制目标,有利于实施危险因素的综合管理。

五、鉴别诊断

在确诊高血压之前,应排除各种继发性高血压。继发性高血压在高血压人群中约占10%;常见病因为肾实质性高血压、内分泌性高血压、肾血管性高血压和睡眠呼吸暂停综合征,由精神心理问题而引发的高血压也时常见到。

(一)肾实质性高血压

病因为原发性或继发性肾脏实质病变,是最常见的继发性高血压之一,其血压升高常为难治性,是青少年高血压急症的主要病因;常见的肾脏实质性疾病包括急慢性肾小球肾炎、多囊肾;慢性肾小管-间质病变(慢性肾盂肾炎、梗阻性肾病);代谢性疾病肾损害(痛风性肾病、糖尿病肾病);系统性或结缔组织疾病肾损害(狼疮性肾炎、硬皮病);也少见于遗传性肾脏疾病(Liddle 综合征)、肾脏肿瘤(肾素瘤)等。

肾实质性高血压的诊断依赖于:①肾脏实质性疾病病史;蛋白尿、血尿及肾功能异常多发生在高血压之前或同时出现;②体格检查往往有贫血貌、肾区肿块等。常用的实验室检查包括:血、尿常规;血电解质、肌酐、尿酸、血糖、血脂测定;24 小时尿蛋白定量或尿白蛋白/肌酐比值(ACR)、12 小时尿沉渣检查,如发现蛋白尿、血尿及尿白细胞增加,则需进一步行中段尿细菌培养、尿蛋白电泳、尿相差显微镜检查,明确尿蛋白、红细胞来源及排除感染;肾脏 B 超:了解肾脏大小、形态及有无肿瘤;如发现肾脏体积及形态异常或发现肿物,则需进一步做肾脏 CT/MRI 以确诊并查病因;眼底检查;必要时应在有条件的医院行肾脏穿刺及病理学检查。肾实质性高血压需与高血压引起的肾脏损害和妊娠高血压相鉴别,前者肾脏病变的发生常先于高血压或与其同时出现;血压水平较高且较难控制、易进展为恶性高血压;蛋白尿/血尿发生早、程度重、肾脏功能受损明显。妊娠 20 周内出现高血压伴蛋白尿或血尿,而且易发生先兆子痫或子痫、分娩后仍有高血压,则多为肾实质性高血压。

肾实质性高血压应低盐饮食(每日<6g);大量蛋白尿及肾功能不全者,宜选择摄入高生物价蛋白,并限制在 0.3~0.6g/(kg·d);在针对原发病进行有效治疗的同时,积极控制血压在<130/80mmHg,有蛋白尿的患者应首选 ACEI 或 ARB 作为降压药物;长效钙拮抗剂、利尿剂、β受体阻滞剂、α受体阻滞剂均可作为联合治疗的药物;如肾小球滤过率<30mL/min 或有大量蛋白尿时,噻嗪类利尿剂无效,应选用袢利尿剂治疗。

(二)内分泌性高血压

内分泌组织增生或肿瘤所致的多种内分泌疾病,由于其相应激素,如醛固酮、儿茶酚胺、皮质醇等分泌过度增多,导致机体血流动力学改变而使血压升高。这种由内分泌激素分泌增多而致的高血压称为内分泌性高血压,也是较常见的继发性高血压,如能切除肿瘤,去除病因,高血压可被治愈或缓解。

1.原发性醛固酮增多症

原发性醛固酮增多症是由于肾上腺自主分泌过多醛固酮而导致水钠潴留、高血压、低血钾和血浆肾素活性受抑制的临床综合征,常见原因是肾上腺腺瘤、单侧或双侧肾上腺增生,少见原因为腺癌和糖皮质激素可调节性醛固酮增多症(GRA)。原发性醛固酮增多症在高血压中占 5%~15%,在难治性高血压中接近 20%,仅部分患者有低血钾。建议对早发高血压或血压水平较高,特别是血压>180/110mmHg 的患者;服用 3 种以上降压药物而血压不能达标的难治性高血压;伴有持续性或利尿剂引起的低血钾(血钾<3.5mmol/L)或肾上腺意外瘤的高血压;40 岁以前有脑血管意外家族史的高血压患者和原发性醛固酮增多症一级亲属中的高血压患者进行原发性醛固酮增多症的筛查。

确诊为单侧醛固酮分泌瘤或单侧肾上腺增生的患者,服用盐皮质激素受体拮抗剂,待血压、血钾正常后行腹腔镜单侧肾上腺手术切除术。如为肾上腺肿瘤所致,则手术切除肿瘤后高血压可得到纠正,也可用导管消融术治疗。如患者不能手术,推荐用盐皮质激素受体拮抗剂进行长期治疗;如为双侧肾上腺增生,推荐用盐皮质激素受体拮抗剂治疗,螺内酯为一线用药,依普利酮为选择用药;推荐用小剂量肾上腺糖皮质激素治疗 GRA 患者以纠正高血压和低血钾。成人地塞米松开始剂量为 0.125～0.25mg/d,泼尼松开始剂量为 2.5～5mg/d;仅有少数原发性醛固酮增多症患者报告使用其他药物,如 CCB、ACEI、ARB,这些药物有抗高血压作用,但无明显拮抗高醛固酮的作用。

2.嗜铬细胞瘤

嗜铬细胞瘤是一种起源于肾上腺嗜铬细胞的过度分泌儿茶酚胺,引起持续性或阵发性高血压和多个器官功能及代谢紊乱的肿瘤。嗜铬细胞瘤可起源于肾上腺髓质、交感神经节或其他部位的嗜铬组织。嗜铬细胞瘤 90% 以上为良性肿瘤,80%～90% 的嗜铬细胞瘤发生于肾上腺髓质嗜铬质细胞,90% 左右为单侧单个病变。起源肾上腺以外的嗜铬细胞瘤约占 10%,恶性嗜铬细胞瘤约占 5%～10%。嗜铬细胞瘤间断或持续的释放儿茶酚胺作用于肾上腺素能受体后,可引起持续性或阵发性高血压,伴典型的嗜铬细胞瘤三联征,即阵发性"头痛、多汗、心悸",同样可造成严重的心、脑、肾血管损害;肿瘤释放的大量儿茶酚胺入血可导致剧烈的临床症候,如高血压危象、低血压休克及严重心律失常等称为嗜铬细胞瘤危象。如果能早期、正确诊断并行手术切除肿瘤,临床可治愈,建议出现以下情况应进行筛查:①高血压:为阵发性、持续性或持续性高血压伴阵发性加重;压迫腹部、活动、情绪变化或排大小便可诱发高血压发作;一般降压药治疗常无效。②高血压发作时伴头痛、心悸、多汗三联症表现。③高血压患者同时有直立性低血压。④高血压患者伴糖、脂代谢异常、腹部肿物。⑤高血压伴有心血管、消化、泌尿、呼吸、神经系统等相关体征,但不能用该系统疾病解释的高血压。

嗜铬细胞瘤的诊断依赖于肿瘤的准确定位和功能诊断,CT、MRI 可以发现肾上腺或腹主动脉旁交感神经节的肿瘤,对肾上腺外嗜铬细胞瘤诊断的敏感性较低,而间位碘苄胍(MIBG)扫描弥补了 CT、MRI 的缺点,尤其是对肾上腺外、复发或转移肿瘤的定位具有一定的优势,对于嗜铬细胞瘤的定位诊断具有重要的价值;嗜铬细胞瘤的功能诊断主要依赖于生化检测体液中的儿茶酚胺含量,其中包括肾上腺素、去甲肾上腺素和多巴胺及其代谢产物;间甲肾上腺素类物质(MNs)是儿茶酚胺的代谢产物,具有半衰期较长、不易产生波动、受药物影响小的优点,其诊断价值优于儿茶酚胺。多数嗜铬细胞瘤为良性,手术切除是最有效的治疗方法,手术有一定的危险性,术前需做好充分准备;[131]I-MIBG 治疗是手术切除肿瘤以外最有价值的治疗方法,主要用于恶性及手术不能切除的嗜铬细胞瘤。α 受体阻滞剂和(或)β 受体阻滞剂可用于控制嗜铬细胞瘤的血压、心动过速、心律失常和改善临床症状。

3.库欣综合征

库欣综合征即皮质醇增多症,其主要病因分为 ACTH 依赖性或非依赖性库欣综合征两大类;前者包括垂体 ACTH 瘤或 ACTH 细胞增生(即库欣病)、分泌 ACTH 的垂体外肿瘤(即异位 ACTH 综合征);后者包括自主分泌皮质醇的肾上腺腺瘤、腺癌或大结节样增生。有下述临床症状与体征的肥胖高血压患者应进行库欣综合征临床评估及确诊检查:①向心性肥胖、水牛背、锁骨上脂肪垫;满月脸、多血质;皮肤菲薄、瘀斑、宽大紫纹、肌肉萎缩。②高血压、低血钾、碱中毒。③糖耐量减退或糖尿病。④骨质疏松或病理性骨折、泌尿系结石。⑤性功能减退,男性阳痿、女性月经紊乱、多毛、不育等。⑥儿童生长、发育迟缓。⑦神经、精神症状。⑧易感染、机体抵抗力下降。

(三)肾动脉狭窄

肾动脉狭窄的根本特征是肾动脉主干或分支狭窄,导致患肾缺血,肾素-血管紧张素系统活性明显增高,引起高血压及患肾功能减退。肾动脉狭窄是引起高血压和(或)肾功能不全的重要原因之一,患病率约占高血压人群的 1%～3%。目前,动脉粥样硬化是引起我国肾动脉狭窄的最常见病因,约为 70%,其次为大动脉炎(约 25%)及纤维肌性发育不良(约 5%)。

肾动脉狭窄诊断的目的包括:

1.明确病因。

2.明确病变部位及程度。

3.血流动力学意义。

4.血管重建是否能获益:其临床线索包括:①恶性或顽固性高血压;②原来控制良好的高血压失去控制;③高血压并有腹部血管杂音;④高血压合并血管闭塞证据(冠心病、颈部血管杂音、周围血管病变);⑤无法用其他原因解释的血清肌酐升高;⑥血管紧张素转换酶抑制剂或血管紧张素 II 受体拮抗剂降压幅度非常大或诱发急性肾功能不全;⑦与左心功能不匹配的发作性肺水肿;⑧高血压并两肾大小不对称。目前有许多无创诊断方法,主要包括两方面:肾动脉狭窄的解剖诊断(多普勒超声、磁共振血管造影、计算机断层血管造影)和功能诊断(卡托普利肾图、分肾肾小球滤过率、分肾静脉肾素活性)。经动脉血管造影目前仍是诊断肾动脉狭窄的金标准。如肾动脉主干或分支直径狭窄≥50%,病变两端收缩压差≥20mmHg 或平均压差≥10mmHg,则有血流动力学的功能意义。

(四)主动脉缩窄

主动脉狭窄系少见病,包括先天性主动脉缩窄及获得性主动脉狭窄。先天性主动脉缩窄表现为主动脉的局限性狭窄或闭锁,发病部位常在主动脉峡部原动脉导管开口处附近,个别可发生于主动脉的其他位置;获得性主动脉狭窄主要包括大动脉炎、动脉粥样硬化及主动脉夹层剥离等所致的主动脉狭窄。主动脉狭窄只有位于主动脉弓、降主动脉和腹主动脉上段才会引发临床上的显性高血压,升主动脉狭窄引发的高血压临床上常规的血压测量难以发现,肾动脉开口水平远端的腹主动脉狭窄一般不会导致高血压。本病的基本病理生理改变为狭窄所致血流再分布和肾组织缺血引发的水钠潴留和 RAS 激活,结果引起左心室肥厚、心力衰竭、脑出血及其他重要脏器损害。由于主动脉狭窄远端血压明显下降和血液供应减少,可导致肾动脉灌注不足。

主动脉缩窄主要表现为上肢高血压,下肢脉弱或无脉,双下肢血压明显低于上肢(ABI<0.9),听诊狭窄血管周围有明显血管杂音。无创检查,如多普勒超声、磁共振血管造影、计算机断层血管造影可明确狭窄的部位和程度。一般认为,如果病变的直径狭窄≥50%,且病变远近端收缩压差≥20mmHg,则有血流动力学的功能意义。

(五)阻塞性睡眠呼吸暂停低通气综合征

睡眠呼吸暂停低通气综合征是指由于睡眠期间咽部肌肉塌陷,堵塞气道,反复出现呼吸暂停或口鼻气流量明显降低,临床上主要表现为睡眠打鼾、频繁发生呼吸暂停的现象,可分为阻塞性、中枢性和混合性三型,以阻塞性睡眠呼吸暂停低通气综合征(OSAHS)最为常见,约占SAHS 的 80%～90%,是顽固性高血压的重要原因之一。其诊断标准为每晚 7 小时睡眠中,呼吸暂停及低通气反复发作在 30 次以上和(或)呼吸暂停低通气指数≥5 次/小时;呼吸暂停是指口鼻气流停止 10 秒以上;低通气是指呼吸气流降低到基础值的 50%以下并伴有血氧饱和度下降超过 4%;其临床表现为:①夜间打鼾,鼾声-气流停止-喘气-鼾声交替出现,严重者可以憋醒。②睡眠行为异常,表现为夜间惊叫恐惧、呓语、夜游。③白天嗜睡、头痛、头晕、乏力,严重者可随时入睡。部分患者精神行为异常,注意力不集中、记忆力和判断力下降、痴呆等。④个性变化,烦躁、激动、焦虑;部分患者可出现性欲减退、阳痿;患者多有肥胖、短颈、鼻息肉;鼻甲、扁桃体及腭垂肥大;软腭低垂、咽腔狭窄、舌体肥大、下颌后缩及小颌畸形;OSAHS 常可引起高血压、心律失常、急性心肌梗死等多种心血管疾病。

多导睡眠监测是诊断 OSAHS 的“金标准”;呼吸暂停低通气指数(AHI)是指平均每小时呼吸暂停低通气次数,依据 AHI 和夜间 SaO_2 值,分为轻、中、重度。轻度:AHI 5～20,最低 SaO_2≥86%;中度:AHI 21～60,最低 SaO_2 80%～85%;重度:AHI＞60,最低 SaO_2＜79%。

减轻体重和生活模式改良对 OSAHS 很重要,口腔矫治器对轻中度 OSAHS 有效;中重度OSAHS 往往需用持续正压通气(CPAP);注意选择合适的降压药物;鼻、咽、腭、颌解剖异常者可考虑相应的外科手术治疗。

(六)药物性高血压

药物性高血压是常规剂量的药物本身或该药物与其他药物之间发生相互作用而引起血压升高,当血压＞140/90mmHg 时即考虑药物性高血压。主要包括:①激素类药物;②中枢神经类药物;③非类固醇类抗炎药物;④中草药类;⑤其他。原则上,一旦确诊高血压与用药有关,应该停用这类药物,换用其他药物或者采取降压药物治疗。

六、治疗

(一)治疗目标

1.标准目标

对检出的高血压患者,在非药物治疗的基础上,使用高血压诊断与治疗指南推荐的抗高血压药物,特别是那些每日 1 次使用能够控制 24 小时血压的降压药物,使血压达到治疗目标,同时,控制其他的可逆性危险因素,并对检出的亚临床靶器官损害和临床疾病进行有效干预。

2.基本目标

对检出的高血压患者,在非药物治疗的基础上,使用国家食品与药品监督管理局审核批准的任何安全有效的抗高血压药物,包括短效药物每日 2～3 次使用,使血压达到治疗目标,同时,尽可能控制其他的可逆性危险因素,并对检出的亚临床靶器官损害和临床疾病进行有效干预。

3.高血压治疗的基本原则

(1)高血压是一种以动脉血压持续升高为特征的进行性“心血管综合征”,常伴有其他危险因素、靶器官损害或临床疾患,需要进行综合干预。

(2)抗高血压治疗包括非药物治疗和药物治疗两种方法,大多数患者需长期甚至终身坚持治疗。

(3)定期测量血压;规范治疗,改善治疗依从性,尽可能实现降压达标;坚持长期、平稳、有效的控制血压。

4.治疗高血压的主要目的

最大限度地降低心脑血管并发症发生和死亡的总体危险,应在治疗高血压的同时干预所有其他的可逆性心血管危险因素(如吸烟、高胆固醇血症或糖尿病等),并适当处理同时存在的各种临床情况。危险因素越多,其程度越严重,若还兼有临床情况,则心血管病的绝对危险就越高,对这些危险因素的干预力度也应越大。

5.降压目标

心血管危险与血压之间的关系在很大范围内呈连续性,即便在<140/90mmHg 的所谓正常血压范围内也没有明显的最低危险阈值。因此,应尽可能实现降压达标。

高血压患者的降压目标:一般高血压患者,应将血压(收缩压/舒张压)降至 140/90mmHg 以下;65 岁及以上的老年人的收缩压应控制在 150mmHg 以下,如能耐受还可进一步降低;伴有慢性肾脏疾病、糖尿病或病情稳定的冠心病或脑血管病的高血压患者,治疗更宜个体化,一般可以将血压降至 130/80mmHg 以下。伴有严重肾脏疾病或糖尿病或处于急性期的冠心病或脑血管病患者,应按照相关指南进行血压管理。舒张压<60mmHg 的冠心病患者,应在密切监测血压的情况下逐渐实现降压达标。

(二)治疗策略

按低危、中危、高危及很高危分层。应全面评估患者的总体危险,并在危险分层的基础上做出治疗决策。

1.很高危患者

立即开始对高血压及并存的危险因素和临床情况进行综合治疗.。

2.高危患者

立即开始对高血压及并存的危险因素和临床情况进行药物治疗。

3.中危患者

先对患者的血压及其他危险因素进行为期数周的观察,评估靶器官损害情况,然后决定是否以及何时开始药物治疗。

4.低危患者

对患者进行较长时间的观察,反复测量血压,尽可能进行 24 小时动态血压监测,评估靶器官损害情况,然后决定是否以及何时开始药物治疗。

(三)非药物治疗

非药物治疗主要指生活方式干预,即去除不利于身体和心理健康的行为和习惯。它不仅可以预防或延迟高血压的发生,还可以降低血压,提高降压药物的疗效,从而降低心血管风险。

1.减少钠盐摄入

钠盐可显著升高血压以及高血压的发病风险,而钾盐则可对抗钠盐升高血压的作用。我国各地居民的钠盐摄入量均显著高于目前 WHO 每日应＜6g 的推荐,而钾盐摄入则严重不足。因此,所有高血压患者均应尽可能减少钠盐的摄入量,并增加食物中钾盐的摄入量。主要措施包括:①尽可能减少烹调用盐,建议使用可定量的盐勺;②减少味精、酱油等含钠盐的调味品用量;③少食或不食含钠盐量较高的各类加工食品,如咸菜、火腿、香肠以及各类炒货;④增加蔬菜和水果的摄入量;⑤肾功能良好者使用含钾的烹调用盐。

2.控制体重

超重和肥胖是导致血压升高的重要原因之一,中心型肥胖还会进一步增加高血压等心血管与代谢性疾病的风险,适当减轻体重,减少体内脂肪含量,可显著降低血压。

衡量超重和肥胖最简便和常用的生理测量指标是体质指数(BMI)[计算公式为:体重(kg)÷身高^2(m^2)]和腰围。前者通常反映全身肥胖程度,后者主要反映中心型肥胖的程度。成年人正常体质指数为 18.5～23.9kg/m^2,BMI 在 24～27.9kg/m^2 为超重,提示需要控制体重;BMI≥28kg/m^2 为肥胖,应减重。成年人正常腰围＜90/85cm(男/女),如腰围≥90/85cm(男/女),同样提示需控制体重,如腰围≥95/90cm(男/女),也应减重。

最有效的减重措施是控制能量摄入和增加体力活动。在饮食方面要遵循平衡膳食的原则,控制高热量食物(高脂肪食物、含糖饮料及酒类等)的摄入,适当控制主食(碳水化合物)用量。在运动方面,规律的、中等强度的有氧运动是控制体重的有效方法。减重的速度因人而异,通常以每周减重 0.5～1kg 为宜。对于非药物措施减重效果不理想的重度肥胖患者,应在医师指导下使用减肥药物控制体重。

3.不吸烟

吸烟是心血管病和癌症的主要危险因素之一,被动吸烟也会显著增加心血管疾病的危险。吸烟可损害血管内皮,显著增加高血压患者发生动脉粥样硬化的风险。戒烟的益处十分肯定,任何年龄戒烟均能获益。烟草依赖是一种慢性成瘾性疾病,不仅戒断困难,复发率也很高。医师应强烈建议并督促高血压患者戒烟,并鼓励患者寻求药物辅助戒烟(使用尼古丁替代品、安非他酮缓释片和伐尼克兰等),同时也应对戒烟成功者进行随访和监督,避免复吸。

4.限制饮酒

长期大量饮酒可导致血压升高,限制饮酒量则可显著降低高血压的发病风险。我国男性长期大量饮酒者较多,部分少数民族女性也有饮酒的习惯。高血压患者均应控制饮酒量。每日酒精摄入量男性不应超过 25g;女性不应超过 15g,不提倡高血压患者饮酒,如饮酒,则应少量:白酒、葡萄酒(或米酒)与啤酒的量分别少于 50mL、100mL、300mL。

5.合理膳食

膳食结构合理,摄入蛋白、脂肪、碳水化合物及植物纤维比例合理,补充维生素 B$_6$、B$_{12}$ 与叶酸,尤其应补充叶酸。

6.体育运动

一般的体力活动可增加能量消耗,对健康十分有益。定期体育锻炼可产生重要的治疗作用,可降低血压、改善糖代谢等。每天应进行适当的 30 分钟左右的体力活动;每周则应有 1 次以上的有氧体育锻炼,如步行、慢跑、骑车、游泳、做健美操、跳舞和非比赛性划船等。典型的体力活动计划包括 3 个阶段:①5～10 分钟的轻度热身活动;②20～30 分钟的耐力活动或有氧运动;③放松阶段,约5分钟,逐渐减少用力,使心脑血管系统的反应和身体产热功能逐渐稳定下来。运动的形式和运动量均应根据个人的兴趣、身体状况而定。

7.减轻精神压力,保持心理平衡

心理或精神压力引起心理应激(反应),即人体对环境中心理和生理因素的刺激做出的反应。长期、过量的心理反应,尤其是负性的心理反应会显著增加心血管风险。精神压力增加的主要原因包括过度的工作和生活压力以及病态心理,包括抑郁症、焦虑症、A型性格(一种以敌意、好胜和妒忌心理及时间紧迫感为特征的性格)、社会孤立和缺乏社会支持等。应采取各种措施,帮助患者预防和缓解精神压力以及纠正和治疗病态心理。

(四)高血压的药物治疗

1.降压的目的和平稳达标

(1)降压治疗的目的:实施降压药物治疗的目的是,通过降低血压,有效预防或延迟脑卒中、心肌梗死、心力衰竭、肾功能不全等心脑血管并发症的发生;有效控制高血压的疾病进程,预防高血压急症、亚急症等重症高血压的发生。较早进行的以舒张压(≥90mmHg)为入选标准的降压治疗试验显示,舒张压每降低5mmHg(收缩压降低10mmHg),可使脑卒中和缺血性心脏病的风险分别降低40%和14%;稍后进行的单纯收缩期高血压(收缩压≥160mmHg,舒张压＜90mmHg)降压治疗试验显示,收缩压每降低10mmHg(4mmHg),可使脑卒中和缺血性心脏病的风险分别降低30%和23%。

(2)降压达标的方式:将血压降低到目标水平(140/90mmHg以下;高风险患者130/80mmHg;老年人收缩压150mmHg),可以显著降低心脑血管并发症的风险。但在达到上述治疗目标后,进一步降低血压可能增加心血管风险。大多数高血压患者应根据病情在数周至数月内将血压逐渐降至目标水平。年轻、病程较短的高血压患者,降压速度可快一点;但老年人、病程较长或已有靶器官损害或并发症的患者,降压速度则应慢一点。

(3)降压药物治疗的时机:高危、很高危或3级高血压患者,应立即开始降压药物治疗。确诊的2级高血压患者,应考虑开始药物治疗;1级高血压患者,可在生活方式干预数周后血压仍≥140/90mmHg时,再开始降压药物治疗。

2.降压药物应用的基本原则

降压药物应用应遵循以下4项原则,即小剂量开始、优先选择长效制剂、联合用药及个体化。

(1)小剂量开始:初始治疗时通常应采用较小的有效治疗剂量,并根据需要逐步增加剂量。

(2)优先选择长效制剂:尽可能使用一天一次给药而有持续24小时降压作用的长效药物,以有效控制夜间血压与晨峰血压,更有效预防心脑血管并发症的发生。

(3)联合用药:增加降压效果又不增加不良反应,在低剂量单药治疗疗效不满意时,可以采用两种或多种降压药物联合治疗。2级以上高血压为达到目标血压常需联合治疗。对血压≥160/100mmHg或中危及以上患者,起始即可采用小剂量两种药联合治疗或用小剂量固定复方制剂。

(4)个体化:根据患者具体情况和耐受性及个人意愿或长期承受能力,选择适合的降压药物。

3.常用降压药物的种类和作用特点

常用降压药物包括钙拮抗剂(CCB)、血管紧张素转换酶抑制剂(ACEI)、血管紧张素受体阻滞剂(ARB)、利尿剂和β受体阻滞剂5类,以及由上述药物组成的固定配比复方制剂。此外,α受体阻滞剂或其他种类降压药有时亦可应用于某些高血压人群。

CCB、ACEI、ARB、利尿剂和β受体阻滞剂及其低剂量固定复方制剂,均可作为降压治疗的初始用药或长期维持用药,单药或联合治疗。

(1)钙拮抗剂:主要通过阻断血管平滑肌细胞上的钙离子通道发挥扩张血管降低血压的作用。包括二氢吡啶类钙拮抗剂和非二氢吡啶类钙拮抗剂。前者如硝苯地平、尼群地平、拉西地平、氨氯地平和非洛地平等。此类药物可与其他4类药联合应用,尤其适用于老年高血压、单纯收缩期高血压以及伴稳定型心绞痛、冠状动脉或颈动脉粥样硬化及周围血管病患者。常见不良反应包括反射性交感神经激活导致心跳加快、面部潮红、脚踝部水肿、牙龈增生等。二氢吡啶类钙拮抗剂没有绝对禁忌证,但心动过速与心力衰竭患者应慎用,如必须使用,则应慎重选择特定制剂,如氨氯地平等分子长效药物。急性冠状动脉综合征不推荐使用短效硝苯地平。

临床上常用的非二氢吡啶类钙拮抗剂主要包括维拉帕米和地尔硫草两种药物,也可用于降压治疗。常见不良反应包括抑制心脏收缩功能和传导功能,有时也会出现牙龈增生。禁用于二至三度房室传导阻滞、心力衰竭患者。在使用非二氢吡啶类钙拮抗剂前应详细询问病史,进行心电图检查,并在用药2～6周内复查。

(2)ACEI:作用机制是抑制血管紧张素转换酶,阻断肾素-血管紧张素系统发挥降压作用。常用药包括卡托普利、依那普利、贝那普利、雷米普利、培哚普利等。ACEI单用降压作用明确,对糖脂代谢无不良影响。限盐或加用利尿剂可增加ACEI的降压效应。尤其适用于伴慢性心力衰竭、心肌梗死后伴心功能不全、糖尿病肾病、非糖尿病肾病、代谢综合征、蛋白尿或微量白蛋白尿患者。最常见的不良反应为持续性干咳,多见于用药初期,症状较轻者可坚持服药,不能耐受者可改用ARB。其他不良反应有低血压、皮疹,偶见血管神经性水肿及味觉障碍。长期应用有可能导致血钾升高,应定期监测血钾和血肌酐水平。双侧肾动脉狭窄、高钾血症及孕妇禁用。

(3)ARB:作用机制是阻断血管紧张素I型受体发挥降压作用。常用药包括氯沙坦、缬沙坦、厄贝沙坦、替米沙坦等,临床试验研究显示,ARB可降低高血压患者心血管事件危险;降低糖尿病或肾病患者的蛋白尿及微量白蛋白尿。尤其适用于伴左心室肥厚、心力衰竭、心房颤动预防、糖尿病肾病、代谢综合征、微量白蛋白尿或蛋白尿患者,以及不能耐受ACEI的患者。不良反应少见,偶有腹泻,长期应用可升高血钾,应注意监测血钾及肌酐水平变化。双侧肾动脉狭窄、妊娠、高钾血症者禁用。

(4)利尿剂:通过利钠排水、降低高血容量负荷发挥降压作用。主要包括噻嗪类利尿剂、袢利尿剂、保钾利尿剂与醛固酮受体拮抗剂等几类。用于控制血压的利尿剂主要是噻嗪类利尿剂。我国常用的噻嗪类利尿剂主要是氢氯噻嗪和吲达帕胺。PATS研究证实,吲达帕胺治疗可明显减少脑卒中再发危险。小剂量噻嗪类利尿剂(如氢氯噻嗪6.25～25mg)对代谢影响很小,与其他降压药(尤其ACEI或ARB)合用可显著增加后者的降压作用。此类药物尤其适用于老年和高龄高血压、单独收缩期高血压或伴心力衰竭患者,也是难治性高血压的基础药物之一。其不良反应与剂量密切相关。噻嗪类利尿剂可引起低血钾,长期应用者应定期监测血钾,并适量补钾。痛风者禁用;对高尿酸血症、肾功能不全者慎用,后者如需使用利尿剂,应使用袢利尿剂,如呋塞米等。

保钾利尿剂如阿米洛利、醛固酮受体拮抗剂如螺内酯等有时也可用于控制血压。在利钠排水的同时不增加钾的排出,在与其他具有保钾作用的降压药如 ACEI 或 ARB 合用时需注意发生高钾血症的危险。螺内酯长期应用有可能导致男性乳房发育等不良反应。

(5)β受体阻滞剂:主要通过抑制过度激活的交感神经活性、抑制心肌收缩力、减慢心率发挥降压作用。常用药物包括美托洛尔、比索洛尔、卡维地洛和阿替洛尔等。美托洛尔、比索洛尔对 β_1 受体有较高的选择性,因此阻断 β_2 受体而产生的不良反应较少,既可降低血压,也可保护靶器官、降低心血管事件风险。β受体阻滞剂尤其适用于伴快速性心律失常、冠心病心绞痛、慢性心力衰竭、交感神经活性增高以及高动力状态的高血压患者。常见的不良反应有疲乏、肢体冷感、激动不安、胃肠不适等,还可能影响糖、脂代谢。高度心脏传导阻滞、哮喘患者为禁忌证。慢性阻塞性肺疾病、运动员、周围血管病或糖耐量异常者慎用;必要时也可慎重选用高选择性 β 受体阻滞剂。长期应用者突然停药可发生反跳现象,即原有的症状加重或出现新的表现,较常见有血压反跳性升高,伴头痛、焦虑等,称为撤药综合征。

(6)α受体阻滞剂:不作为一般高血压治疗的首选药,适用高血压伴前列腺增生患者,也用于难治性高血压患者的治疗,开始用药应在入睡前,以防直立性低血压的发生,使用中注意测量坐立位血压,最好使用控释制剂。直立性低血压者禁用。心力衰竭者慎用。

(7)肾素抑制剂:为一类新型降压药,其代表药为阿利吉仑,可显著降低高血压患者的血压水平,但对心脑血管事件的影响尚待大规模临床试验评估。

4.降压药的联合应用

(1)联合用药的意义:联合应用降压药物已成为降压治疗的基本方法。许多高血压患者为了达到目标血压水平需要应用≥2 种降压药物。

(2)联合用药的适应证:2 级高血压和(或)伴有多种危险因素、靶器官损害或临床疾患的高危人群,往往初始治疗即需要应用 2 种小剂量降压药物,如仍不能达到目标水平,可在原药基础上加量或可能需要 3 种,甚至 4 种以上降压药物联合应用。

(3)联合用药的方法:两药联合时,降压作用机制应具有互补性,因此,具有相加的降压效果,并可互相抵消或减轻不良反应。例如,在应用 ACEI 或 ARB 基础上加用小剂量噻嗪类利尿剂,降压效果可以达到甚至超过将原有的 ACEI 或 ARB 剂量翻倍的降压幅度。同样的,加用二氢吡啶类钙拮抗剂也有相似效果。

(4)联合用药方案

①ACEI 或 ARB 加噻嗪类利尿剂:利尿剂的不良反应是激活 RAAS,可造成一些不利于降低血压的负面作用。与 ACEI 或 ARB 合用则抵消此不利因素。此外,ACEI 和 ARB 由于可使血钾水平略有上升,从而能防止噻嗪类利尿剂长期应用所致的低血钾等不良反应。ARB 或 ACEI 加噻嗪类利尿剂联合治疗有协同作用,有利于改善降压效果。

②二氢吡啶类钙拮抗剂加 ACEI 或 ARB:前者具有直接扩张动脉的作用,后者通过阻断

RAAS,既扩张动脉,又扩张静脉,故两药有协同降压作用。二氢吡啶类钙拮抗剂常见的踝部水肿可被 ACEI 或 ARB 消除。CHIEF 研究表明,小剂量长效二氢吡啶类钙拮抗剂加 ARB 初始联合治疗高血压患者,可明显提高血压控制率。ACEI 或 ARB 也可部分阻断钙拮抗剂所致反射性交感神经张力增加和心率加快的不良反应。

③钙拮抗剂加噻嗪类利尿剂:我国 FEVER 研究证实,二氢吡啶类钙拮抗剂加噻嗪类利尿剂治疗可降低高血压患者脑卒中发生风险。

④二氢吡啶类钙拮抗剂(D-CCB)加 β 受体阻滞剂:前者具有的扩张血管和轻度增加心率的作用,正好抵消 β 受体阻滞剂的缩血管及减慢心率的作用。两药联合可使不良反应减轻。

临床主要推荐应用的优化联合治疗方案是:D-CCB+ARB;D-CCB+ACEI;ARB+噻嗪类利尿剂;ACEI+噻嗪类利尿剂;D-CCB+噻嗪类利尿剂;D-CCB+β 受体阻滞剂。

次要推荐使用的可接受联合治疗方案是:利尿剂+β 受体阻滞剂;α 受体阻滞剂+β 受体阻滞剂;D-CCB+保钾利尿剂;噻嗪类利尿剂+保钾利尿剂。

不常规推荐的但必要时可慎用的联合治疗方案是:ACEI+β 受体阻滞剂;ARB+β 受体阻滞剂;ACEI+ARB;中枢作用药+β 受体阻滞剂。

多种药物的合用:a.三药联合的方案:在上述各种两药联合方式中加上另一种降压药物便构成三药联合方案,其中二氢吡啶类钙拮抗剂+ACEI(或 ARB)+噻嗪类利尿剂组成的联合方案最为常用。b.四药联合的方案:主要适用于难治性高血压患者,可以在上述三药联合基础上加用第 4 种药物,如 β 受体阻滞剂、螺内酯、可乐定或 α 受体阻滞剂等。

(5)固定配比复方制剂:是常用的一组高血压联合治疗药物。通常由不同作用机制的两种小剂量降压药组成,也称为单片固定复方制剂。与分别处方的降压联合治疗相比,其优点是使用方便,可改善治疗的依从性。对 2 级或 3 级高血压或某些高危患者可作为初始治疗的药物选择之一。应用时注意其相应组成成分的禁忌证或可能的不良反应。

①传统的固定配比复方制剂包括:a.复方利血平(复方降压片);b.复方利血平氨苯蝶啶片(降压 0 号);c.珍菊降压片等。以当时常用的利血平、氢氯噻嗪、盐酸双屈嗪或可乐定为主要成分。此类复方制剂组成成分的合理性虽有争议,但仍在基层广泛使用。

②新型的固定配比复方制剂:一般由不同作用机制的两种药物组成,多数每天口服 1 次,每次 1 片,使用方便,改善依从性。目前我国上市的新型的固定配比复方制剂主要包括:ACEI+噻嗪类利尿剂;ARB+噻嗪类利尿剂;二氢吡啶类钙拮抗剂+ARB;二氢吡啶类钙拮抗剂+β 受体阻滞剂;噻嗪类利尿剂+保钾利尿剂等。

③降压药与其他心血管治疗药物组成的固定复方制剂:有二氢吡啶类钙拮抗剂+他汀、ACEI+叶酸等;此类复方制剂使用应基于患者伴发的危险因素或临床疾患,需掌握降压药和相应非降压药治疗的适应证及禁忌证。

5.危险因素的处理

(1)调脂治疗:血脂异常是动脉粥样硬化性疾病的重要危险因素,高血压伴有血脂异常显著增加心血管病危险,高血压对我国人群的致病作用明显强于其他心血管病危险因素。《中国成人血脂异常防治指南》强调了在中国人群中高血压对血脂异常患者心血管综合危险分层的重要性。

他汀类药物调脂治疗对高血压或非高血压者预防心血管事件的效果相似,均能有效降低心脑血管事件;小剂量他汀类药物用于高血压合并血脂异常患者的一级预防安全有效。他汀类药物降脂治疗对心血管疾病危险分层为中高危者可带来显著临床获益,但低危人群未见获益。

对高血压合并血脂异常的患者,应同时采取积极的降压治疗以及适度的降脂治疗。调脂治疗建议如下:首先应强调治疗性生活方式改变,当严格实施治疗性生活方式3~4个月后,血脂水平不能达到目标值,则考虑药物治疗,首选他汀类药物。血 TC 水平较低与脑出血的关系仍在争论中,需进一步研究。他汀类药物应用过程中应注意肝功能异常和肌肉疼痛等不良反应,需定期检测血常规、转氨酶(ALT 和 AST)和肌酸磷酸激酶(CK)。

(2)抗血小板治疗:阿司匹林在心脑血管疾病二级预防中的作用有大量临床研究证据支持,且已得到广泛认可,可有效降低严重心血管事件风险25%,其中非致命性心肌梗死下降1/3,非致命性脑卒中下降1/4,所有血管事件下降1/6。①高血压合并稳定型冠心病、心肌梗死、缺血性脑卒中或 TIA 史以及合并周围动脉粥样硬化疾病患者,需应用小剂量阿司匹林(100mg/d)进行二级预防;②合并血栓症急性发作,如急性冠状动脉综合征、缺血性脑卒中或TIA、闭塞性周围动脉粥样硬化症时,应按相关指南的推荐使用阿司匹林,通常在急性期可给予负荷剂量(300mg/d),而后应用小剂量(100mg/d)作为二级预防;③高血压合并房颤的高危患者宜用口服抗凝剂,如华法林,中低危患者或不能应用口服抗凝剂者,可给予阿司匹林;④高血压伴糖尿病、心血管高风险者可用小剂量阿司匹林(75~100mg/d)进行一级预防;⑤阿司匹林不能耐受者可用氯吡格雷(75mg/d)代替。

高血压患者长期应用阿司匹林应注意:①需在血压控制稳定(<150/90mmHg)后开始应用,未达良好控制的高血压患者,阿司匹林可能增加脑出血风险。②服用前应筛查有无发生消化道出血的高危因素,如消化道疾病(溃疡病及其并发症史)、65 岁以上、同时服用皮质类固醇或其他抗凝药或非甾体抗炎药等。如果有高危因素,应采取预防措施,包括筛查与治疗幽门螺杆菌感染,预防性应用质子泵抑制剂,以及采用合理联合抗栓药物的方案等。③合并活动性胃溃疡、严重肝病、出血性疾病者需慎用或停用阿司匹林。

(3)血糖控制:高血压伴糖尿病患者心血管病发生危险更高。高于正常的空腹血糖或糖化血红蛋白(HbA$_{1c}$)与心血管病发生危险增高具有相关性。治疗糖尿病的理想目标是空腹血糖≤6.1mmol/L 或 HbA$_{1c}$≤6.5%。对于老年人,尤其是独立生活的、病程长、并发症多、自我管理能力较差的糖尿病患者,血糖控制不宜过于严格,空腹血糖≤7.0mmol/L 或 HbA$_{1c}$≤7.0%,餐后血糖≤10.0mmol/L 即可。对于中青年糖尿病患者,血糖应控制在正常水平,即空腹血糖≤6.1mmol/L,餐后 2 小时血糖≤8.10mmol/L,HbA$_{1c}$≤6.5%。

(4)综合干预多种危险因素:高血压患者往往同时存在多个心血管病危险组分,包括危险因素、并存靶器官损害、伴发临床疾患。除了针对某一项危险组分进行干预外,更应强调综合干预多种危险组分。综合干预有利于全面控制心血管危险因素,有利于及早预防心血管病。高血压患者综合干预的措施是多方面的,常用的有降压、调脂、抗栓治疗。有资料提示,高同型半胱氨酸与脑卒中发生危险有关,而添加叶酸可降低脑卒中发生危险,因此,对叶酸缺乏人群,补充叶酸也是综合干预的措施之一。通过控制多种危险因素、保护靶器官、治疗已确诊的糖尿病等疾患,来达到预防心脑血管病发生的目标。

(五)特殊类型高血压

1.白大衣性高血压

指至少偶测 3 次诊所血压≥140/90mmHg,非诊所测血压至少 2 次<140/90mmHg,同时没有靶器官损害。

据估计,我国白大衣性高血压者有 4000 万人;白大衣性高血压者心室壁增厚更早,RAAS和交感神经系统活性更强,更早出现胰岛素抵抗、脂质水平升高等代谢性改变。白大衣性高血压者的不良转归与正常血压者相似。

2.隐蔽性高血压(MH)

(逆白大衣性高血压、蒙面性高血压)指诊所偶测血压<140/90mmHg,而动态血压或家庭自测白天血压≥135/85mmHg。患病率 8%~15%,男性多,约 35% 可发展为持久性高血压,并有较高的心血管危险性,我国估计有 5000 万隐蔽性高血压者。

(1)机制:机制不明,可能与下列因素有关:①与体位反射有关:日常活动中由于体位变化,反射出现直立性血压升高,常是高血压的早期表现。②与血管活性物质平衡失调有关。③与交感神经兴奋性增强有关,运动试验时血压明显升高者,常提示可能有隐蔽性高血压。24 小时动态血压监测常示日间收缩压升高更明显。④与 25-羟化维生素 D 水平呈负相关。⑤与人体必需微量元素 Ni 水平低下有关(Ni 维持心肌细胞膜结构的稳定)。⑥与不良生活方式有关(饮酒、吸烟、喝咖啡、少体力活动)。

(2)临床特点:常有较多的危险因素,如 LDL-C 升高、体重指数增大、饮酒多、吸烟多。有程度不等的心血管性肾损害(中心动脉压升高、动脉顺应性下降、发生动脉硬化、尿 β_2-MG 增高)。

(3)防治对策:注意检出(24 小时动态血压监测)、生活方式干预、有靶器官损害时按高血压治疗、给予降压药(长效 CCB、ACEI、ARB、β 受体阻滞剂)。

3.单纯夜间高血压

国际合作数据库分析示中国患病率约为 10%,欧洲为 7%,多项前瞻性人群研究示夜间高血压与靶器官损害及心血管事件关系密切。此类患者夜间血压仅轻度升高,但大动脉弹性功能显著下降。

某市高血压研究所对单纯夜间高血压者随访 3.5 年后,再次进行 24 小时血压测定,其中 1/3 仍为夜间高血压,1/3 为正常,1/3 日夜血压均高。

此类患者易漏诊,应尽量进行 24 小时动态血压监测,及早检出。针对此类患者究竟用什么药治疗,其效果如何均不清楚,国内最近正在进行多中心研究。

4.H 型高血压

指伴有血浆同型半胱氨酸升高(HCY≥10μmol/L)的原发性高血压。一般HCY<5μmol/L。

(1)病因:与人种,遗传基因、环境、生活习惯有关。如蛋氨酸摄入过多;维生素 B_6、B_{12} 与叶酸摄入过少;含硫氨基酸排泄障碍;甲状腺功能减退;遗传因素有关。同型半胱氨酸是蛋氨酸代谢过程中产生的一种含硫氨基酸,是导致血管粥样硬化的主要危险因素之一。

（2）同型半胱氨酸升高引起的病理变化：损伤血管内皮细胞；影响血管平滑肌细胞增殖；促使载脂蛋白在血管壁堆积；影响纤溶蛋白活性。高同型半胱氨酸可增加心脑血管风险。H 型高血压是卒中的双重危险因素。在中国高血压人群中的比例高达 75%。中国 40% 的卒中者伴高同型半胱氨酸血症。

（3）治疗：控制多重危险因素，预防为主。除降血压外，还必须降低同型半胱氨酸水平，补充叶酸可预防卒中。我国生产的依那普利/叶酸可用。

5.直立性高血压（体位性高血压）（OHT）

多以舒张压升高为主。指卧位时血压正常（舒张压≤90mmHg），但立位时血压升高（舒张压＞90mmHg）。患者应卧位 10 分钟和直立位 3 分钟后测血压；必要时行直立倾斜试验。在国内高血压者中占 4.2%（80 岁以上老年人患病率达8.7%），国外报道占 10%。

（1）机制：在正常人，体位改变多是卧位到立位，血液从胸内血管床转到腿部，此时心室舒张末容量减少，心搏量及心排血量降低，经压力感受器反射性兴奋交感神经系统引起周围血管收缩，阻力升高，脉压轻度降低。体位性高血压者也是类似反应，但更大。下垂静脉中的血液由于重力性充盈过度（重力血管池），使静脉回流明显减少，输出量降低，交感神经兴奋，血管阻力明显升高，引起高血压。可见于多种疾病（自主神经功能紊乱、嗜铬细胞瘤、老年高血压等）。

（2）临床体征：①伴有体位性的心动过速加剧；②立位时腿足部呈蓝色；③不能耐受利尿剂的治疗，利尿剂不但不降低血压，反而激发血压进一步升高；④严重者可伴有心悸、易疲乏、入睡快、血浆肾素活性较正常人高。

（3）治疗：主要是控制交感神经激活。药物如 α_1 受体拮抗剂或 α_2 肾上腺素受体激动剂如可乐定。其他，如锻炼身体，增加肌肉，防止下垂部位过度充盈；可服用维生素 B、谷维素、肌苷等，调节神经功能。

第二节　室性心动过速

一、概述

室性心动过速（VT）是起源于心室的快速节律。

室性心动过速的机制可能是折返性、自动激活或触发激活。绝大部分的室性心动过速见于心肌病和（或）冠心病以及伴有瘢痕或缺血的心肌。有一些少见的室性心动过速综合征，可能为良性的临床过程，可发生在心脏结构正常的患者。

二、治疗和预后

（一）急性期治疗

急性期治疗包括稳定患者，终止室速，而后行诊断性评价。如果患者短阵性室速但伴先兆晕厥、低血压或严重的呼吸困难，患者应该在适当的镇静后予直接同步电复律。一般 10～50J 同步电复律即可终止室速。一旦室速终止，恢复成窦性心律，应着手采取措施防止复发。如果因宽 QRS 波使同步困难,应予非同步电除颤。如果患者室速持续和(或)无反应,应立即按高级心脏生命支持指南进行治疗,包括心肺复苏和高能量除颤。

如果室速发作时患者能够耐受,无血流动力学障碍,可以给予药物,如静脉应用普鲁卡因胺、利多卡因、胺碘酮、索他洛尔和镁剂。如果这些药物能够有效终止室速,可以继续静脉维持。除非室速发生于急性心肌缺血或心肌梗死,否则普鲁卡因胺比利多卡因更有效。胺碘酮常需要 24～48 小时起作用,很少能快速转复单形性室速。胺碘酮可在另一种药物(如普鲁卡因胺)转复心律后用于维持窦性心律或与该药同时合用。对合并缺血性心脏病的室速,胺碘酮优于利多卡因。罕见静脉用胺碘酮引起窦性心动过缓或房室传导阻滞。静脉用胺碘酮引起低血压较少见,常发生于静脉推注较快时。尖端扭转型室速静脉用镁剂非常有效。如果室速用药后仍未能终止,应在患者适当的镇静后进行同步电复律。对于反复发作的室速,可用竞争性心室起搏的方法防止复发;无休止发作的室速,如条件许可,可行急诊导管射频消融。应当积极寻找诱发及维持室速的各种可能因素,如心肌缺血、充血性心力衰竭、低氧、电解质紊乱和(或)药物中毒等。应立即采血查全血细胞计数、电解质,包括镁、血尿素氮、肌酐、心肌标志物、血糖和毒理学筛查。必要时查动脉血气分析。随后室速患者的治疗取决于病因和有无可逆性诱因。

对于植入埋藏式心脏除颤器的患者,在心律失常开始后的 30 秒至数分钟内应给予治疗。对该仪器的程控常可获得足够的信息,明确心律失常是超速起搏引起的,还是真正的室速并对其进行了除颤;以及快速性心律失常的频率和治疗等信息。如果判断患者有室速,但没有触发 ICD 超速起搏或电转复,有几种可能:室速的心率低于设定的感知心率或心律失常被 ICD 误认为室上速。如果 ICD 不能被有经验的人员紧急程控,该患者应作为没有植入 ICD 治疗。事后该 ICD 应尽早被评价。

总之,新发的任何宽 QRS 波心动过速,特别是合并血流动力学不稳定者,均应当按照室速处理;直到被证明为非室性心动过速;同时,应避免静脉用维拉帕米或地尔硫草。这些药物可导致病情危重的患者血流动力学进一步恶化和促发室颤。任何房室结阻滞剂是绝对禁忌,除非高度怀疑是室上速。房室结阻滞剂治疗室速的后果可能是灾难性的。用治疗室速的抗心律失常药物治疗室上速则不会有危险。

(二)长期治疗

长期治疗以预防症状性室速的再发和心脏性猝死为目的,内容包括:危险分层、抗心律失常药物和(或)ICD 植入。

无症状性低危(左心室功能正常)非持续性室速(发作持续时间<30 秒)一般无须治疗。有症状性非持续性室速可选用 β 受体阻滞剂,常能有效预防复发。β 受体阻滞剂治疗无效的患者,胺碘酮、索他洛尔可能有效,但应注意药物潜在的延长 QT 间期的作用。有持续性室速和左心室功能减低病史的患者,以及有心脏骤停病史的患者可以从 ICD 植入中获益。如果 ICD 植入后室速仍反复发作,导致多次放电,可以用胺碘酮减慢室速周长,可能使 ICD 通过超速起搏来终止随后的发作。如果胺碘酮无效,可选择 β 受体阻滞剂、索他洛尔、普鲁卡因胺和美西律;但常常效果不如胺碘酮。药物无反应而血流动力学稳定的室速可进行电生理检查。通过电激动标测和三维电解剖图技术,对环路进行定位,并可行射频消融终止折返。缺血性心

脏病或扩张型心脏病患者可以有数个环路,使射频消融很难消除室速。对于复杂的复发性室速,血流动力学难以耐受的,在窦性心律时标测出瘢痕,在瘢痕之间进行线性消融,可能有效减少室速发作的频率,但多只能作为 ICD 的辅助治疗措施。

室速的类型、相关的病因和特点不同,长期治疗的方法也有所不同。

1.单形性室性心动过速

单形性室速是最常见的宽 QRS 波心动过速。通常是起源于心室的规则的持续性节律。多见于器质性心脏病,其中最常见的是冠心病;也可见于无器质性心脏病患者,称为特发性室速。其发生机制往往取决于潜在病因。

(1)冠心病:心肌梗死后持续性单形性室速常发生在急性心肌梗死后 2 周,局部瘢痕形成以后;在心肌梗死后数年,即使没有继续的心肌缺血,仍可发生室速,其发生率约为 3%。瘢痕中活的心肌组织提供了缓慢传导的区域,这是室速折返环能维持的关键。室壁瘤也可引起室速。严重左心室功能不全和广泛瘢痕形成的患者中发生持续性单形性室速的风险较高。室速还与心肌缺血、充血性心力衰竭、浸润性心肌病和高儿茶酚胺状态有关。晕厥的发生、晚电位阳性、心率变异性降低、T 波电交替、高位心室异位搏动、非持续性室速以及通过心室程序刺激可诱发出持续性室速,均可以预测临床是否会发生持续性室速。患有室速和冠心病的患者首先需要进行缺血评估,必要时行血运重建。可以行血运重建的患者,在血运重建后应评估植入 ICD 进行二级预防的必要性。在有冠心病和室速的患者中,ICD 在降低死亡率上优于胺碘酮或其他抗心律失常药物。对于反复发生室速的患者,抗心律失常药物如胺碘酮或索他洛尔和(或)射频消融可以降低发作的频率。

(2)扩张型心肌病:目前约有 60% 的扩张型心肌病患者在尸检时发现左心室有因纤维化而产生的多路径区域,后者可引起心肌内折返性室速。应除外是否合并冠心病。多数扩张型心肌病不合并冠心病的患者应当植入 ICD 而无须进一步评估,因为在这类患者中行电生理检查无价值。ICD 在延长扩张型心肌病患者生存期上也优于胺碘酮。

同时,扩张型心肌病患者中约 40% 的单形性宽 QRS 心动过速由束支折返环引起。束支折返性室速心室率常较快,频率约为 200 次/分,多数临床发作或程序刺激诱发表现为左束支传导阻滞图形的室速,仅个案报道是右束支阻滞型室速。束支折返性室速存在希氏束-浦肯野纤维系统功能异常和 HV 间期延长(从希氏束电图到最早记录到的心室激动的时间),冲动经左束支逆向传导,跨室间隔激动右束支形成折返环。尽管多数束支折返性室速患者需要植入 ICD,射频消融右束支可能预防室速的复发,减少 ICD 的放电频率,延长 ICD 的使用寿命;部分患者可以通过射频消融治愈。

总之,扩张型心肌病患者(尤其是合并室速的患者),应当使用最大耐受剂量的 β 受体阻滞剂和 ACEI。已植入 ICD 者使用胺碘酮或索他洛尔有助于控制反复发作的室速或房性心律失常。扩张型心肌病合并持续性房性心动过速,应考虑其诊断可能是心动过速诱发的心肌病。控制房性心律失常后可使左心室大小和功能恢复至正常或接近正常。

(3)肥厚型心肌病:肥厚型心肌病合并室速者需要植入 ICD。SCD 的危险因素有晕厥、非持续室速、SCD 家族史、运动时血压反应不足、心脏超声示室间隔厚度>30mm。胺碘酮不改善死亡率,但能减少室性心律失常的发作。对 ICD 经常放电者使用胺碘酮、索他洛尔或多非利特可能减少放电。尽可能使用 β 受体阻滞剂,可改善左心室的舒张功能,缓解左心室流出道梗阻,改善心肌缺血。缓解左心室流出道梗阻的治疗方法还有室间隔外科手术治疗和酒精室间隔消融术。后者最主要的并发症是非靶区心肌梗死和三度房室传导阻滞;另外,它产生的室间隔瘢痕可能成为未来快速性心律失常的病灶。双腔起搏器治疗肥厚型心肌病的确切效果尚需进一步探讨。

(4)结节病:结节病是一种病因未明的全身性疾病,以局部或各器官累及的非干酪样肉芽肿为特征,心脏受累占 $20\% \sim 27\%$。结节病可能浸润多处心肌组织,其临床特征是心力衰竭和心律失常。心律失常表现为严重的房室传导阻滞和室性心律失常,包括束支阻滞、完全性房室阻滞、室性心动过速和室颤等。心室肌的结节病可能成为异位自律性增高的兴奋点或可干扰心室的去极化和复极化。局部的瘢痕组织可引起室速的反复发作。结节病引起的室速需要使用 β 受体阻滞剂和 ICD 治疗。

(5)致心律失常型右心室心肌病(ARVD):也称为致心律失常型右心室发育不良,右心室心肌组织节段或弥散性被脂肪和纤维组织所代替。右心室游离壁多最先受累,右心室游离壁靠近心外膜的部位和中层心肌被脂肪组织替代最显著。病变可能向左心室进展,是常染色体显性遗传。ARVD 是引起心脏结构正常、伴有室速的年轻人心脏性猝死最重要的原因之一。由于心肌被纤维脂肪组织替代,正常心肌组织的连续性被破坏,使心肌除极碎裂并易于形成折返环,为室性心动过速的产生提供了解剖基础。心电图的经典表现为窦性心律时呈右束支图形,$V_1 \sim V_3$ 导联 T 波倒置,$V_1 \sim V_3$ 导联 QRS 波的终末部有切迹(ε 波)。回顾性研究资料显示,有晕厥病史、家族史、年轻、从事剧烈体育运动、电生理检查可诱发室速、药物治疗无效、右心室扩大以及左心室受累的 ARVD 患者发生心脏性猝死的风险似乎更大。QRS 离散度≥40 毫秒是 ARVD 发生心脏性猝死的强预测指标。

ARVD 引起的室速需要植入 ICD,长期使用 β 受体阻滞剂治疗对这些患者有益。由于右心室游离壁受侵害,因此 ICD 的电极导线应当置于右心室间隔,以免引起脂肪化右心室壁的心肌穿孔,以及由于此疾病进展而引起的感知和阈值的变化。考虑到心肌被替代的进展,射频消融的结果仍有争议。

(6)右心室流出道室性心动过速:是一种罕见的可为儿茶酚胺诱发的心动过速,多发生于心脏结构正常的年轻患者。心电图显示:Ⅰ 导联 QRS 波群振幅小,Ⅱ、Ⅲ、aVF 导联 R 波高大,胸导联表现类似左束支阻滞图形,电轴右偏或电轴正常(图 2-1)。

右心室流出道室速的发生机制可能是自律性增加或触发机制。此种类型的触发活动是由环磷酸腺苷的刺激所介导的,它可导致细胞内钙的增加以及钙从肌浆网中释放,钠钙交换产生一过性的内向电流及相应的延长后除极。右心室流出道室速对腺苷和 β 受体阻滞剂敏感,也是少数对维拉帕米敏感的室速,可以被心室起搏所终止和诱发。右心室流出道室速很少引起心脏性猝死,因此可以给予药物治疗。目前的抗心律失常药物几乎都可用来治疗右心室流出道室速,包括 β 受体阻滞剂、钙拮抗剂、Ⅰ 类和Ⅲ类抗心律失常药物。对于反复发作室速者,可以进行电生理检查和射频消融治疗。在电生理检查中,常需要使用异丙肾上腺素诱发和(或)维持心动过速,以利室速起源点的标测。由于现在绝大多数右心室流出道室速都可被导管消融术治愈,因此可作为首选治疗。

(7)左心室特发性室性心动过速：多见于年轻人，主要是男性，心脏结构正常，很少引起心脏性猝死。心电图显示右束支传导阻滞伴电轴左偏，QRS波一般比较窄，多在100～140毫秒之间。心室最早激动点常常在左心室心尖部或在心室左中间隔，少数位于左心室前外侧壁。标测过程中常可见到一个碎裂的电位。这类心律失常的发生机制可能包括折返机制、触发活动和自律性增高。对于左心室特发性室速的治疗，维拉帕米的有效性已众所周知；但偶尔也会遇到静脉推注维拉帕米无法终止室速的情况，多见于心动过速已持续了较长时间，并且已经产生了大量的儿茶酚胺代谢产物时，此时可考虑予普罗帕酮或胺碘酮静脉推注。此外，尽管维拉帕米治疗有效率很高，但只能由心脏电生理专家给予，因为维拉帕米禁忌用于其他类型的室速。如果患者有症状，除药物治疗外，还可考虑电生理检查，标测到激动最早起源点和碎裂电位，而后进行导管射频消融。由于射频消融可以根治左心室特发性室速，因此也可作为首选治疗方法。

(8)非持续性室性心动过速：又称短阵室速，是指持续3个或3个以上的室性搏动，频率＞100次/分，持续时间＜30秒(图2-2)。有些患者可无症状，有些患者可引起血流动力学变化。非持续性室速的症状包括心悸、呼吸困难、胸痛、头晕、晕厥前兆或晕厥。非持续性室速的治疗主要针对病因，由于可引起心脏性猝死，因此不容忽视。无症状的非持续室速患者，如没有器质性心脏病，不需要进一步评估。

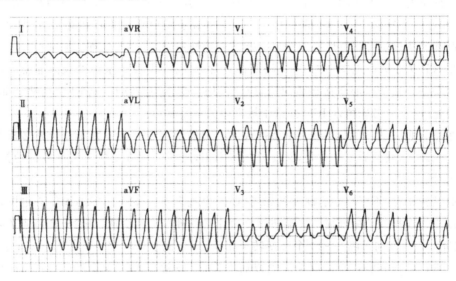

图 2-1　右心室流出道室速

胸导联呈左束支阻滞图形，而电轴右偏

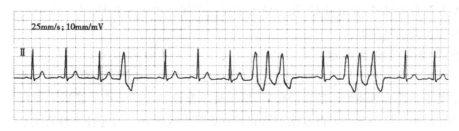

图 2-2　非持续性室性心动过速

冠心病合并非持续性室速的患者,应当评估心肌缺血的情况和是否需要进行心肌血运重建。停用任何可能导致心律失常的药物。如果没有发现可逆的室速的病因,进一步的治疗取决于 LVEF。数个研究表明,左心室功能降低的非持续性室速患者常需要 ICD 植入治疗。LVEF<40%但>35%的患者,应根据个体总的风险情况进行个体化治疗。多中心非持续性室速试验(MUSTT)和多中心自动除颤器植入试验(MADIT Ⅰ)以射血分数≤35%~40%,电生理检查可诱发室速的非持续性室速的心肌梗死后患者为研究对象,对比抗心律失常药物与 ICD 植入的治疗效果。结果显示:后者使死亡率明显下降。MADIT Ⅱ 试验研究了 EF<30%的心肌梗死后患者。此类患者的室性期前收缩成对或每分钟室性期前收缩达 10 个以上,即使不进行电生理检查,也能从 ICD 植入中获益。对于扩张型心肌病(EF<36%)合并非持续性室速的患者,非缺血性心肌病除颤器治疗评估试验(DEFINITE)的结果表明 ICD 植入有生存获益。

对于有症状的患者,可用 β 受体阻滞剂和抗心律失常药物如索他洛尔或胺碘酮进行辅助治疗。氟卡尼禁用于冠心病患者,通常仅用于心脏结构正常的患者。对于心脏结构正常的非持续性室速患者,如果有症状但不能耐受药物,用三维的电解剖系统标测来进行射频消融也是一个有效的策略。

2.多形性室性心动过速

多形性室速是指室速的波形有 2 种或 2 种以上,其临床表现不一,从无症状到反复发作的晕厥,甚至心脏性猝死。可见于器质性心脏病、非器质性心脏病和非心脏情况,如代谢紊乱、电解质紊乱和药物过量等。急性心肌缺血引起的多形性室速,应立即处理心肌缺血,纠正电解质紊乱。尽管这类患者心电图上的 QTc 间期在正常范围内,但发生室颤的风险非常高,应当在冠心病监护室内监护。心肌血运重建后,应该使用 β 受体阻滞剂和 ACEI 类药物。如果仍有多形性室速发作,应考虑植入 ICD 并给予抗心律失常药物治疗。

扩张型心肌病、肥厚型心肌病、结节病或致心律失常型右心室发育不良合并多形性室速,即使无心肌缺血,其预后也非常差,常需要植入 ICD,随后使用 β 受体阻滞剂或其他抗心律失常药物治疗。

心脏结构正常,不存在心肌缺血的患者,如果出现多形性室速应仔细评估心电图,以除外获得性或先天性长 QT 综合征。尖端扭转型室速是一种多形性室速,其心电图特点为:发作时 QRS 波群振幅和方向每隔 3~10 个心搏转至相反方向,似乎在环绕等电位线扭转;QRS 波频率 160~280 次/分;易在长-短周期序列以后发作;U 波常高大。最常见于 QT 间期延长者。应认真评价这些患者,是否存在可引起 QT 间期延长的代谢方面的问题(如低镁血症、低钾血症)或是否服用了可引起 QT 间期延长的药物(如Ⅲ类抗心律失常药物)。有心脏性猝死家族史的长 QT 综合征患者,如有症状,还应植入带有心房起搏功能的 ICD。长 QT 综合征Ⅰ型的患者应加用 β 受体阻滞剂。

3.加速性室性自主心律

加速性室性自主心律是频率在 60~110 次/分之间的室性心律(图 2-3)。加速性室性自主心律最常见于急性心肌梗死再灌注治疗后,偶尔见于其他情况。其产生是因为室性异位兴奋点的自律性增加。这个异位兴奋点比窦性起搏点更早发放冲动。加速性室性自主心律一般预后好,耐受性好,无须治疗。如果加速性室性自主心律引起血流动力学紊乱,可考虑使用抗心律失常药物。增加窦性心律的激动频率可能会消除加速性室性自主心律,因此可使用阿托品或心房起搏治疗。加速性室性自主心律并不增加室颤的风险和死亡率。

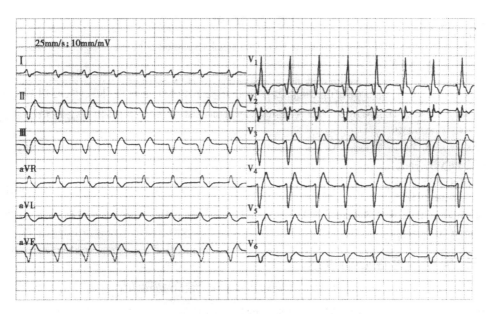

图 2-3 加速性室性自主心律

4.早发室性综合波(室性期前收缩)

室性期前收缩是提前出现的起源于心室肌的 QRS 波。二联律指正常 QRS 波和提前出现的 QRS 波交替。三联律指每两个正常的搏动后出现一个期前收缩。出现室性期前收缩的患者常无症状,有些患者可出现心悸、咽部不适或有心搏增强感,基础左心功能不全者可诱发眩晕、黑蒙或晕厥。一般需向患者讲明室性期前收缩可能是良性的,但也可能是潜在心脏疾病的提示,如冠心病、充血性心力衰竭、扩张型心肌病、肥厚型心肌病、浸润性疾病、结节病、致心律失常型右心室发育不良等。对于没有器质性心脏病的患者,偶发室性期前收缩或无明显症状,不必进行药物治疗;有症状的患者应解除患者的顾虑,纠正诱发因素,必要时可考虑使用镇静剂、β 受体阻滞剂等。对于有器质性心脏病的患者,应以病因治疗为主,如改善冠状动脉血运、改善心功能和控制高血压等;对于多形、成对、成串的复杂性室性期前收缩,可酌情选用 β 受体阻滞剂或胺碘酮等。动态心电图检测可记录室性期前收缩的负荷。室性异位搏动占记录心率的 20% 或以上的患者发生心动过速性心肌病的风险增加。对于症状持续存在,室性期前收缩频繁发作(大于记录心率的 5%),应考虑用胺碘酮或索他洛尔行药物治疗和(或)采用射频消融治疗。

第三节 室上性心动过速

室上性心动过速(SVT)是指一组快速性心律失常,其机制取决于希氏-浦肯野纤维系统以上的心房或房室结。虽然心房颤动(AF)和心房扑动(AFL)符合室上性心动过速的定义,但室上性心动过速的术语通常用于其他的快速性心律失常。这些心律失常通常是阵发性的，突然发作，常常反复发作。

一、病因

（一）房性心动过速

房性心动过速多见于器质性心脏病患者伴心房肥大、慢性阻塞性肺疾病、心肌病、心肌梗死、低血钾及洋地黄中毒等患者。少数房性心动过速是病窦综合征慢-快综合征的表现之一。特发性房性心动过速少见，常发生于儿童和青少年。

（二）心房扑动

阵发性心房扑动可发生于无器质性心脏病者。持续性心房扑动大多发生在各种器质性心脏病，其中最主要病因是风湿性心脏病（二尖瓣狭窄）与冠心病。心外病因包括甲亢、洋地黄等药物过量及酒精中毒等。

（三）房室折返性心动过速

房室折返性心动过速常发生于无器质性心脏病患者，少数可由心脏疾病或药物诱发。由房室结区（正路）和房室传导副束（旁路）组成的环路中发生连续的折返激动所致。

（四）房室结折返性心动过速

房室结折返性心动过速常发生于无器质性心脏病患者，少数可由心脏疾病或药物诱发。由房室交界区存在传导速度快慢不同的双径路形成连续的折返激动所致。

二、发病机制

（一）冲动起源异常

冲动频率的加速可发生于具有正常自律性的细胞，也可发生于原来无自律性的细胞。临床上常见于原位的自律性增高，如不恰当的窦性心动过速；异位自律性增高，如某些类型的房性心动过速。

（二）触发活动异常

多为复极过程紊乱所致的后除极电位，当后除极电位达到一定阈值，就产生一个动作电位，如多源性房性心动过速是由后除极电位异常引起等。

（三）折返机制

绝大多数的室上性心动过速的发生机制为折返。可由解剖上的折返环、功能上的折返环或两者同时存在引起折返激动。形成折返激动一般具备两个条件：①至少存在两条以上功能上或解剖上的传导途径，并在近端或远端形成闭合环；②有足够长的传导时间，使得单向传导阻滞的径路不应期得以恢复其应激性。常见的折返性心动过速有 AVNRT、AVRT、持续性交界区折返性心动过速（PJRT）及心房扑动等。

三、临床表现

(一)房性心动过速

房性心动过速根据发生机制与心电图表现的不同,可分为房内折返性心动过速(IART)、房性自律性心动过速(AAT)和房性紊乱性心动过速(CAT)三种。

1.房内折返性心动过速

常反复发作,发作时胸闷、心悸、气促,一般无严重症状和血流动力学障碍。

2.房性自律性心动过速

可短暂发作或持续数月,症状多不严重,有的患者其可持续数年为慢性持续性房速,少数可发展至心动过速性心肌病,洋地黄中毒者可致心力衰竭加重、低血压或休克。

3.房性紊乱性心动过速

发作时常诱发或加重心功能不全,易发展为心房颤动,部分患者常提示预后不良。

(二)心房扑动

心房扑动患者轻者可无明显不适或仅有心悸、心慌、乏力;严重者头晕、晕厥、心绞痛或心功能不全,少数患者可因心房内血栓形成脱落而引起脑栓塞。心室律可规则,房室 2:1 下传时,通常为 140~160 次/分;伴不规则房室传导阻滞时,心室率可较慢,且不规则;有时心室率可因房室传导比例的转变而突然自动成倍增减,按摩颈动脉窦或压迫眼球可使心室率减慢或突然减半,解除压迫后又即回复到原有心率水平,部分可听到心房收缩音。

心房扑动往往有不稳定的趋向,可恢复窦性心律或进展为心房颤动,但亦可持续数月或数年。心房扑动时心房收缩功能仍得以保存,栓塞发生率较心房颤动为低。令患者运动,应用增加交感神经张力或降低副交感神经张力的方法,均通过改善房室传导,使心房扑动的心室率明显加速。心房扑动的心室率不快者,患者无症状。心房扑动伴有极快的心室率,可诱发心绞痛与充血性心力衰竭。

(三)房室结折返性心动过速

房室结折返性心动过速多发生于没有器质性心脏病的患者,女性多于男性,频率常为140~250 次/分。患者可表现心悸、烦躁、紧张、乏力、心绞痛、心功能不全、晕厥,甚至休克等。

(四)房室折返性心动过速

房室折返性心动过速(AVRT)的发生率仅次于房室结折返性心动过速(AVNRT),约占全部室上性心动过速的 30%。患者可有心悸、心前区不适或心绞痛、眩晕,严重时可有血压降低、休克及心功能不全。

1.前传型房室折返性心动过速

AVRT 发病较早,发作时可有心悸、心前区不适或心绞痛、眩晕,严重时可有血压降低、休克及心功能不全。AVRT 发作时心率可稍快于 AVNRT,但以同一范围者居多。心律绝对规则,心音强弱均等。心动过速时由于心房扩张及抗利尿钠排泄因子分泌增多,在心动过速终止后可出现多尿。一般心率超过 160 次/分即感心悸、胸闷,超过 200 次/分时可有血压下降、头晕,甚至晕厥。

2.逆传型房室折返性心动过速

临床症状及临床经过均比前传型房室折返性心动过速要重,也较危险。发作时心率为140～250次/分,常在200次/分左右。心率在150次/分以上时即可产生明显的症状及血流动力学障碍,常并发有心绞痛、心源性休克或晕厥。严重者可导致室性心律失常,甚至猝死。

四、辅助检查

(一)心电图和心电生理检查

1.房性心动过速

(1)房内折返性心动过速:①房性 P′波,频率130～150次/分,偶可高达180次/分,较为规则;②P′波与窦性 P 波形态不同,与房内折返途径有关;③P′-R 间期≥120毫秒,发生房室阻滞时不能终止房速发作;④QRS 形态和时限多与窦性相同;⑤心电生理检查时,心动过速能被房性期前刺激诱发和终止。心动过速开始前必先经历房内传导延缓。心房激动顺序与窦性心律时不同。

(2)房性自律性心动过速:①房性 P′波,频率100～200次/分,发作初期频率渐趋稳定(温醒现象);②P′波与窦性 P 波形态不同,取决于异位兴奋灶的部位;③P′-R 间期≥120毫秒,发生房室阻滞时不能终止房速发作;④QRS 形态和时限多与窦性相同;⑤心电生理检查时,房性期前刺激不能诱发或终止房性自律性心动过速。

(3)房性紊乱性心动过速:①房性 P′波,频率100～130次/分;②有3种或3种以上形态不同的 P′波,且 P′波之间有等电位线;③P′-P′、P′-R、R-R 间距不规则,部分 P′波不能下传心室;④心电生理检查时,房性期前刺激不能诱发或终止房性紊乱性心动过速。

2.心房扑动

(1)P 波消失,代以形态、振幅、间距规则的锯齿状房扑波(F 波),F 波在 Ⅱ、Ⅲ、aVF 或 V₁ 导联最明显,频率在250～350次/分,等电位线消失。增加迷走神经张力的措施可产生短暂的房室传导阻滞而使 F 波清晰显示。

(2)QRS 波群形态正常,伴室内差异性传导、束支传导阻滞或预激综合征时,QRS 波群增宽、畸形。

(3)心室率的快慢取决于房室传导比例。传导比例以偶数多见,奇数少见。其中以2:1传导最常见。当房扑率为300次/分时,产生150次/分的心室率最具特征性。

(4)心室律规则与否,取决于房室传导比例是否恒定。不规则的心室率是由于传导比率不恒定所致。

3.房室结折返性心动过速

(1)QRS 频率100～250次/分,节律规则。

(2)QRS 波群形态与时限通常正常,但如心室率过快发生室内差异传导或窦性激动时即有束支传导阻滞时,QRS 波群可宽大畸形。

(3)可见逆行 P′波,常重叠于 QRS 波群内或位于其终末部。

(4)心电生理检查时,心动过速能被期前刺激诱发和终止,R-P′间期 60～70 毫秒,房室交界区存在双径路现象。后者表现为房室传导曲线中断,相同或相近速率(<10 毫秒)期前刺激时,出现长短两种 S-R 间期,互差>50 毫秒。

4.房室折返性心动过速

(1)QRS 频率 150～250 次/分,节律规则。

(2)QRS 波群形态与时限均正常时,为房室正路顺传型房室折返性心动过速。QRS 波群宽大畸形和有 δ 波时,为房室正路逆传型房室折返性心动过速。

(3)可见逆行 P′波,R-P′间期一般 110～115 毫秒。

(4)心电生理检查时,心动过速能被期前刺激诱发和终止,R-P′间期常 110～115 毫秒。

(二)动态心电图检查

对于频发的短阵心动过速,常规 12 导联心电图往往难以捕捉心动过速发作的情形,动态心电图有助于了解心律失常的情况并了解临床症状与心律失常的相关性。

五、诊断及鉴别诊断

(一)无心电图记录时的诊断

1.病史与体检

室上性快速性心律失常的症状取决于心室率、基础心脏疾病、发作持续时间与患者的自我感觉状况。阵发性心律失常的患者在就诊时经常无症状,阵发性心悸是重要的诊断线索。室上性心动过速见于各个年龄段,反复出现且突发突止。而窦性心动过速则是非阵发性,逐渐加速和逐渐停止。有规律的突发突止的心悸通常是由 AVRT 和 AVNRT 引起,如果刺激迷走神经可以终止常提示该折返有房室结参与。由于心房收缩适逢房室瓣关闭,导致心房压升高,心房肽分泌增多,引起多尿,则支持持续性室上性心动过速。少数患者发生晕厥。其原因为:①快速室上性心动过速的起始或突然终止时,出现较长的心脏停搏间歇;②因房颤通过旁道下传,引起过快的心室率;③伴有心脏结构异常如主动脉瓣狭窄、肥厚型心肌病或脑血管疾病。需要注意的是,持续数周到数月的室上性心动过速伴有快速心室率,可以引起心动过速介导的心肌病。

2.诊断

记录常规 12 导联心电图,可提供异常节律、预激、Q-T 间期延长、窦性心动过速、ST 段异常或基础心脏病的证据。

(1)对于频发短暂的心动过速患者,应进行 24 小时动态心电图检查。对于发作次数少(<2 次/月)的患者,采用心电事件记录仪或可携带循环记录仪。对于发作少但有血流动力学不稳定的患者,可选择埋藏式心电事件记录仪。运动试验很少用于诊断,除非心律失常明显与运动有关。

(2)有阵发性规律性心悸病史的患者,静息心电图检查出现预激,提示 AVRT。预激患者出现无规律的阵发性心悸,强烈提示心房颤动,因该类患者易发生猝死,需要进行电生理检查并进一步评估。

(3)难以确诊的心律失常,可选择食管心房起搏进行诊断和诱发快速心律失常。

(4)对于已经确诊的持续性室上性心动过速,除常规体格检查和 12 导联心电图检查外,还应做超声心动图检查等,以除外可能存在的心脏器质性疾病。

(二)窄 QRS 波心动过速的诊断

描记完整的窦性心律和心动过速时的心电图,对诊断与鉴别诊断具有重要价值,尤其是鉴别窄 QRS 波和宽 QRS 波心动过速。窄 QRS 波心动过速是体表心电图 QRS 波时限<120 毫秒的心动过速,而 QRS 波时限≥120 毫秒的心动过速称为宽 QRS 波心动过速。对于血流动力学不稳定的患者,无论窄 QRS 波心动过速还是宽 QRS 波心动过速,均需要紧急电复律,并通过除颤记录仪尽可能记录下心动过速时的心电图。对于心动过速发作时描记的心电图,应注意分析心电图 P 波与 R 波的关系,同时密切观察对腺苷和颈动脉窦按摩的反应,对于区别窄 QRS 波心动过速的类型有较大价值。

1.窄 QRS 波心动过速的鉴别程序

R-R 间期是否规则,如 R-R 间期不规则,提示心房颤动、房性心动过速或心房扑动隐匿传导或阻滞;如 R-R 间期规则,心电图上有 P 波,则观察心房率与心室率。如心房率>心室率,为房性心动过速或心房扑动;心房率<心室率,应当比较 R-P 与 P-R 间期的大小。如 R-P<P-R 且 R-P<70 毫秒,则为 AVNRT;R-P<P-R 且 R-P>70 毫秒,应为 AVRT、AVNRT 或房性心动过速;而 R-P>P-R,当属房性心动过速、PJRT 或非典型性 AVNRT。

2.窄 QRS 波心动过速对腺苷反应的诊断程序

血流动力学稳定的规则的窄 QRS 波心动过速→静脉注射腺苷 3mg(静脉注射<2秒,必要时 2 秒后 6mg 重复)→观察心率与心律变化→判定心律失常类型:①心率无改变,为注射量或速度不够或室性心动过速(分支或高位间隔起搏点);②心率逐渐减慢以后又逐渐回升,为窦性心动过速、房性心动过速(自律性)或非阵发性交界区折返性心动过速;③心动过速突然终止,为 AVNRT、AVRT、房室结折返或房性心动过速(自律性);④持续性房性心动过速伴短暂 AVB,为心房扑动或房性心动过速。

六、急性期治疗

根据病史和心电图资料,一旦诊断明确,应针对其机制及伴随的血流动力学状态采取相应的急、慢性治疗措施。宽 QRS 波心动过速不能以血流动力学状况估计心动过速类型,难以明确诊断时应按室性心动过速处理。无论是室性心动过速还是室上性心动过速,若血流动力学不稳定,最有效的处理方法是直流电复律。

(一)血流动力学稳定的窄 QRS 波心动过速急性期的处理

1.迷走神经刺激

规则的窄 QRS 波心动过速一般为室上性心动过速,迷走神经刺激可终止心动过速或影响房室传导。对于稳定规则的室上性心动过速,应当首选迷走神经刺激法。深吸气后屏气同时用力做呼气动作(Valsalva 法)或用压舌板等刺激咽喉部产生恶心感,可终止 AVNRT 或

AVRT。压迫眼球或按摩颈动脉窦现已少用。迷走神经刺激法仅在早期使用效果较好。

2.抗心律失常药物

维拉帕米和普罗帕酮终止室上性心动过速的疗效好,作为首选药物,但使用时应注意避免低血压、心动过缓。室上性心动过速终止后立即停止注射。腺苷对窦房结和房室结传导有很强的抑制作用,起效快且半衰期短,应快速推注,心动过速终止后可出现窦性停搏、AVB 等缓慢性心律失常,通常持续数十秒,一般不需特殊处理。腺苷禁用于有哮喘病史和冠心病的患者。需要强调的是:若同时使用茶碱类药物者,腺苷应增量;腺苷作用会被双嘧达莫加强,使用时相应减少剂量;合用卡马西平时,易产生 AVB;腺苷有诱发短暂心房颤动的可能(1％～15％),对预激患者有诱发心室颤动的危险。国内有应用三磷腺苷(ATP)终止室上性心动过速的报道,不良反应及注意事项与腺苷相同。地尔硫草、β 受体阻滞药静脉注射也有效。当上述治疗无效或伴有器质性心脏病,尤其是心衰时或存在上述药物的禁忌时,可使用胺碘酮、洋地黄类药物。

3.监测和记录心电图

任何治疗过程包括迷走神经刺激均要全程监测心电图,观察心动过速是否终止或评价心律变化以进一步诊断。心动过速终止而 QRS 波后无 P 波,支持 AVRT、AVNRT 的诊断。心动过速终止而在 P 波后无 QRS 波,支持房性心动过速的诊断。持续性心动过速合并 AVB,支持房性心动过速和心房扑动的诊断,可以排除 AVRT,AVNRT 的可能性也极小。

(二)血流动力学稳定的宽 QRS 波心动过速急性期的处理

1.对于无器质性心脏病、LVEF 正常者,可选用普罗帕酮、索他洛尔和普鲁卡因胺;对于有器质性心脏病、LVEF 降低者,可选用利多卡因和胺碘酮。

2.已诊断为室上性心动过速者,则按窄 QRS 波心动过速处理。

3.经旁道前传的宽 QRS 波心动过速可按室上性心动过速处理,宜选用普罗帕酮、胺碘酮,但禁用影响房室结传导的药物。

4.洋地黄过量引起的室性心动过速,主要针对洋地黄过量处理。

(三)室上性心动过速的电复律治疗

1.适应证与禁忌证

(1)适应证:药物治疗无效者;心室率过快致严重血流动力学障碍者(紧急复律)。

(2)禁忌证:洋地黄中毒或低钾血症引起者;高度或完全性 AVB;病窦综合征。

2.操作前准备

(1)知情同意:告知患者电复律的目的和必要性,告知操作的基本过程和方法,告知可能的并发症,签署电复律同意书(紧急电复律除外)。

(2)复律与监护设备:除颤器、心电图仪、心电监护仪。

(3)麻醉药物:地西泮或氯胺酮。

(4)复苏器械:简易呼吸器、面罩、气管导管、呼吸机。

(5)复苏药物:肾上腺素、异丙肾上腺素、阿托品、胺碘酮、硫酸镁、尼可刹米、洛贝林等。

3.操作要点

(1)复律时准备:术前当日禁食,术前1～2小时服少量镇静剂,术前30分钟开始高流量吸氧,患者平卧于硬板床上,建立静脉通道,描记12导联心电图以供对照。

(2)联通电源:连接电源及除颤器示波导联,打开除颤器上电源开关,观察是否正常通电与示波。

(3)设置同步状态:选择R波较高的导联进行示波观察,测试同步性能,置电复律器的"工作选择"为R波同步类型,再次检查与患者R波同步的准确性。

(4)镇静与麻醉:缓慢静脉注射(<5mg/min)地西泮0.3～0.5mg/kg(一般20～40mg)或氯胺酮0.5～1mg/kg,麻醉至睫毛反射消失为停止注射的主要指标,并结合意识蒙眬与痛觉状态。

(5)选择能量键:设置能量键至所需的能量水平,即室上性心动过速50～100J(单相或双相除颤)。

(6)安置电极板:涂上导电糊或包以数层浸过盐水的纱布,两电极板分别置于胸骨右缘第2肋间及左腋前线第5肋间,两电极板至少相隔10cm。

(7)充电:按"充电"按钮,将电极板充电至预定的复律能量。

(8)复律:按紧电极板,请周围人员"让开",按"放电"按钮,观察到患者的胸部肌肉抽动情况。

(9)判定复律成功与否:立即观察心电图检查,观察10秒左右,以判定复律是否成功。如果转为窦性心律,应当做心电图与前面对比;如果不成功,决定是否需要再次除颤并选择能量。

(10)密切观察:转复窦性心律后,密切观察患者的呼吸、血压、心率、心律变化,直至观察到患者清醒后30分钟,卧床休息至少1天。

(11)设备整理备用:除颤完毕后,关闭除颤器电源,擦拭电极板,电除颤仪放置原位。

4.注意事项

(1)患者身体不与金属物相接触,与身体相连的设备应与地面绝缘。

(2)连接心电导联的胸壁电极不影响电极板的放置。

(3)胸壁有汗液或异物时用于纱布擦净。

(4)电极板所涂导电糊要均匀或包裹电极板的生理盐水纱布应预先拧干。

(5)放电时身体站稳,适度离开木板床。

(6)电复律成功后,继续应用抗心律失常药物预防复发。

(7)电复律后,告知电复律的注意事项。

(8)熟知如何监测、发现与及时处理并发症。

第四节 心房颤动

心房颤动(AF)的特点是心房内紊乱的电活动,使心房失去有效的收缩,是最常见的心律失常,美国人口的患病率为1%。

心房颤动增加脑卒中的风险(在老年人中的发病率高达5%/年)和病死率。

一、病因

（一）房颤的急性病因

房颤可能与某些一过性的因素或急性疾病有关,如饮酒、电击、外科手术、急性心肌梗死、心肌炎、肺栓塞、电解质紊乱等。

（二）心脏器质性病变

能够引起房颤的常见心血管疾病包括高血压,特别是伴左心室肥大,冠心病,心脏瓣膜病,心力衰竭,心肌病如肥厚型心肌病、扩张型心肌病、限制型心肌病(心肌淀粉样变、血红蛋白沉着症和心内膜心肌纤维化),心肌肿瘤,缩窄性心包炎,肺心病和右心房特发性扩张,先天性心脏病,其他如无二尖瓣反流的二尖瓣脱垂、二尖瓣或主动脉瓣瓣环钙化等。

（三）其他内科情况

1.呼吸系统疾病

慢性阻塞性肺病、肺动脉高压引起右心室压增高,进而使右心房压增高,可能引起房颤。睡眠-呼吸暂停综合征可致患者缺氧及肺血流动力学改变等,也可引发房颤。

2.内分泌失调

肥胖是发生房颤的一个重要危险因素。肥胖患者往往伴有左心房增大,当减肥逆转左心房扩大后,房颤的发生风险也随之降低。甲状腺功能亢进症时,由于较多的黏多糖和透明质酸的沉积,淋巴细胞及浆细胞的浸润,导致心肌细胞炎症反应、变性、坏死及纤维化,可能是引起房颤的部分原因。由于起源于肾上腺髓质、交感神经节、旁交感神经节或其他部位的嗜铬细胞瘤,可阵发或持续地分泌大量去甲肾上腺素、肾上腺素及微量的多巴胺,从而引发心律失常(包括房颤)。

3.神经系统疾病

神经源性疾病,如蛛网膜下隙出血和较严重的非出血性脑卒中也可引起房颤。其具体机制尚不清楚,可能系通过交感神经或副交感神经的激活影响心房肌所致。

4.孤立性房颤

有30%～45%的阵发性房颤和20%～25%的持续性房颤发生在没有明确基础疾病的患者,以年轻人多见。老年人虽然心脏结构与功能尚正常,但老年性心肌纤维化、心肌僵硬度增高,可能与房颤的发生有关。严重的病毒、细菌等感染可造成心房肌细胞组织的炎症反应、坏死及纤维化或许是房颤发生的潜在病理基础。

5.家族性房颤

家族中发生的孤立性房颤,其实际发生率高于以前认识。房颤父母的后代发生房颤的可能性较大,说明房颤具有家族易感性。染色体上某些特异性位点与某些家族性房颤有一定关系,说明房颤的发生与基因突变有关。

6.自主神经

根据发生机制的不同将其分为迷走神经介导的房颤在男性中多见,多发生于夜间或餐后,常无器质性心脏病。交感神经介导的房颤多见于白昼,常由运动、情绪激动和静脉滴注异丙肾上腺素等诱发。

二、发病机制

(一)经典学说

房颤的发生机制目前尚未完全阐明,有众多的假设和学说,较为经典的学说包括多发子波折返、自旋波折返和局灶激动学说。

1.多发子波折返

该学说认为,房颤时心房内存在多个折返形成的子波,这些子波是不固定的,而且相互间不停地碰撞、消失、融合,新的子波不断形成。维持子波折返需要一定数量的心肌组织,并受到心肌细胞有效不应期和心肌传导速度的影响。

2.自旋波折返

自旋波的产生与波裂现象有关。心脏通常被点兴奋源产生的环形波或线性兴奋源产生的平面波所控制。兴奋波的去极化波阵面之后紧随着复极化带。平面波和环形波的波阵面上所有点向前扩散的速度相对恒定,波阵面不可能与复极化带的波尾相遇。然而,如果心肌兴奋性恢复不一致,波阵面与复极化波尾可能在某一特定点遭遇而发生波裂。波裂形成时,波阵面曲率达到最大程度,以致兴奋波被迫开始围绕某一区域旋转,形成自旋波核心或转子。自旋波折返的显著特点是其核心为未被兴奋的可兴奋心肌。自旋波的主旨是貌似随机无序的电活动,实质上是某一确定机制所决定的有序活动。

3.局灶驱动

局灶快速激动的机制可能是自律性增强,也可能是触发活动或折返。激动以驱动灶为中心向四周放射状传导,但周围组织不能产生与驱动灶 1∶1 的传导,而是颤动样传导。

(二)心房基质与房颤

房颤的发生和维持有两个要素,即具有产生与维持房颤的基质和触发房颤的因素。心房基质在房颤尤其是慢性房颤的维持方面有着重要的作用。房颤基质的形成,除了与原有心房组织病变及结构重构和电重构有关外,也与心房独特的组织结构有关。心房组织的结构性原因(如纤维化)和功能性原因(不应期离散和复极不均一性)导致心房内多条折返径路存在,当心肌病变时,各向异性传导更为突出,易于形成微折返而引起房颤。心房增大、心房纤维化引起的心房肌的非均一性和各向异性增加及心房电重构等因素,造成心房不应期缩短、不应期频率适应性降低、心房兴奋波的波长缩短等,都使房颤发生和持续的可能性增大。

(三)入心静脉与房颤

心房及肺静脉内的异位兴奋灶发放的快速冲动可以导致房颤的发生,而消融这些兴奋灶可使房颤得到根治,证实了异位兴奋灶是房颤发生的原因。与房颤有关的入心静脉主要包括肺静脉、上腔静脉、冠状静脉、Marshall 静脉(韧带)等。心肌组织延伸至肺静脉开口内 1～3cm,在开口部位的厚度为 1.0～1.5cm,离开口越远,厚度越小。左心房与肺静脉间的电连接是不连续的,存在数量不等的电突破点,可通过局灶触发机制和局灶驱动机制发动和维持房颤,而且房颤本身所引起的肺静脉及心房电重构在房颤的维持中也起着重要作用。

(四)自主神经与心房颤动

心房肌的电生理特性不同程度地受自主神经的调节,根据发生机制的不同将其分为迷走神经和交感神经介导的两类房颤。迷走神经介导的房颤与迷走神经张力增高导致激动的传导速度减慢、心房不应期缩短,使兴奋波的波长变短及增大心房不应期的离散度电生理特性的变化有关。交感神经介导的房颤可能是由于交感神经活性增高,使局部自律性增高和容易产生触发激动,并缩短动作电位时程易在房内形成微折返而引起房颤。在器质性心脏病患者中,心脏生理性的迷走神经优势逐渐丧失,交感神经介导的房颤变得更为常见。

(五)体液因子与房颤

房颤的发生和持续与炎症的激活反应相关。炎症标记 C 反应蛋白(CRP)和 IL-6 在房颤中升高,并且与房颤的长期维持、心脏复律的成败及血栓形成有关。CRP 也能特异性地与磷脂酰胆碱相结合,抑制肌浆网 Na^+-Ca^{2+} 交换,影响膜的功能,导致心律失常。房颤患者的肾素-血管紧张素系统(RAS)活性增高,导致心肌间质纤维化、肌原纤维溶解和细胞凋亡等变化,在心房结构重构中也起到了重要作用。血管紧张素 II(Ang II)可促使炎症反应发生,相反炎症反应也可作为刺激物增加 Ang II 的产生。心房脑钠肽(BNP)及热休克蛋白等也与房颤的发生和维持密切相关。

(六)遗传机制与房颤

房颤具有遗传学基础。父母若患有房颤会显著增加子代的发病风险,双亲至少 1 人患有房颤时子代房颤发生的危险增加了 85%。

三、临床表现

(一)症状

1.心悸、胸闷、运动耐量下降是最常见的临床症状。器质性心脏病发生房颤的症状较重,当心室率>150 次/分时,还可诱发冠心病患者的心绞痛、二尖瓣狭窄患者发生急性肺水肿、心功能受损患者发生急性心衰。

2.房颤引起心房功能的丧失,每搏心排量下降≥25%,心脏结构和功能正常者此影响不明显。已有心功能受损,如心室肥厚和扩张、心脏瓣膜病变和陈旧性心肌梗死等患者的影响甚为明显,常常是诱发和加重心衰及死亡的主要原因。

3.房颤引起的心脏停搏可导致脑供血不足而发生黑蒙、晕厥。持续性房颤常伴有心室停搏,多在夜间发生,与迷走神经张力改变或使用抑制房室传导的药物有关,如果清醒状态下出现≥3 秒的心室停搏,可能是房室传导阻滞所致,多伴有明显的症状。

4.房颤并发左心房附壁血栓易引起动脉栓塞,其中脑栓塞最常见,是致残和致死的重要原因。房颤持续>48 小时即可发生左心房附壁血栓。持续性房颤恢复窦性心律后左心房的功能需>4 周才能恢复,在此期间仍有形成左心房附壁血栓和引起栓塞的可能。

（二）体征

房颤发作时听诊第一心音强度变化不定,心律极不规整,具有一定的特征性,但房颤的听诊特点也可见于频发多源房性期前收缩。当心室率过快时,心室搏动减弱以致未能开启主动脉瓣或因动脉血压波太小,未能传导至外周动脉而表现为脉搏短绌。

使用抗心律失常药物治疗过程中,心室律突然由不规则变为规则应考虑以下临床情况:①恢复窦性心律,尤其是急性房颤患者;②演变为房性心动过速或心房扑动 2:1 或 4:1 下传;③发生完全性房室传导阻滞(AVB)或非阵发性交界性心动过速。此时如果服用了洋地黄药物,应考虑有洋地黄中毒的可能。

（三）并发症

1.房颤与脑卒中

脑栓塞是房颤引起的主要栓塞事件,同时也是房颤患者致残率最高的并发症。伴随房颤的脑卒中,大多由于左心房的血栓脱落引起脑动脉栓塞所致。脑栓塞的危险与基础心脏病的存在与性质有关,风湿性瓣膜病和人工瓣膜置换术后的患者有较高的危险。

2.房颤与心力衰竭

由于两者有共同的危险因素和复杂的内在关系常同时存在,相互促进,互为因果。房颤发生率与心力衰竭的严重程度呈正相关。房颤可引起或加重原有的心衰,反之亦然。心力衰竭患者中房颤发生率升高,并使心功能恶化。

3.房颤与心肌缺血

房颤可使冠心病患者的缺血加重。

4.房颤与心肌病

大多发生在心功能障碍和心室率持续性增快的患者。最显著的特点是具有可逆性,即一旦心动过速得以控制,原来扩大的心脏和心功能可部分或完全恢复正常。

四、辅助检查

（一）心电图检查

1.P 波消失,代之以形态、振幅、间距绝对不规则的房颤波(f 波),频率为 350～600 次/分,以 V_1 导联最为明显。

2.QRS 波群通常形态正常,但振幅并不一致;伴室内差异性传导、束支传导阻滞或预激综合征时,QRS 波群增宽、畸形。

3.心室律绝对不规则。未接受药物治疗、房室传导正常者,心室率通常为 100～160 次/分。宽 QRS 波群伴极快速的心室率(>200 次/分)提示存在房室旁道。儿茶酚胺类药物、运动、发热、甲亢等均可缩短房室结不应期,使心室率加速;相反,洋地黄延长房室不应期,减慢心室率。

4.动态心电图有助于发现短阵房颤,常并存室性期前收缩、短阵房性心动过速、阵发性心房扑动。持续性房颤常常白天心室率较快,夜间心室率较慢或有心室停搏,多与迷走神经张力改变或与使用抑制房室传导的药物有关。

(二)超声心动图检查

1.经胸超声心动图检查可发现并存的心脏结构和功能异常,可确定左心房的大小、是否有附壁血栓等,对房颤的远期预后评估、脑卒中的危险度判断、指导复律治疗和疗效评估具有重要价值。

2.经食管超声心动图检查更准确测定左心房的大小、血流状态,提高左心房内血栓的检出率。

(三)运动试验

怀疑心肌缺血的患者,在应用Ⅰc类抗心律失常药物前应接受运动试验检查。运动试验还可评估持续或永久性房颤患者在活动时的心室率控制情况。

(四)多排CT心房成像

可进一步明确左心房的大小、容积、与肺静脉的解剖关系以及发现左心房血栓等,更好地指导房颤消融治疗。

(五)甲状腺功能检查

1.无器质性心脏病的年轻患者,尤其是房颤、快心室率、药物不易控制者,应疑及甲状腺功能异常。

2.老年甲状腺功能亢进症的患者,其代谢异常的表现可能不明显,部分患者房颤是重要的临床表现。

五、诊断及鉴别诊断

(一)诊断

根据临床表现、体格检查和心电图检查特点可以明确诊断。部分阵发性房颤,因发作次数少或持续时间短暂,临床难以确诊时,可考虑多次动态心电图检查或使用心电事件记录仪,以获取症状相关的心电变化协助诊断。已确诊的房颤患者,应进一步明确房颤的病因和诱因、房颤的类型、房颤血栓栓塞的风险或高危因素、心功能的状态及并存的器质性心脏病。

在房颤的临床评估中要重视以下事项:①评价房颤的类型和持续时间,更合理地制订治疗策略和治疗方法;②评价房颤脑卒中的高危因素,确定和实施有效的抗栓治疗方法;③评价房颤对生存率的影响,明确恢复窦性心律是最理想的治疗效果。

(二)鉴别诊断

1.阵发性房颤应与其他不规则的心律失常鉴别

如频发期前收缩、室上性心动过速或房扑伴有不规则房室传导阻滞等。心电图检查可以做出诊断。阵发性房颤伴完全性束支传导阻滞或预激综合征时,心电图表现酷似室性心动过速。仔细辨认房颤波,以及R-R间距的明显不规则性,有利于确诊房颤。

2.阵发性房颤伴频率依赖性心室内传导改变与室性异位搏动的鉴别

个别QRS波群畸形有时难以做出鉴别。

(1)下列各点有利于室性异位搏动的诊断:①畸形的QRS波群与前一次心搏有固定配对

间距,其后且有较长间歇。②V$_1$单相或双相型 QRS(非 RSR'型)波群,V5QS 或 RS 型 QRS 波群。

(2)下列各点有利于频率依赖性心室内传导改变的诊断:①心室率偏快,畸形的 QRS 波群与前一次(此处合并了单元格)心搏无固定间距,大多为一个较长的 R-R 间距后第一个提早的 QRS 波群,其后无长间歇。②V$_1$ 呈 RSR'型 QRS 波群,V$_6$ 中有小 Q 波。③同一导联上可见不同程度的 QRS 波群增宽。

六、治疗

(一)房颤治疗策略及其选择

1.节律控制策略

节律控制策略是目前房颤首要的治疗策略。

(1)优点:①减轻或消除房颤所致的临床症状;②消除心房和心室不规则的舒缩导致的血流动力学变化;③降低栓塞和心力衰竭等主要并发症;④减轻和消除心房重构;⑤不需要长期抗凝和监测。

(2)缺点:①需要长期应用抗心律失常药物并需要长期随访;②动态心电图检查仍可检测到阵发性房颤。有一定的复发率。

2.心室率控制策略

临床研究表明,节律控制与心室率控制在预后方面具有同样的效果。因此,对于复律有禁忌、复律后易复发,以及药物出现严重不良反应等患者,可采取控制心室率的治疗策略。

(1)优点:①安全有效,患者易于接受;②无须使用维持窦性心律的抗心律失常药物,避免了不良反应。

(2)缺点:①房颤可能由阵发性、持续性最终变为持久性房颤;②心房重构持续存在并加重;③需要长期抗凝治疗和频繁临床检测;④少数心室率难以控制,即使心率控制后,也会因心律不规则而常出现临床症状。

3.房颤治疗策略的选择

一系列临床试验的结果显示,节律控制和心室率控制两种治疗策略对房颤患者的病死率和脑卒中的影响并无差别,主要原因可能为抗心律失常药物的不良反应抵消了节律控制中维持窦性心律给患者带来的益处。但对于相对年轻、房颤症状较重而不伴有器质性心脏病的患者,如孤立性房颤患者,节律控制仍是首选的治疗策略。对房颤症状较轻、合并有器质性心脏病的老年患者,心室率控制是一种合理的可供选择的治疗策略。对房颤病史不超过 1 年的患者,选择节律控制多于心室率控制。与选择心室率控制比较,选择节律控制者年龄较轻,静息时心率较慢,症状明显且频繁发作,大多为近期诊断的房颤或阵发性房颤,而选择心室率控制者多为持续性房颤并伴有心力衰竭或心脏瓣膜病。对房颤持续时间较短,但超过 48 小时者,经短时间抗凝后可转复心律。对房颤持续时间较长,已超过数周的患者,近期治疗的目的可选择控制心室率+抗凝治疗,待充分抗凝后可转复心律。如果心室率控制不能充分消除症状,转复和维持窦性心律应成为长期治疗的目标。

（二）转复房颤为窦性心律

房颤持续时间的长短是能否自行转复窦性心律的最重要因素，持续时间愈长，转复的机会愈小。药物或电击都可实现心律转复。但伴有潜在病因的患者，如甲状腺功能亢进、感染、电解质紊乱等，在病因未纠正前，一律不予复律。目前治疗多推荐在初发48小时内的房颤应用药物转复，时间更长的则采用电复律。对于房颤伴较快心室率、症状重、血流动力学不稳定的患者，包括伴有经房室旁路前传的房颤患者，则应尽早或紧急电复律。房颤复律期间应进行抗凝治疗。

1.药物转复房颤

对不需要紧急复律的患者可药物复律，但转复的成功率低于电复律。药物复律和电复律均存在血栓栓塞的危险，目前尚无临床研究对比其安全性。如若复律，均要根据房颤持续时间而采取抗凝治疗，作为复律前的准备，并注意抗心律失常药物对口服抗凝药的影响。

抗心律失常药物偶可导致严重室性心律失常，甚至危及生命，对合并心脏明显扩大、心衰及电解质紊乱的患者应特别警惕。急性期房颤复律的药物主要有氟卡尼、普罗帕酮、胺碘酮、伊布特利与维纳卡兰等。《2012年ESC更新房颤治疗指南》推荐，对于房颤优选药物复律患者，在无或仅有轻微结构性心脏病的情况下，院外使用随身携带的普罗帕酮、氟卡尼高剂量口服，院内静脉注射氟卡尼、普罗帕酮、伊布特利或维纳卡兰，无效时静脉注射胺碘酮；对于中度器质性心脏病患者，首选伊布利特、维纳卡兰静脉注射，无效时静脉注射胺碘酮；严重器质性心脏病患者静脉注射胺碘酮。

2.体外直流电复律

对于持续性房颤伴有心肌缺血、症状性低血压、心绞痛或心衰加重患者，常作为一线治疗。房颤伴预激综合征患者心室率过快且血流动力学不稳定时，建议立即进行同步直流电复律。

电复律前要了解窦房结功能状况或房室传导情况，如果疑有房室传导阻滞（AVB）或窦房结功能低下，电复律前应有预防性心室起搏的准备。房颤患者经适当的准备和抗凝治疗，电复律的并发症较少。

对已有左心室功能受损者要格外谨慎，可能诱发肺水肿。对于反复发作的持续性房颤，约25%的患者电复律不能成功或复律成功后窦性心律仅能维持数个心动周期或数分钟后又转为房颤，另有25%的患者电复律成功后2周内复发。若电复律失败，可在应用抗心律失常药物后再次体外电复律，必要时考虑心内电复律。有研究表明，胺碘酮可提高电复律的成功率，电复律后房颤复发的比例也降低。给予地尔硫草、氟卡尼、普鲁卡因胺、普罗帕酮和维拉帕米，对于提高电复律的成功率和电复律成功后预防房颤复发的作用不明确。有研究提示，在电复律前28天给予胺碘酮和索他洛尔，两者对房颤自发复律和电复律的成功率相同。对房颤电复律失败或早期复发的病例，推荐在择期电复律前给予胺碘酮或索他洛尔。对房颤持续时间≥48小时或持续时间不明的患者，在电复律前后均应常规使用华法林抗凝治疗。

3.心内直流电复律

采用2个大表面积电极导管分别置于右心房（负极）和冠状静脉窦或左肺静脉（正极），采用低能量心内电击复律（<20J）。心内直流电复律转复房颤的效果明显优于体外直流电复律，

同时可用于电生理检查或导管消融过程中的房颤、体外循环心脏手术时的房颤、胸壁阻力大（如肥胖），以及合并严重肺部疾病的患者。

4.置入型心房除颤器

尽管置入型心房除颤器对阵发性房颤、新近发生的房颤或慢性房颤患者都有较好的疗效，能减少房颤负荷和住院次数，但由于该技术为创伤性的治疗方法、费用昂贵，且不能预防复发，故不推荐常规使用。目前置入型心房除颤器仅适用于需同时置入心室转复除颤器的患者，如果仅为治疗房颤拟置入心房除颤器的患，者应考虑导管消融。

（三）节律控制

无论阵发性还是持续性房颤，复律成功后大多数会复发。房颤复发的危险因素包括高龄、心力衰竭、高血压、糖尿病、左心房扩大及左心室功能障碍等。控制并干预危险因素，有助于预防房颤的复发。节律控制的主要目的在于消除房颤的相关症状，对于无明显症状患者通常不需要抗心律失常药物。但是不少患者仍需要长期服用抗心律失常药物以预防房颤复发，因此更应重视长期使用抗心律失常药物的安全性。约80%的房颤患者合并基础心脏疾病，而不少抗心律失常药物可导致心力衰竭恶化或有致心律失常作用，同时长期应用可能发生较多的心脏外不良反应，患者难以耐受。如果抗心律失常药物治疗不能改善症状或引起不良反应，则不宜应用。对于房颤复发的频率降低，每次复发时房颤持续的时间缩短或症状减轻，由不能耐受变为可以耐受，都应视为已基本达到治疗目的。

（四）控制房颤心室率

对于房颤急性发作时，最初的治疗目标是保持血流动力学稳定。伴有快心室率的房颤，如无心绞痛、低血压等情况，控制心室率即可。

用于控制房颤心室率的药物包括β受体阻滞药、非二氢吡啶类钙拮抗药（维拉帕米和地尔硫草）以及洋地黄类药物。它们作用于房室结，延长房室结不应期，增加隐匿传导。近年来，趋向于选择β受体阻滞药和钙通道拮抗药作为控制心室率的首选药物。地高辛对运动或应激时的快心室率无效，仅在房颤合并心衰时作为一线治疗，不伴心衰时不宜作为首选药。房颤急性发作时，如无旁道下传，静脉应用β受体阻滞药或钙通道拮抗药可以减慢心室对房颤的反应，但在低血压和心力衰竭时应注意。房颤的心室率控制标准为静息状态时60～80/分钟，日常中度体力活动90～115/分钟，24小时心电监护平均心率<100/分钟，心率不能高于依据年龄预测的最高值的110%。多数患者使用一种β受体阻滞药或钙通道拮抗药可奏效，部分患者需联合应用地高辛。对合并预激综合征的房颤患者，上述减慢房室结传导的药物（钙通道拮抗药、洋地黄和β受体阻滞药等）应属禁忌，因为抑制房室结前传会促使房颤冲动经房室旁路前传，从而导致极快的心室率，诱发室速或室颤，甚至猝死。

如果患者抗心律失常药物和负性变时药物不能有效控制房颤的快速心室率，出现快室率相关的症状，那么消融房室结并植入永久性起搏器是改善房颤患者症状非常有效的办法。如果在适当药物治疗下心室率仍过快并产生心动过速介导的心室收缩功能下降，则房室结消融是最有效的办法。

（五）房颤的抗栓治疗

无论是阵发性房颤还是慢性房颤患者均需抗栓治疗，除非是孤立性房颤或存在抗栓治疗的禁忌证。

1.华法林应用指征

（1）脑卒中中等危险因素：年龄≥75岁，心功能不全和（或）充血性心力衰竭（左心室射血分数≤35%或短轴缩短率<25%）、高血压或糖尿病。

（2）脑卒中高危险因素：既往有脑卒中史、短暂脑缺血发作、体循环栓塞史、二尖瓣狭窄和瓣膜术后。

具有卒中高危因素或具有≥2项以上中等危险因素的房颤患者推荐华法林治疗。

2.抗栓的强度

华法林的抗凝强度需维持国际标准化比值（INR）于2.0～3.0，如果INR在2.0～3.0，仍有血栓栓塞事件发生，则考虑左心耳封堵术。对于年龄≥75岁或具有其他中危因素的患者，如果考虑出血的风险INR维持于1.6～2.5亦可。

3.房颤复律前后的抗凝治疗

（1）房颤持续时间未知或房颤持续时间≥48小时，如需要电复律，复律前口服维生素K抗凝药（INR 2.0～3.0）至少3周，因复律后心房顿抑则至少抗凝4周；若复律失败或血栓形成高风险患者，应长期抗凝治疗。

（2）明确复律前房颤持续<48小时，复律前使用普通肝素或低分子肝素。普通肝素的使用方法为70U/kg静脉注射，之后以15U/（kg·h）静脉滴注或使用固定剂量5000U静脉注射，继以1000U/h静脉滴注。无血栓形成风险的患者，复律后不需要使用抗凝治疗；血栓风险高的患者，复律后长期使用维生素K抗凝药（INR 2.0～3.0）。INR达标前，普通肝素或低分子肝素与维生素K拮抗药应当重叠使用。

（3）明确复律前房颤持续时间≥48小时或持续时间不明的患者，若无急性复律指征，应在抗凝治疗3周后考虑择期复律。也可行食管超声检查，明确无左心房血栓后，在使用肝素或低分子肝素抗凝的前提下提前复律。如果伴有心绞痛、心肌梗死、低血压、心力衰竭恶化、肺水肿与休克等，需要立即电复律。复律前应当使用普通肝素或低分子肝素，复律后普通肝素或低分子肝素与口服维生素K抗凝药重叠使用，直至INR达到2.0后停用肝素类。此后究竟是长期抗凝还是抗凝4周，取决于血栓风险的高低。

（4）复律前尤其是房颤持续时间≥48小时时，评价心房内有无血栓形成，可经食管超声心动图检查。对于存在左心房血栓者，应当更加有效地抗凝治疗，以预防血栓栓塞事件的发生。

4.抗凝的特殊情况

（1）伴冠心病的房颤患者进行介入治疗前为减少穿刺出血的风险可停用华法林，并于术后恢复应用，推荐华法林与氯吡格雷合用，在华法林起效前可短期联合应用阿司匹林。9～12个月后若无冠脉事件可单独应用华法林。

（2）在有出血风险的手术操作前需停用华法林的，停用时间<1周的患者不需应用肝素替代。但是，机械瓣置换术后、血栓栓塞高危或停用华法林>1周的患者需应用普通肝素或低分子肝素替代治疗。

（3）急性卒中的房颤患者病死率和病残率均较高。在开始抗凝治疗前应行头颅 CT 或 MRI 除外脑出血的可能。如无出血征象，可在 3～4 周后开始抗血栓治疗。如有出血征象则不予抗凝治疗。如脑梗死面积较大，抗凝治疗开始的时间应进一步延迟。在短暂性脑缺血的患者，头颅 CT 或 MRI 除外新发脑梗死和脑出血后，应尽早给予华法林抗凝治疗。

（六）房颤导管消融

房颤导管消融治疗的主要临床受益是改善心悸、乏力、心脏指数等与心律失常相关的临床症状，提高患者的生活质量。结合近年来房颤消融治疗的临床试验，国内对导管消融治疗房颤提出以下建议：①对于症状明显的阵发性房颤，导管消融可以作为一线治疗；②对于病史较短、药物治疗无效、无明显器质性心脏病的有症状持续性房颤，导管消融在有选择的患者中可以作为一线治疗；③对于存在心力衰竭和（或）LVEF 降低的症状性房颤患者，导管消融在选择性的患者中可以作为一线治疗；④对于病史较长、不伴有明显器质性心脏病的有症状持久性房颤，导管消融可以作为维持窦性心律或预防复发的可选方案。

对于经导管消融房颤，目前主要强调了房颤患者的症状性和有无器质性心脏病，对于无明显症状的房颤患者，尚缺乏相关的临床研究资料。对于个体患者而言，是否行导管消融，还要考虑房颤的类型、左心房的大小、房颤病史、合并心血管病的严重程度、替代治疗（心室率控制）效果及不良反应、导管消融者及所在中心的经验、患者的风险/获益比、房颤成功转复和维持窦性心律的影响因素，患者的意愿等。影响导管消融成功的患者因素有年龄、左心房的大小、房颤的持续时间、二尖瓣反流及程度等。对于有二尖瓣反流和器质性心脏病而未完全纠正者，导管消融治疗后房颤复发率高。在高龄患者，心肌穿孔和心包压塞的并发症增多，可致成功率降低。导管消融的禁忌证少，仅左心房和左心耳血栓是绝对禁忌证。

（七）房颤的其他治疗方法

1.房颤的起搏治疗

有房颤病史且因心动过缓需置入起搏器的患者，应选择生理性起搏器（双腔或心房）而非心室单腔起搏器。对于房室传导正常，但需要置入双腔起搏器的患者，应尽量延长房室延迟以减少心室起搏的成分，将起搏器设置为非心房跟踪模式（如 DDIR）或置入有减少心室起搏程序的起搏器。不建议将房颤作为永久性起搏的指征。对无心动过缓、不需置入起搏器的患者不应考虑用起搏的方法预防房颤。

2.房颤的外科治疗

房颤外科治疗的主要适应证包括行其他心脏手术的症状性房颤，行其他心脏手术时经过选择的消融风险较低的无症状房颤。专门为治疗房颤而进行的外科手术仅限于症状性房颤而患者愿意接受外科手术、导管消融失败或不具有导管消融的指征。

3.房颤的微创外科治疗

目前，全球范围内报道的微创消融技术包括 Wolf-Maze 消融手术、机器人辅助的冲洗式射频消融手术、微波消融手术、高密度聚焦超声消融手术、激光消融手术等。目前外科微创治疗房颤的适应证：①阵发性和孤立性房颤；②导管消融后房颤复发；③对抗心律失常药物治无效或不能耐受药物治疗,愿意接受外科手术治疗者;④存在血栓栓塞;⑤既往有血栓栓塞史,如脑卒中或短暂性脑缺血(TIA)发作;⑥LVEF>30%;⑦存在对华法林、阿司匹林等抗凝、抗血小板药物治疗的禁忌证。

4.左心耳封堵术和闭合术

对于房颤血栓栓塞高危而长期口服华法林抗凝禁忌的患者,可采用左心耳封堵术预防栓塞的发生。左心耳封堵术后需要终身服用阿司匹林治疗,而阿司匹林增加了出血风险,临床选用时应当权衡利弊。

(八)特殊情况下房颤的治疗

1.急性心肌梗死时房颤的处理

急性心肌梗死时若存在血流动力学障碍、难治性缺血、药物无法控制心室率者采用直流电复律;如果患者无心力衰竭、气管痉挛、房室传导阻滞可应用β受体阻滞药或非二氢吡啶类钙通道阻滞药控制心室率,如果合并心力衰竭首选应用胺碘酮控制心室率,必要时可有选择地应用洋地黄控制心室率。禁止应用Ⅰc类抗心律失常药物。

2.肥厚型心肌病合并房颤的处理

肥厚型心肌病合并房颤的抗凝应遵照脑卒中高危患者的标准采用华法林抗凝,将INR保持在2.0～3.0。房颤发作将加重肥厚型心肌病患者的血流动力学异常,因此有必要服用抗心律失常药物预防发作。可选用丙吡胺联合β受体阻滞药或非二氢吡啶类钙通道阻滞药或者选择胺碘酮。

3.肺病合并房颤的处理

房颤是慢性阻塞性肺病患者经常发生的心律失常,此时应注意纠正低氧、酸中毒、电解质紊乱,可应用非二氢吡啶类钙通道阻滞药控制心室率,如果房颤所致血流动力学不稳定可采用电复律。茶碱和β受体激动药是常用的气道解痉药物,但这两种药物可使房颤的心室率难以控制,从治疗房颤的角度不宜应用。而β受体阻滞药、索他洛尔、普罗帕酮、腺苷等抗心律失常药物可增加气道阻力,不适合用于合并肺病的房颤患者。

4.甲亢伴房颤的处理

甲亢若未纠正,采用控制心室率的策略,首选β受体阻滞药控制心室率,如果没有β受体阻滞药,则选择非二氢吡啶类钙通道阻滞药,甲亢合并房颤应用华法林抗凝(INR 2.0～3.0),甲亢纠正后,根据危险分层应用抗凝药。

5.妊娠合并房颤的处理

除孤立性房颤以外,妊娠期应全程抗凝;控制心室率可选用β受体阻滞药、地高辛、非二氢吡啶类钙通道阻滞药。因房颤所致血流动力学不稳定可采用电复律,血流动力学稳定可应用奎尼丁、普鲁卡因胺转律。妊娠期间应用以上药物均要考虑药物对孕妇和胎儿的影响。

第五节　ST 段抬高型心肌梗死

ST 段抬高型心肌梗死(STEMI)是指在冠状动脉病变的基础上,冠状动脉血流中断,使相应的心肌出现严重而持久的急性缺血,最终导致心肌的缺血性坏死。在临床上常有持久的胸骨后压榨性疼痛、发热、白细胞计数增高、血清心肌损伤标志物升高,以及特征性心电图动态演变,并可出现多种心律失常、心源性休克或心力衰竭,是急性冠状动脉综合征(ACS)的最严重类型。STEMI是动脉粥样硬化患者的主要死亡原因之一。

一、病因和发病机制

冠状动脉内阻塞性血栓形成的最初事件是动脉粥样硬化斑块的破裂或溃疡形成。斑块破裂导致斑块中的致栓物质暴露于循环中的血小板,如胶原纤维蛋白、血管病性血友病因子、玻璃体结合蛋白、纤维蛋白原、纤维连接蛋白等。血小板黏附在溃疡表面,随之引起血小板激活与聚集,导致血栓形成,纤维蛋白原转变成纤维蛋白,继而激活血小板及引起血管收缩,这其中部分也是由于血小板源性血管收缩物质所致。这种血栓前的外环境促进了一个活动血栓(包括血小板、纤维蛋白、凝血酶及红细胞)的形成和建立,引起梗死相关动脉(IRA)的阻塞,心肌缺血坏死。

由于心外膜冠状动脉前向血流的中断,相应血管供应的心肌缺血,立即失去了正常的收缩功能,异常的心肌收缩方式包括:运动不协调、运动减弱、运动消失和运动障碍,其严重程度主要取决于梗死部位、梗死程度及范围。缺血区心肌功能失调可通过增强功能正常的心肌运动来弥补,这主要通过急性代偿机制(包括交感神经系统活性增强)及 Frank-Starling 机制(即增加心脏前负荷,使回心血量增多,心室舒张末容积增加,从而增加心排血量及提高心脏做功)来实现。急性心肌梗死引起的心力衰竭也称泵衰竭,按 Killip 分级可分为 4 级,见表 2-2。

表 2-2 急性心肌梗死 Killip 分级

Killip 分级	定义
Ⅰ级	尚无明显心力衰竭
Ⅱ级	有左心衰竭,肺部啰音<50％肺野
Ⅲ级	有急性肺水肿,全肺大、小、干、湿啰音
Ⅳ级	心源性休克

二、治疗

(一)治疗时机极为重要

1.ST 段抬高型心肌梗死处理的基本原则是及时识别和再灌注治疗。进行迅速的血供重建与改善短期和长期的预后密切相关。

2.从症状发作到得到治疗的总缺血时间应在 120 分钟以下。AHA 指南强调对患者进行有关心肌缺血症状的入院前早期处理和尽快进行入院教育。

(1)症状发作到纤维蛋白溶解的时间:30 分钟或以下。

(2)症状发作到球囊扩张的时间:90 分钟或以下。

(二)ST 段抬高型心肌梗死患者的再灌注治疗

1.ST 段抬高型心肌梗死患者再灌注治疗的关键是迅速恢复受损心肌的血流量。

2.对受损心肌的再灌注,可以用药物或机械的方法。对 23 项随机对照试验的荟萃分析表明,经皮冠状动脉介入治疗对减少病死率、再梗死的发病率和对 ST 段抬高型心肌梗死后脑卒中的疗效,均优于溶栓疗法,应列为首选。

3.在降低病死率上,首选 PCI 优于溶栓疗法的主要关键是时间。因此,有一个能及时进行熟练的经皮冠状动脉介入治疗的实验室(症状发作到球囊扩张的时间为 90 分钟或以下或经皮冠状动脉介入治疗相关的延迟时间在 60 分钟以下),非常重要。

(三)纤维蛋白溶解疗法

1.药物纤溶治疗的指征是:ST 段抬高,新出现的 LBBB,$V_{1\sim3}$ 导联的 ST 段压低的后壁梗死,症状发作 12 小时内的患者。

2.出现症状 3 小时内,血流动力学稳定的患者,不能及时首选经皮冠状动脉介入治疗时(PCI 开始到球囊扩张的时间>1 小时),应用纤溶疗法。

3.纤溶治疗可改善 ST 段抬高型心肌梗死患者的生存率,显著减少 35 天内的病死率——降低 18%(纤溶组为 9.6%,安慰剂组为 11.5%)。

4.ACC/AHA 指南提出症状发作到注射时间应≤30 分钟。

5.纤溶疗法的主要并发症是出血,颅内出血的发病率为 0.3%～1.3%。

6.绝对禁忌证:①有出血性脑卒中史;②3 个月内曾有缺血性脑卒中;③有颅内肿瘤或血管病变;④活动性出血或出血性体质(女性月经除外),怀疑主动脉夹层,3 个月内有头部或面部的严重创伤。

7.相对禁忌证:①血压>180/110mmHg;②3 个月内有缺血性脑卒中史;③心肺复苏术(CPR)>10 分钟;④3 周内进行过大手术;⑤近 2～4 周有内出血;⑥活动性消化性溃疡;⑦穿刺血管无法压迫;⑧妊娠;⑨长期应用华法林抗凝血治疗;⑩曾用链激酶有并发症。

8.辅助性抗凝血治疗(根据体重给予普通肝素、依诺肝素或磺达肝癸钠)应与纤溶治疗合用,至少持续 48 小时。

(四)补救性经皮冠状动脉介入治疗

1.目前的溶栓疗法,90 分钟的通畅率为 75%,相当多的血管无法打开或达到正常的 TIMI 3 级血流,10%以上已开通的血管再关闭或有重度狭窄导致住院期间心绞痛复发。随机临床试验——纤溶治疗失败后做"补救性"经皮冠状动脉介入治疗的荟萃分析表明,可显著减少心力衰竭和再梗死的发病率,但与保守疗法相比,没有显著降低病死率,可是纤溶治疗有增加脑卒中和轻度出血的风险。

2."补救性"经皮冠状动脉介入治疗的适应证:①心源性休克(Ⅰ级建议为年龄<75 岁,Ⅱ级为年龄≥75 岁);②严重的充血性心力衰竭(Ⅰ级);③有血流动力学受损的室性心律失常(Ⅰ级);④持续的缺血症状(Ⅱa 级);⑤有中等或大面积心肌受损的风险(Ⅱa 级),溶栓治疗 90 分钟后,ST 段抬高不能降低>50%的患者。

(五)首选经皮冠状动脉介入治疗(PCI)

1.适应证

(1)出现 ST 段抬高型心肌梗死的症状在 12 小时内,如果经皮冠状动脉介入治疗可以及时进行(症状发作到球囊扩张时间≤90分钟),有熟练的操作者(一年做75例以上的经皮冠状动脉介入治疗),有经验的导管室(进行经皮冠状动脉介入治疗≥36例/年)。

(2)年龄≥75岁心功能良好的老年患者,是首选经皮冠状动脉介入治疗的适应证。

(3)出现症状前12~24小时有充血性心力衰竭(CHF)、血流动力学或心电不稳定、持久性缺血症状的患者,也是首选经皮冠状动脉介入治疗的适应证。

2.疗效

(1)首选经皮冠状动脉介入治疗可改善ST段抬高型心肌梗死患者的生存率,与对23项随机溶栓治疗试验所得结果的荟萃分析相比,每1000例接受治疗的患者中,PCI可多拯救21人的生命。

(2)疗效取决于时间,如果由于相关的因素,经皮冠状动脉介入治疗被延迟到发病后110分钟(症状发作到球囊扩张的时间或开始PCI到球囊扩张的时间),溶栓和介入治疗两个方案使病死率降低的结果相等。

3.支架

(1)在Stent PAMI和CADILLAC临床研究中证明,与仅用球囊血管成形术相比,放置金属裸支架(BMS)的经皮冠状动脉介入治疗,可降低再狭窄、再闭塞的发生率。

(2)关于经皮冠状动脉介入治疗中用药物洗脱支架(DES)的作用还不明确。在ST段抬高型心肌梗死患者中,应用DES是安全的,支架内血栓形成的发生率低;在ST段抬高型心肌梗死患者中,安置金属裸支架后,靶血管的血供重建率相对较低,但是,药物洗脱支架的疗效可能并非像宣称的那么明显,而需要使用氯吡格雷的时间,比安置金属裸支架的患者更长,故应权衡利弊。

4.辅助性药物

(1)普通肝素(在不用GP Ⅱb/Ⅲa抑制药的患者,70~100U/kg;同时用GP Ⅱb/Ⅲa抑制药,50~70U/kg)或依诺肝素(1mg/kg,2次/天)

(2)氯吡格雷:首次服用负荷量后,口服75mg,1次/天(金属裸支架者最少用1个月,药物洗脱支架者为1年)。

(3)GP Ⅱb/Ⅲa抑制药:经皮冠状动脉介入治疗前应用阿昔单抗、替罗非班或依替巴肽,然后继续应用12~18小时(阿昔单抗)或18~24小时(替罗非班或依替巴肽)。如出现严重出血或血小板减少应立即停药。

5.无再灌注

(1)经皮冠状动脉介入治疗后可能会出现无再灌注(TIMI 0~1血流),提示有继发于血管痉挛的微血管功能障碍或远端斑块或血栓的栓塞。

(2)与病死率增加相关。

(3)常规治疗为冠状动脉内应用维拉帕米、腺苷或硝普钠。

(4)在对受累血管行球囊扩张之前,做血栓抽吸术可能会降低无再灌注的发生率。

(六)易化经皮冠状动脉介入治疗

1.在使用全剂量纤溶再灌注治疗后,立即行经皮冠状动脉介入治疗,可能是有害的。

2.为了改善预后,在易化经皮冠状动脉介入治疗之前,减少纤溶治疗的药物剂量,其结果显示较单用经皮冠状动脉介入治疗的冠状动脉再通率较高,但没有降低病死率或减小心肌梗死的面积,并有出血发生率较高的风险。

(七)急性手术再灌注

1.经皮冠状动脉介入治疗和纤溶治疗是 ST 段抬高型心肌梗死患者早期再灌注的主要方案。然而,不能施行经皮冠状动脉介入治疗或纤溶治疗的患者或经皮冠状动脉介入治疗失败而有持续性胸痛、大面积心肌受累的风险或血流动力学不稳定的患者,应考虑紧急行外科血供重建。但应了解,与择期手术相比,紧急冠状动脉旁路移植术的风险较高。

2.对有严重的左主干或多支血管病变,尤其是心肌梗死后 36 小时内并发心源性休克或危及生命的室性心律失常的 ST 段抬高型心肌梗死患者,应早期施行手术血供重建。

3.ST 段抬高型心肌梗死后的血供重建

(1)纤溶治疗与没有高风险特性(心力衰竭、全身血流低灌注、经常性胸痛)的患者,可以进行功能性的非介入性的研究,以决定进一步的治疗方案。

(2)射血分数低或持续缺血患者的长期发病率和病死率增加,可从血供重建中获益。

三、ST 段抬高型心肌梗死患者增加再灌注的辅助性治疗

(一)辅助性治疗的目的

保持血管灌注、防止再闭塞、限制心肌损伤,并协助良好的重构。

(二)阿司匹林

1.在 ISIS-2 试验中,ST 段抬高型心肌梗死患者使用 ASA,可使 5 周内的心血管疾病病死率显著降低(减少 23%)。

2.怀疑 ST 段抬高型心肌梗死患者,应尽早给予 ASA(初始剂量为 162~325mg),长期服用。

(三)氯吡格雷

1.氯吡格雷加用阿司匹林可降低经皮冠状动脉介入治疗患者的缺血性事件的风险。

2.计划进行经皮冠状动脉介入治疗的患者,应开始加用氯吡格雷,置入金属裸支架者术后至少持续用 1 个月,在药物洗脱支架置入后至少持续用 1 年。

3.氯吡格雷的初始负荷剂量为 300mg 或 600mg,用较高的负荷剂量 2 小时后,有稳定的抑制血小板的功能。

4.ST 段抬高型心肌梗死患者,不管是否接受纤溶再灌注的治疗,应口服氯吡格雷 75mg/d,至少连用 14 天。

5.在冠状动脉旁路移,植术前,停服氯吡格雷的最佳时间为 7 天,至少停服 5 天;除非为急诊手术,应权衡出血的风险。

(四)血小板糖蛋白Ⅱb/Ⅲa 受体抑制药

1.不推荐与纤溶疗法合用。

2.可显著降低经皮冠状动脉介入治疗的病死率。

3.经皮冠状动脉介入治疗前应用阿昔单抗、替罗非班或依替巴肽,然后继续应用 12～18 小时(阿昔单抗)或 18～24 小时(替罗非班或依替巴肽)。如出现严重出血或血小板减少应立即停药。

(五)抗凝血治疗

1.目的是预防经皮冠状动脉介入治疗术中血栓形成和纤溶治疗后的再闭塞。

2.进行经皮冠状动脉介入治疗术的患者,应该用普通肝素,PCI 成功后停用肝素。

3.进行纤溶疗法的患者,应该接受抗凝血治疗(普通肝素、依诺肝素或磺达肝素)至少应用 48 小时,住院期间,最长可达 8 天。

(六)β受体阻滞药

1.考虑应用 β 受体阻滞药对 ST 段抬高型心肌梗死后患者的疗效时,必须权衡它可能使心排血量降低,心力衰竭恶化。

2.对没有下列任何一种情况的患者,应在心肌梗死的 24 小时开始应用 β 受体阻滞药治疗:①心力衰竭的表现;②低心排血量的证据;③有增加心源性休克的危险;④β 受体阻滞药的其他相对禁忌证(P-R 间期>0.24 秒,二度或三度心脏传导阻滞,活动性哮喘)。

3.在对中度或重度左心室功能不全患者的二级预防中,长期用 β 受体阻滞药的方案,应待血流动力学稳定后开始,并用逐渐加量的方式。

(七)肾素-血管紧张素-醛固酮轴抑制药

1.血管紧张素转化酶抑制药(ACEI,卡托普利)。在 ISIS-4(口服卡托普利)和 GISSI-3(赖诺普利)试验中都已证明,ST 段抬高型心肌梗死患者,在第一个 24 小时开始用 ACEI 可降低病死率。ACE 抑制药对有心力衰竭和射血分数(EF)低患者的疗效更好。

2.ST 段抬高型心肌梗死前壁梗死、肺充血或左心室射血分数<40%,而没有低血压或没有已知禁忌证的患者,应该在第一个 24 小时内口服 ACE 抑制药。ACE 抑制药也可以考虑用于其他的 ST 段抬高型心肌梗死患者。ST 段抬高型心肌梗死后应用 ACE 抑制药,应从小剂量开始,并密切监测是否出现低血压。

3.并发左心室收缩功能不全或心力衰竭的心肌梗死患者,如不能耐受 ACEI,可选用血管紧张素受体阻滞药(ARBs)(缬沙坦、坎地沙坦)。

4.对 ST 段抬高型心肌梗死伴有心力衰竭或射血分数低的患者,可以考虑醛固酮受体阻滞药,应密切监测肾功能和血钾。

(八)羟基甲基戊二酰辅酶 A 还原酶抑制药

ST 段抬高型心肌梗死患者在住院期间,应开始用他汀类药物治疗,出院时并继续应用,LDL 的目标值为<1.82mmoI/L。

(九)硝酸甘油(NTG)

由于其疗效不确定,硝酸甘油可以用于有持续性心绞痛充血性心力衰竭或有高血压的 ST 段抬高型心肌梗死患者。但是,应该避免用于与 β 受体阻滞药或血管紧张素转化酶抑制药联合应用不能耐受的患者。

（十）硫酸吗啡

ST 段抬高型心肌梗死有胸痛的患者,可给予硫酸吗啡。

四、二级预防

1.心脏康复治疗。

2.戒烟。

3.改善饮食习惯。

4.体力活动。

5.降血脂。

6.控制高血压。

7.控制糖尿病。

8.药物(阿司匹林,氯吡格雷,ACEI,β 受体阻滞药,他汀类药物)。

五、并发症

低心排血量(CO)和肺水肿。

六、鉴别诊断

1.低心排血量。

2.心律失常(心动过速或心动过缓性心律失常)。

3.低血容量(即继发性腹膜后出血)。

4.造影剂的反应。

5.辅助药物的不良反应(β 受体阻滞药,ACEI)。

6.右心室梗死。对严重病例,低血压可能由于输入的液体量、多巴酚丁胺的用量或吸入一氧化氮的量过大所致。

七、机械性并发症

急性二尖瓣关闭不全(MR)、室间隔穿孔、游离壁破裂,多发生在梗死后的 24 小时和 3～5 天。

1.急性二尖瓣关闭不全,继发于乳头肌功能失调或断裂。

2.室间隔穿孔。

3.游离壁破裂。

4.室壁瘤。

八、ST 段抬高型心肌梗死后复发性缺血/梗死

1.缺血性胸痛应与非缺血性疼痛,如心包炎的胸痛鉴别。

2.缺血性胸痛,应及时应用优化的药物治疗,如果未曾用过抗凝血治疗,应及时应用。

3.在心电图上出现新的或复发性 ST 段抬高的患者,应接受紧急心导管检查,根据冠状动脉的病变情况,决定做经皮冠状动脉介入或 CABG 血管重建术。

4.如果不能做心导管检查,可重复应用纤溶疗法。

5.如果心电图没有出现 ST 段抬高,心导管检查的时间可以根据症状、血流动力学的稳定性和医疗处理的反应决定。

九、血流动力学不稳定的 ST 段抬高型心肌梗死患者的处理

1.超声心动图和漂浮导管可帮助指导治疗。

2.有心源性休克、急性二尖瓣关闭不全、室间隔穿孔或进行性大面积心肌缺血风险的患者,可考虑用主动脉内球囊反搏,以减少后负荷和增加心排血量及冠状动脉血流量。

第三章　神经系统疾病

第一节　化脓性脑膜炎

化脓性脑膜炎（简称化脑）是化脓性细菌感染所致的脑脊膜炎症，是中枢神经系统常见的化脓性感染，好发于婴幼儿和儿童。临床上表现为起病急骤，发热、头痛、呕吐、嗜睡、惊厥、意识障碍和脑膜刺激征阳性。

一、发病机制

感染途径可分为直接感染和间接感染。直接感染主要是颅骨或脑实质骨折、神经外科手术，导致病原菌直接侵入；间接感染可因来源于心、肺或其他脏器的感染波及脑室及蛛网膜下隙。病原菌进入蛛网膜下隙，大量繁殖，菌壁抗原成分及某些接到炎性反应的细胞因子，刺激血管内皮，促使中性粒细胞进入中枢神经系统，引发软脑膜的炎性病理改变。

二、临床表现

多呈暴发性或急性起病，急性期常有如下临床表现。

（一）感染症状

常有高热，寒战，剧烈头痛，婴幼儿常有易激惹，嗜睡，惊厥发作，角弓反张等。

（二）脑膜刺激症

表现为颈项强直，凯尔尼格征和巴宾斯基征，新生儿、老年人或昏迷患者不明显。

（三）颅内压增高

表现为剧烈头痛，喷射性呕吐，视盘水肿（视盘水肿）及意识障碍，此时腰穿应慎重，防止形成脑疝。

（四）局灶症状

部分患者出现局灶性神经功能缺损，如偏瘫、失语等。

成人患者最常见的临床特征是发热、头痛、颈项强直和精神状态改变；Kernig 征和 Brudzinski 征的敏感性较低而假阳性率较高，因此，不能依靠特殊体征做出细菌性脑膜炎的诊断；由于成人患者经典体征可能并不出现，因此，不应当仅因为缺乏经典发病体征而除外细菌性脑膜炎的诊断。

三、辅助检查

(一)实验室检查

1.血常规

白细胞计数增高,通常为$(10\sim30)\times10^9$/L,中性粒细胞为主。

2.脑脊液检查

脑脊液压力增高,外观浑浊,脓性或絮状,细胞计数增多,中性粒细胞为主,可达细胞总数90％以上,通常为$(1000\sim10000)\times10^6$/L,有时脓细胞聚集呈块状物,此时细菌培养,多呈阳性。蛋白升高;糖含量降低,通常低至2.2mmol/L,氯化物也降低。

中枢神经系统病毒感染和细菌感染脑脊液变化的对比(表 3-1)。

表 3-1　中枢神经系统病毒感染和细菌感染脑脊液变化的对比

脑脊液成分	病毒感染	细菌感染
外观	清亮透明	浑浊、脓性或絮状
细胞成分	白细胞增高,淋巴细胞为主	中性粒细胞增高为主
蛋白质	正常或轻度升高	升高明显
糖、氯化物	无明显改变	明显降低

研究显示:在成人和儿童细菌性脑膜炎患者中,≥90％的患者可出现典型的脑脊液检查特征,也可出现脑脊液检查完全正常的情况,但极为少见;脑脊液乳酸水平在鉴别诊断细菌性脑膜炎和无菌性脑膜炎时,具有良好的敏感性和特异性;根据细菌性脑膜炎的界定标准,进行脑脊液培养时,60％～90％的培养结果可呈阳性。而之前接受过抗菌药物治疗者,脑脊液培养检出率会降低10％～20％。脑脊液革兰染色具有良好的诊断特异性,而敏感性不一,视所感染病原体而定;对于脑脊液培养和革兰染色结果均为阴性的患者,采用 PCR 法对于明确病原体具有额外价值。对于疑似细菌性脑膜炎的患者,强烈建议检查脑脊液白细胞计数、蛋白和葡萄糖水平,并进行脑脊液培养和革兰染色。对于脑脊液培养阴性的患者,可通过 PCR 法检出致病微生物,也可能通过免疫层析抗原检测法发现致病微生物。对于疑似细菌性脑膜炎的患者,强烈建议在第一次抗菌药物给药以前进行血培养。

(二)影像学检查

早期 CT 和 MRI 可正常,有神经系统并发症时,可见硬膜下积液,室管膜炎及局灶性脑脓肿,MRI 的 T_1 加权像上显示蛛网膜下隙高信号,T_2 加权像呈脑膜高信号。

四、诊断

根据临床症状,脑膜刺激征阳性,脑脊液检查中以多核白细胞为主的炎症变化,应考虑该病,确诊需病原学证据,如细菌培养等。

五、治疗

化脓性脑膜炎为内科急症,治疗首先应维持血压,纠正休克基础上有针对性的选择易通过血脑屏障的抗生素进行治疗,治疗原则主要包括抗菌治疗、激素治疗及对症治疗。

(一)抗菌治疗

原则是及早使用抗生素。

1.未确定病原菌

三代头孢的头孢曲松和头孢噻肟是治疗化脓性脑膜炎的首选。

2.确定病原菌

肺炎球菌对青霉素敏感者,成人每天 2000 万～2400 万 U,儿童为 40 万 U/kg,对青霉素耐药的可选用头孢曲松,必要时联合万古霉素,2 周为一个疗程,通常开始治疗后 24～36 小时复查脑脊液,评价治疗效果;脑膜炎球菌,首选青霉素,耐药者选择头孢噻肟或头孢曲松;革兰阴性杆菌感染,通常铜绿假单胞菌使用头孢他啶,其他的使用头孢曲松及头孢噻肟,效果较好,疗程为 3 个周。

(二)激素治疗

皮质类固醇类药物可显著减少耳聋和神经后遗症的发生,但并不降低总体死亡率。可稳定血脑屏障,减轻炎症反应,病情较重而无禁忌者可以使用,儿童患者应加用地塞米松 0.6mg/(kg·d),静脉滴注,连用 3～5 天,但不推荐新生儿使用地塞米松治疗;暴发性感染的成人患者,如伴有颅内高压,严重菌血症及急性肾上腺功能不全,也应使用糖皮质激素,通常给予地塞米松 10mg 静脉滴注,连用 3～5 天。

(三)对症支持治疗

高颅压的患者应及时脱水降压;高热患者应及时物理降温,预防惊厥治疗;有癫痫发作者应给予药物及时终止发作。

对于细菌培养未检出病原体的细菌性脑膜炎患者,推荐依据经验性治疗方案进行治疗,疗程最短持续 2 周,不推荐儿童和成人细菌性脑膜炎患者接受短疗程抗菌药物治疗。

六、预后

本病病死率和致残率高,少数患者可遗留智力障碍,癫痫,脑积水等后遗症,预后主要取决于病原菌致病力,机体的情况,是否及时使用抗生素及抗生素效果。

第二节　病毒性脑膜炎

病毒性脑膜炎是一组由各种病毒感染引起的脑膜急性炎症性疾病,临床以发热、头痛和脑膜刺激征为主要表现。为一种良性自限性疾病,多无并发症。

一、发病机制

病毒性脑膜炎是最常见的脑膜炎类型,90%是由肠道病毒引起,包括脊髓灰质炎病毒、柯萨奇病毒 A 和 B、Echo 病毒等,其次为单纯疱疹病毒 2(HSV-2),水痘-带状疱疹病毒、流行性腮腺炎病毒等。病毒主要通过两种途径进入脑内:造血系统或神经系统。肠道病毒主要通过粪口途径介导或通过呼吸道飞沫和污染物(如餐具)进行传播,大部分在消化道发生最初的感染,肠道细胞上有与肠道病毒结合的特殊受体,病毒经肠道入血,产生病毒血症,再经脉络丛侵犯脑膜,引起脑膜炎症改变。

二、临床表现

肠道病毒性脑膜炎多为散发,暴发通常发生在夏季和初秋,热带和亚热带可终年发病。儿童多见,成人亦可罹患。多为急性起病,出现病毒性脑膜炎经典三联征:突发的发热、颈项强直和脑膜刺激征,并且出现病毒感染的全身中毒症状如头痛、恶心、呕吐、食欲减退等。肠道病毒性脑膜炎也可能伴有局灶性囊泡、疱疹性咽峡炎以及广泛性斑丘疹和皮疹。临床表现可根据患者的年龄、免疫状态和病毒种类及亚型的不同而出现变化,幼儿及免疫状态差的老年人颈项强直轻微甚至缺如。儿童病程常超过 1 周,成人可持续 2 周或更长时间。

三、辅助检查

病毒性脑膜炎脑脊液压力正常或增高,白细胞数值正常或增高,早期以多形核细胞为主,8～48 小时后以淋巴细胞为主,蛋白质含量轻度增高,糖和氯化物含量正常。聚合酶链反应(PCR)可以快速、准确地检测 EV、HSV、VZV 和 EBV。

四、诊断

本病诊断主要根据急性起病的全身感染中毒症状、病毒性脑膜炎三联征及实验室辅助检查,确诊需要脑脊液病原学检查。

五、治疗

本病是一种自限性疾病,多呈良性病程,免疫状态正常的患者多在 7～10 天完全恢复,部分患者在恢复后会出现短期的记忆力丧失,认知功能障碍、睡眠障碍等。主要治疗措施是对症治疗,支持治疗和防治并发症。对症治疗如预防性使用甘露醇脱水,头痛给予镇痛药,癫痫发作首选卡马西平,抗病毒治疗可明显缩短病程和缓解症状,目前针对肠道病毒感染临床上使用或实验性使用的药物有免疫血清球蛋白和抗微小核糖核酸病毒的药物普来可那立。

第三节　短暂性脑缺血发作

短暂性脑缺血发作(TIA)是由于局部脑或视网膜缺血引起的短暂性神经功能缺损,临床症状一般不超过 1 小时,最长不超过 24 小时,且无责任病灶的证据。凡神经影像学检查有神经功能缺损对应的明确病灶者不宜称为 TIA。

一、病因和发病机制

关于 TIA 的病因和发病机制学说很多,主要有以下几个方面。

(一)微血栓

来源于颈部大动脉,尤其是动脉分叉处的动脉粥样硬化斑块破裂后栓子脱落或心源性(多见于心房颤动患者)的微栓子脱落,随血液流入脑中,阻塞远端血管引起临床症状。而当微栓子崩解或向远端转移后,局部血流恢复,症状便消失。

(二)血流动力学改变

在各种原因引起的颈部或颅内动脉狭窄的基础上,当出现低血压或血压波动时,狭窄部位远端血管的血流减少,可发生短暂性脑缺血症状,当血压回升后,局部脑血流恢复正常,TIA 的症状消失。这种类型的 TIA 占很大部分。此外,脑动脉狭窄导致的 TIA 发作多具有短暂、刻板、频繁的特点。

(三)血液成分改变

血液系统疾病如贫血、白血病、血小板增多症、异常蛋白血症、血纤维蛋白原含量增高和各种原因所致的血液高凝状态等都可能引起 TIA。真性红细胞增多症,血液中红细胞在脑部微血管中淤积,阻塞微血管也可导致 TIA。

(四)其他

颅内动脉炎和脑盗血综合征也会引起 TIA。当无名动脉和锁骨下动脉狭窄或闭塞时,上肢活动也有可能引起椎动脉-锁骨下动脉盗血现象,导致椎基底动脉系统 TIA。脑血管痉挛或受压也可引起脑缺血发作。

二、诊断要点

多数 TIA 患者就诊时临床症状已经消失,故诊断主要依靠病史。中老年人突然出现局灶性脑损害症状,符合颈内动脉系统与椎基底动脉系统及其分支缺血后的表现,持续数分钟或数小时后完全恢复,应高度怀疑为 TIA。如头部 CT 和 MRI 正常或未显示责任病灶,在排除其他疾病后,即可诊断 TIA。诊断流程为:首先确定是否为 TIA;其次判断是哪个系统的 TIA;然后根据病因发病机制进行分类;最后对 TIA 危险因素评估。

TIA 患者发生脑卒中风险高,根据各种风险因素制定相应评分工具包括 ABCD 评分工具,评估指标包括:年龄、血压、临床特征、症状持续时间等,并赋予相应的分值(表 3-2)。ABCD 评分更注重单侧肢体无力及症状持续时间的分值,适宜评价 TIA 后 7 天内的脑卒中风险,而 California 评分(年龄大于 60 岁、糖尿病、症状持续时间超过 10 分钟以及出现肢体无力或言语障碍症状为 TIA 后卒中的独立预测因子,每项赋值 1 分)则将糖尿病作为脑卒中风险因素之一。这两种评分系统整合在一起,形成 ABCD2 评分标准,用来预测 TIA 后 2 天内的脑卒中风险。在 ABCD2 评分基础上增加"7 天内有 TIA 再次发作史"内容,总分增加 2 分,制定出 ABCD3 评分;在 ABCD3 的基础上增加了 TIA 再次发作病史、同侧颈动脉狭窄和 DWI 异常信号,提出了 ABCD3-Ⅰ评分方法。在 ABCD2 评分基础上增加 TIA 发作频率与影像学检查(ABCD3 和 ABCD3-Ⅰ),能更有效的评估 TIA 患者的早期脑卒中风险。在临床应用中,建议怀疑 TIA 患者应早期行 ABCD2 评估,并尽早进行全面检查与评估。

表 3-2 不同 ABCD 评分风险分层界值(分)

ABCD 评分系统	低危	中危	高危
ABCD 分值	0~2	3~4	5~6
ABCD2 分值	0~3	4~5	6~7
ABCD3 分值	0~3	4~5	6~9
ABCD3-Ⅰ分值	0~3	4~7	8~13

三、治疗

TIA 是卒中的高危因素,应给予足够重视,积极筛查病因及危险因素,全面评估,积极给予相应治疗,同时应遵循个体化原则。

(一)病因治疗

1.高血压

对于发病前未经降压治疗的 TIA 患者,若发病后数日收缩压≥140mmHg 或舒张压≥90mmHg,应给予降压药物治疗。若有高血压病史并曾经接受降压治疗,为了预防脑卒中复发或其他血管事件,应在发病初期的数天内恢复降压治疗。

2.血脂异常

对于有动脉粥样硬化病因、低密度脂蛋白胆固醇≥100mg/dL 的 TIA 患者,无论其有无其他动脉粥样硬化性心血管疾病,均应使用他汀类药物强化降脂治疗以降低脑卒中和心血管事件的风险;对于假定有动脉粥样硬化病因、低密度脂蛋白胆固醇<100mg/dL 的 TIA 患者,无其他动脉粥样硬化性心血管疾病的证据,仍推荐使用他汀类药物强化降脂治疗以降低脑卒中和心血管事件的风险。

3.糖代谢紊乱

TIA 患者应通过空腹血糖、糖化血红蛋白或口服葡萄糖耐量试验筛查糖尿病。并通过综合临床情况确定筛查的项目和时机,认识到疾病在急性期可能引起暂时的血糖紊乱。一般来说,在发病后短期内糖化血红蛋白的结果可能较其他筛查试验更为准确。

4.肥胖

TIA 患者应测量体重指数筛查肥胖症,尽管控制体重有助于降低心血管事件的风险,但其对 TIA 患者的获益尚不明确。

5.缺乏体育运动

对于有能力并愿意增加运动量的缺血性脑卒中患者,推荐采取综合的、行为导向的运动方案。

6.营养

对于有 TIA 病史的患者,应给予营养评估,以判断是否有营养过剩或营养不良;对于有

TIA 病史的患者,若合并有营养不良,应接受个体化的营养辅导,不应常规补充单一维生素或复合维生素;对于有 TIA 病史的患者,需要减少钠盐的摄入(<2.4g/d),若进一步减少钠盐摄入(<1.5g/d)则可产生更明显的降压效果;对于有 TIA 病史的患者,需要指导他们以地中海式饮食(强调多吃蔬菜、水果、全麦食品、低脂乳制品、家禽、鱼类、豆类、橄榄油和坚果,并限制糖和红肉的摄入)取代高脂饮食。

7.睡眠呼吸暂停

在 TIA 患者中睡眠呼吸暂停的发生率非常高,并且已证明对普通人群进行睡眠呼吸暂停的相关治疗将改善他们的预后,因此对于缺血性脑卒中患者,可以给予睡眠监测。对于合并睡眠呼吸暂停的 TIA 患者可考虑进行持续气道正压通气治疗改善预后。

8.心房颤动

对于 TIA 患者,若没有其他明显病因,应在事件发生后 6 个月内进行约 30 天的心率监测,明确是否有房颤的发生。对阵发性或永久性房颤患者,可应用维生素 K 拮抗剂、阿哌沙班、达比加群预防脑卒中复发。对于合并房颤的 TIA 患者,不能口服抗凝药时,推荐单用阿司匹林治疗。

9.高同型半胱氨酸血症

高同型半胱氨酸血症对近期发生缺血性脑卒中或 TIA 且血同型半胱氨酸轻度到中度增高的患者,补充叶酸、维生素 B_6 以及维生素 B_{12} 可降低同型半胱氨酸水平。但目前尚无足够证据支持降低同型半胱氨酸水平能够减少脑卒中复发风险。

10.高凝状态

对于刚发病的缺血性脑卒中患者,若存在凝血功能检测异常,且患者没有进行抗凝治疗则推荐进行抗血小板治疗。

11.吸烟、饮酒

医护人员强烈建议每个有吸烟史的 TIA 患者进行戒烟并建议 TIA 患者避免接触烟雾环境(被动吸烟)。咨询辅导、尼古丁替代制品和口服戒烟药物有助于患者戒烟。对于有缺血性脑卒中、TIA 或出血性脑卒中的大量饮酒者,应戒酒或减少乙醇摄入量。

(二)药物治疗

1.抗血小板药物

使用抗血小板制剂能预防动脉粥样硬化所致的血栓性 TIA 进一步发展为卒中。首选阿司匹林,其用量开始 300mg/d,2 周后改为 80mg/d。阿司匹林对血小板的作用取决于药物的吸收率。当服用阿司匹林过程中仍有发作或因为消化道不良反应,患者不能耐受治疗时改为氯吡格雷 75mg/d。盐酸噻氯匹定能阻止二磷酸腺苷(ADP)凝聚血小板,但腹泻、中性粒细胞减少是噻氯匹定常见的不良反应,但均为可逆性,故建议每 2 周全血细胞计数,以便早期发现不良反应。氯吡格雷抑制 ADP 凝聚血小板,不良反应较噻氯匹定少,因此其应用较为广泛。对于发病 24 小时内且 ABCD2 评分≥4 分的非心源性 TIA 患者可给予阿司匹林联合氯吡格雷的双重抗血小板治疗,双抗治疗持续时间不超过 3 周。对存在颅内大动脉粥样硬化性严重狭窄的急性非心源性 TIA 患者,可考虑给予阿司匹林联合氯吡格雷的双重抗血小板治疗,双抗治疗持续时间不超过 3 个月。

2.抗凝药

不主张常规抗凝治疗 TIA。当怀疑心源性栓子引起,既往大血管狭窄,症状频繁发作或症状持续时间前组血管超过 8 分钟,后组血管超过 12 分钟时,可实行抗凝治疗。此时在全部检查过程完成前应使用抗凝治疗。慢性心房纤颤者可使用华法林,其在老年人群更有效。机械性心瓣膜存在是抗凝治疗适应证。颅外颈内动脉内膜剥脱,严重的颈内动脉狭窄需行内膜剥脱术,抗磷脂抗体综合征,脑静脉窦血栓形成等所致 TIA 对抗凝治疗反应良好。

3.钙拮抗剂

使用钙拮抗剂能阻止细胞内钙超载,防止血管痉挛,增加血流量,改善微循环。尼莫地平 20～40mg,3 次/日;盐酸氟桂利嗪 5～10mg,每日睡前口服一次。

4.其他

可应用中医中药,也可用改善循环药物。如患者血纤蛋白原明显升高,可以考虑应用降纤药物如巴曲酶、降纤酶、蚓激酶等。

(三)手术和介入治疗

常用方法包括颈动脉内膜切除术和动脉血管成形术。对 2～4 周内发生有症状的、大脑半球性、非致残性颈动脉缺血事件且同侧颈动脉狭窄程度为 70％～90％的患者可行颈动脉内膜切除术,对于有症状的视网膜短暂性缺血患者也可能有益。颈动脉手术可能适用于同侧颈动脉狭窄程度为 50％～69％且不伴严重神经学缺陷的颈动脉区域 TIA 患者。同侧颈动脉狭窄程度＜50％的颈动脉区域 TIA 患者,不建议行颈动脉内膜切除术。

第四节　脑出血

脑出血(ICH)又称脑溢血,是指非外伤性脑实质内的自发性出血,病因多样,绝大多数是高血压小动脉硬化的血管破裂引起,故也称高血压性脑出血。脑出血与高血压的密切关系在于:高血压患者约有 1/3 的机会发生脑出血,而约 95％的脑出血患者有高血压。脑出血是中老年人常见的急性脑血管病,病死率和致残率都很高,是我国脑血管病中死亡率最高的临床类型。

一、病因和发病机制

长期的血压增高可以使得全身动脉壁发生透明变性,使得原本较为坚韧的动脉壁变薄、脆性增加,同时可以出现一些较为细小的动脉瘤或者囊状的动脉壁扩张,因此脑动脉对血压升高的耐受性下降。骤然升高的血压可以使这些细小动脉发生突然破裂,出现脑出血,此后血凝块聚集在血管外脑组织内,可以释放各种血管活性物质,这些物质可以使得周围动脉进一步收缩,出现周围血管的再次破裂,导致恶性循环的发生,这也就解释了为何临床上多见短时间(多在首次出血 3 小时以内)再次出血的表现。在多次反复之后局部脑组织内形成较大的血凝块,压迫破裂的血管,此时血肿形成,出血才逐渐停止。临床上常见的脑出血以基底核区最为多见,研究尸检发现是因为供应此处的豆纹动脉从大脑中动脉呈直角发出,拐角较大,在原有血管病变的基础上,受到压力较高的血流冲击后易导致血管破裂。脑出血发生后血凝块即开始吸收,这个过程血肿块可释放血红蛋白降解产物,高浓度的血红蛋白对神经细胞有较为明显的毒性作用。而出血发生后人体内全身凝血机制激活,血液内凝血酶浓度增加,聚集在脑组织内可以导致脑水肿,这是脑出血后最为常见的继发改变,临床上甚至遇到出血量不大症状不明显,但脑水肿最终夺取患者生命的情况。

脑出血的最常见的病因是高血压,此类脑出血属于高血压的一种最严重也是最高级别的并发症之一,可在短时间内出现极为严重的症状,甚至短时间内影响患者呼吸、心搏等基本生理活动,造成患者的死亡。在顾及其他所有诱因的基础之上,必须要强调的一点就是高血压必须得到有效的控制,才能有效地避免高血压脑出血的发生。在高血压长期作用的基础上,任何可以诱发血压短期增高的因素都可以导致高血压脑出血的发生。日常生活中可以诱发血压突然增高的因素很多主要有气候变化、情绪改变、吸烟、长期饮酒等不良生活习惯。此外,经常过度劳累,缺少体育锻炼,也会使血粘度增加,破坏血管条件,导致脑出血的发生。

二、诊断要点

中年以上高血压患者突然头痛、呕吐、意识障碍、偏瘫或脑膜刺激征,应高度怀疑脑出血。但如果昏迷严重而局灶症状不明显,应与肝性脑病、尿毒症昏迷、低血糖昏迷、药物毒物所致昏迷相鉴别,此类疾病多为弥散性脑损伤,可以缺乏神经系统局灶体征。此时病史、体格检查和相关实验室及影像学检查有助于鉴别诊断。

三、治疗

(一)出血量不多的患者,适用内科保守治疗

患者出血量不多,神经功能损害较轻或者患者一般情况较差,不能手术治疗的患者可选择内科保守治疗。内科治疗的原则在于:脱水降颅压、减轻脑水肿,调整血压;防止再出血;减轻血肿造成的继发性损害,促进神经功能恢复;防止并发症。

1.一般治疗

安静休息,一般卧床休息2～4周。保持呼吸道通畅,防止舌根后坠,必要时行气管切开,有意识障碍、血氧饱和度下降的患者应予以吸氧。危重患者应予以心电监测,进行体温、血压、呼吸等生命体征的监测。

2.控制血压

脑出血患者血压会反射性升高,而过高的血压则会更加引起出血增加,而过低的血压又会影响到健康脑组织的血供,所以对于脑出血患者,应该选用较为有效的降压药物将血压控制在发病之前的基础血压水平。

3.控制脑水肿,降低颅内压

颅内压的升高可引起患者较为明显的症状如恶心、呕吐等,严重的还会引起脑疝导致生命危险。所以降低颅内压控制脑水肿是脑出血治疗的重要措施,发病早期可用甘露醇脱水,并辅助以呋塞米进行脱水,同时注意监测患者肾功能,注意复查血电解质情况,防止水电解质紊乱。

4.预防并发症

可预防性使用抗生素以及降低胃酸分泌的药物,防止肺部感染及上消化道应激性溃疡的发生。早期可行胃肠减压,一来可观察是否存在应激性溃疡,二来可减轻患者胃肠道麻痹引起的腹胀,避免胃内容物因呕吐而发生吸入性肺炎。

(二)外科治疗

1.手术适应证

目前认为,患者无意识障碍时多无需手术;有明显意识障碍、脑疝尚不明时,外科治疗明显优于内科;深昏迷患者、双瞳扩大、生命体征趋于衰竭者,内外科治疗方法均不理想。

2.手术前的准备

脑出血手术应尽早进行,长时间的血肿压迫可导致脑细胞功能受损,并出现较为严重的并发症,手术的早期进行有利于提高脑出血的治愈率以及患者的生活质量。术前应保证患者的呼吸道通畅,防止误吸,应用脱水降颅压的药物,并有效控制血压,防止在手术中出现再出血,术前常规需要进行头颅 CT 检查明确诊断,尽快排除手术禁忌证后进行手术治疗。

3.手术方式的选择

手术方式的选择需要综合患者的一般情况、出血的部位、出血量等,常用的手术方式有开颅清除血肿、穿刺抽吸血肿、脑室穿刺引流血肿等。

(1)开颅清除血肿:是较为常用的脑出血治疗手段,出血量较大的患者常需行开颅手术,如基底节出血常需进行开颅清除血肿,传统的手段主要是经大骨瓣打开颅骨,剪开硬脑膜后暴露脑组织,以距离血肿最近处切开脑皮质,在直视下清除血肿,严密止血后关颅,根据手术中情况决定是否需要去除骨瓣。这种手术方式是急诊手术最常用的,也是较为紧急、快捷的手术方式,但其缺点在于手术创伤较大,术后恢复慢。目前主导开颅清血肿手术方式已基本改进,在急诊手术时首先行一较小手术切口,在去除小骨窗后进行显微镜下血肿清除,根据术中情况再决定是否扩大骨窗的面积以及是否进行去骨瓣等。

(2)穿刺抽吸血肿:这种治疗方式适用于各部位脑出血,深部脑出血尤为适用,主要方法是应用 CT 引导或者立体定向引导,选择距离血肿最近的穿刺点,并避开功能区,进行颅骨钻孔,在定位和定向的基础上向血肿内穿刺,再辅助以负压吸引,可一次去除较大部分的血肿。这种手术方式创伤很小,但其局限于仅为细针穿刺,血肿并非为均一圆形状态,一次手术仅能解除一部分血肿的压迫,剩余的血肿依然存在,其分解产物依旧会对脑细胞产生毒害作用,而且这种手术方式对手术者技术要求较高,若一次性抽吸过多血肿,可能造成远隔部位的再出血,所以临床上目前还没有广泛推广。

(3)脑室穿刺引流血肿:主要是进存脑室内穿刺,适应证主要是针对脑室内积血,手术常规行脑室角穿刺,放置引流管,术后应用尿激酶等融化血块药物,使得血肿能由引流管逐渐引出,当颅内压明显升高的时候,脑室外引流手术还可以有效减低颅内压,防止脑疝的形成。

(三)康复治疗

脑出血后,只要患者的生命体征平稳、病情不再进展,宜尽早进行康复治疗。早期分阶段综合康复治疗对恢复患者的神经功能,提高生活质量有益。

第五节 脑梗死

一、脑血栓形成

(一)诊断要点

1.病史

本病多见于 50～60 岁以上的中老年人,以 60～70 岁为发病高峰。有脑动脉粥样硬化、高血压、糖尿病等疾病史或 TIA 病史。部分患者有头晕、肢体麻木、乏力等前驱症状。起病较缓慢,常在睡眠或安静休息时发生,在若干小时内逐渐进展,多数于 1～2 天内达高峰。

2.临床表现特点

除大面积脑梗死(尤在脑干梗死时)伴明显脑水肿和颅内高压外,全脑症状一般不明显,意识多清醒,血压多正常或偏高。神经系统局灶症状与体征视脑血管闭塞的部位及梗死的范围而定。闭塞好发的血管依次为颈内动脉、大脑中动脉、大脑后动脉、大脑前动脉及椎-基底动脉等。

(1)颈内动脉:颈内动脉起自颈总动脉,供应大脑半球前 2/3 和部分间脑。主要分支有:①眼动脉:颈内动脉在穿出海绵窦处发出眼动脉,供应眼部;②脉络膜前动脉:在视束下从颈内动脉分出,供应外侧膝状体、内囊后肢的后下部、大脑脚底的中 1/3 及苍白球等结构;③后交通动脉:在视束下分出,与大脑后动脉吻合,是颈内动脉系和椎-基底动脉系的吻合支;④大脑前动脉:在视神经上方从颈内动脉分出,皮质支分布于顶枕沟以前的半球内侧面、额叶底面的一部分和额、顶两叶上外侧面的上部,中央支供应尾状核、豆状核前部和内囊前肢;⑤大脑中动脉:为颈内动脉的直接延续,皮质支供应大脑半球上外侧面的大部分和岛叶,中央支(豆纹动脉)供应尾状核、豆状核、内囊膝和后肢的前部。

颈内动脉狭窄或闭塞以颈动脉窦及颈内外动脉分叉处最常见(占 90%),其次为虹吸部(占 80%)。其临床表现变化很大,这主要取决于前交通动脉、后交通动脉、眼动脉与软脑膜动脉等侧支循环的代偿能力。首先受累的是大脑中动脉供血区,而大脑前动脉供血区甚少出现受累症状。典型颈内动脉血栓闭塞与大脑中动脉血栓闭塞的不同点是前者可有眼动脉与大脑前动脉受累的表现。其临床特点有:①最常见的是对侧偏瘫、偏身感觉障碍与偏盲,主侧半球受累可有失语。此乃大脑中动脉供血区受损的表现。②精神障碍稍瘫二联征:除偏瘫外,主要表现为精神障碍,可有智力减退、定向力丧失、遗忘症、人格改变,以及失认、失算、失用,甚至痴呆。此乃大脑中动脉与前动脉供血均受损的表现。③交叉性失明-偏瘫二联征:表现为病侧单眼短暂性失明或视神经萎缩,伴对侧偏瘫。此乃眼动脉与大脑中动脉供血区均受损的表现,是颈内动脉血栓闭塞的特征之一。④交叉性霍纳-偏瘫二联征:表现为患侧不完全性霍纳征(瞳孔缩小、眼球内陷与上睑下垂),伴对侧偏瘫。此乃海绵窦段血栓形成使攀附于颈内动脉外壁上的交感神经节后纤维受损所致。⑤发作性晕厥-偏瘫二联征:表现为晕厥发作,伴偏瘫,但意识障碍一般较轻。此乃病侧大脑半球突然缺血所致。④、⑤两项也是颈内动脉血栓闭塞的特征之一。

(2)大脑中动脉:大脑中动脉是颈内动脉的直接延续,供应大脑半球血流量的 80% 左右,是血栓形成与栓塞性脑梗死最常见的发病部位。①主干闭塞:导致三偏症状,即病灶对侧偏瘫(包括中枢性面、舌瘫和肢体瘫痪)、偏身感觉障碍及偏盲(三偏),伴头、眼向病灶侧凝视,如病灶位于优势半球则可出现失语、失读、失写等。患者可出现意识障碍。主干闭塞相对少见,仅占大脑中动脉闭塞的 2%~5%。②皮层支闭塞:上部分支闭塞:导致病灶对侧面部、上下肢瘫痪和感觉缺失,但下肢瘫痪较上肢轻,头、眼向病灶侧凝视程度轻,伴 Broca 失语(优势半球)和体象障碍(非优势半球),通常无意识障碍。下部分支闭塞:较少单独出现,导致病灶对侧同向性上 1/4 视野缺损,伴 Wernicke 失语(优势半球),急性意识模糊状态(非优势半球),无偏瘫。③深穿支闭塞:最常见的是纹状体内囊梗死,表现为对侧中枢性均等性轻偏瘫、对侧偏身感觉障碍,可伴对侧同向性偏盲。优势半球病变出现皮质下失语。

(3)大脑前动脉:①分出前交通动脉前主干闭塞:可因对侧动脉的侧支循环代偿不出现症状,但当双侧动脉起源于同一个大脑前动脉主干时,就会造成双侧大脑半球的前、内侧梗死,导致截瘫、大小便失禁、意志缺失、运动性失语和额叶人格改变等。②分出前交通动脉后大脑前动脉远端闭塞:导致对侧的足和下肢的感觉运动障碍,而上肢和肩部的瘫痪轻,面部和手部不受累。可以出现尿失禁(旁中央小叶受损)、淡漠、反应迟钝、欣快和缄默等(额极和胼胝体受损),对侧出现强握及吸吮反射和痉挛性强直(额叶受损)。③皮质支闭塞:导致对侧中枢性下肢瘫,可伴感觉障碍(胼周和胼缘动脉闭塞);对侧肢体短暂性共济失调、强握反射及精神症状(眶动脉及额极动脉闭塞)。④深穿支闭塞:导致对侧中枢性面舌瘫、上肢近端轻瘫。

(4)大脑后动脉:主干闭塞症状取决于侧支循环。①单侧皮质支闭塞:引起对侧同向性偏盲,上部视野较下部视野受累常见,黄斑区视力不受累(黄斑区的视皮质代表区为大脑中、后动脉双重供应)。优势半球受累可出现失读(伴或不伴失写)、命名性失语、失认等。②双侧皮质支闭塞:可导致完全型皮质盲,有时伴有不成形的视幻觉、记忆受损(累及颞叶)、不能识别熟悉面孔(面容失认症)等。③大脑后动脉起始段的脚间支闭塞:可引起中脑中央和下丘脑综合征,包括垂直性凝视麻痹、昏睡或昏迷;旁正中动脉综合征,主要表现是网侧动眼神经麻痹和对侧偏瘫,即 Weber 综合征(病变位于中脑基底部,动眼神经和皮质脊髓束受累);同侧动眼神经麻痹和对侧共济失调、震颤,即 Claude 综合征(病变位于中脑被盖部,动眼神经和结合臂);同侧动眼神经麻痹和对侧不自主运动和震颤,即 Benedikt 综合征(病变位于中脑被盖部,动眼神经、红核和结合臂)。④大脑后动脉深穿支闭塞:丘脑穿通动脉闭塞产生红核丘脑综合征,表现为病灶侧舞蹈样不自主运动、意向性震颤、小脑性共济失调和对侧偏身感觉障碍;丘脑膝状体动脉闭塞产生丘脑综合征(丘脑的感觉中继核团梗死),表现为对侧深感觉障碍、自发性疼痛、感觉过度、轻偏瘫、共济失调、手部疼挛和舞蹈-手足徐动症等。

(5)椎-基底动脉:椎动脉起自锁骨下动脉,两椎动脉经枕骨大孔入颅后合成基底动脉,供应大脑半球后 1/3 及部分间脑、脑干和小脑。椎动脉的主要分支有:①脊髓前、后动脉;②小脑下后动脉:为椎动脉的最大分支,供应小脑底面后部和延髓后外侧部,其行程弯曲易发生闭塞。基底动脉的主要分支有:①小脑下前动脉:从基底动脉起始段发出,供应小脑下面的前部;②迷路动脉(内听动脉):发自基底动脉或小脑下前动脉,供应内耳迷路;③脑桥动脉:为细小分支,供应脑桥基底部;④小脑上动脉:发自基底动脉末端,供应小脑上部;⑤大脑后动脉:为基底动脉的终末支,皮质支供应颞叶内侧面和底部及枕叶,中央支供应丘脑、内外侧膝状体、下丘脑和底丘脑等。椎-基底动脉狭窄或闭塞时,症状的严重程度取决于闭塞的部位与侧支循环的完善程度。单纯基底动脉血栓闭塞中约50%～80%是椎动脉远端的血栓延伸到基底动脉的近端,由此引起的梗死灶主要在脑桥、中脑、丘脑及枕叶。少数起病急骤者常突然昏迷、四肢瘫痪,多数在2～4天内死亡,也可致猝死。更多见的情况是亚急性起病,呈台阶式发展,前驱症状为眩晕、恶心、呕吐、吞咽困难、复视、眼肌麻痹、视力障碍、构音障碍、一侧或双侧肢体运动、感觉障碍、猝倒或短暂性意识丧失,病情缓慢进展,临终前才进入昏迷。在椎-基底动脉系统缺血性脑卒中以基底动脉血栓闭塞最常见。

①闭锁综合征:由基底动脉的脑桥支闭塞致双侧脑桥基底部梗死所致。患者大脑半球和脑干被盖部网状激活系统无损害,意识清醒,语言理解无障碍,出现双侧中枢性瘫痪(双侧皮质脊髓束和支配三叉神经以下的皮质脑干束受损),只能以眼球上下运动示意(动眼神经与滑车神经功能保留),眼球水平运动障碍,不能讲话,双侧面瘫,舌、咽、构音及吞咽运动均障碍,不能转颈耸肩,四肢瘫痪,可有双侧病理反射。常被误认为昏迷。

②脑桥腹外侧综合征:由小脑下前动脉闭塞所致。表现为病灶侧眼球不能外展(展神经麻痹)及周围性面神经麻痹(面神经核损害),对侧中枢性偏瘫(锥体束受损)和对侧偏身感觉障碍(内侧丘系和脊髓丘脑束损害)。

③脑桥腹内侧综合征:由基底动脉的旁中央支闭塞所致。主要表现为:a.病灶侧眼球不能外展(展神经麻痹)及周围性面神经麻痹(面神经核损害);b.两眼向病灶对侧凝视(脑桥侧视中枢及内侧纵束损害);c.对侧中枢性偏瘫(锥体束受损)。

④基底动脉尖综合征:基底动脉尖端(末端)分出小脑上动脉和大脑后动脉,闭塞后导致眼球运动障碍及瞳孔异常、觉醒和行为障碍,可伴有记忆力丧失、对侧偏盲或皮质盲。

⑤延髓背外侧综合征:由小脑下后动脉或椎动脉供应延髓外侧的分支动脉闭塞所致。

(6)小脑下后动脉:小脑下后动脉为椎动脉颅内段最大的一支,是血栓与栓塞最好发的部位。其小脑支与脉络膜支因侧支循环丰富,对临床影响较小,仅延髓支是终动脉,临床意义最大,供应延髓背外侧部,包括延髓内神经核(如疑核、迷走神经背核、孤束核、前庭外侧核及三叉神经脊束核)、传导束(如脊髓丘脑束、三叉神经脊髓束、孤束、脊髓小脑束、绳状体及红核脊髓束)、网状结构及其中的交感神经纤维。近年发现一侧椎动脉血栓形成比单纯小脑下后动脉血栓形成更常见,两者均引起延髓背外侧综合征。其主要表现有:①前庭功能障碍:表现为眩晕、呕吐及眼球震颤。此乃前庭核及其下降根受累所致。②吞咽迷走神经障碍:表现为吞咽困难、饮水发呛、声音嘶哑、同侧软腭麻痹及咽反射消失。此乃吞咽、迷走神经及其核如疑核、孤束核及迷走神经背核受累的结果。③同侧共济失调:表现为病变同侧平衡障碍,易向病侧倾倒。此乃病侧绳状体、脊髓小脑束受累所致。④同侧霍纳征:表现为病侧瞳孔缩小、上睑下垂、眼球内陷、结膜充血及面部少汗。此乃网状结构中交感神经下行纤维麻痹所致。若缺血累及延髓呕吐与呼吸中枢,还可引起剧烈呕吐与顽固性呃逆。⑤交叉性感觉障碍:表现为病侧面部与对侧半身痛温觉减退。前者是病变区三叉神经脊髓束及其核受损所致;后者乃病变区上行的脊髓丘脑束受累的结果。部分患者因梗死区周围水肿累及下行的锥体束,还可出现对侧肢体轻瘫与病理征阳性。

(7)特殊类型的脑梗死常见以下几种类型：

①大面积脑梗死：通常由颈内动脉主干、大脑中动脉主干闭塞或皮质支完全性卒中所致，表现为病灶对侧完全性偏瘫、偏身感觉障碍及向病灶对侧凝视麻痹。病程呈进行性加重，易出现明显的脑水肿和颅内压增高征象，甚至发生脑疝死亡。

②分水岭脑梗死(CWSI)：是两支主要脑动脉分布区边缘带发生的脑梗死，也称边缘带脑梗死，多因血流动力学原因所致。典型病例发生于颈内动脉严重狭窄或闭塞伴全身血压降低时。常呈卒中样发病，症状较轻，纠正病因后病情易控制。可分为皮质前型、皮质后型和皮质下型。

③出血性脑梗死：是由于脑梗死灶内的动脉自身滋养血管同时缺血，导致动脉血管壁损伤、坏死，在此基础上若血管腔内血栓溶解或其侧支循环开放等原因使已损伤血管血流得到恢复，则血液会从破损的血管壁漏出，即为出血性脑梗死(HD 或称为梗死后出血。以发病后第 2 周最常见。HI 多见于心源性脑梗死和大面积血栓形成性脑梗死。早期应用抗凝、溶栓、扩容扩血管以及早期行外科手术、恢复脑灌注均可促发 HI。

④多发性脑梗死：指两个或两个以上不同供血系统脑血管闭塞引起的梗死，一般由反复多次发生脑梗死所致。

3.辅助检查

(1)脑病变检查：颅脑 CT 检查是疑似脑卒中患者首选的影像学检查方法。颅脑 CT 检查，在起病 24～48 小时后可发现低密度软化区。磁共振像检测脑梗死更具优越性，单光子发射 CT(SPECT)可更早发现脑梗死，且能定量检测脑血流量和反映组织的病理生理变化。

(2)血管病变检查：颅内、外血管病变检查有助于了解脑卒中的发病机制及病因，指导选择治疗方案。常用检查包括颈动脉双功超声、经颅多普勒(TCD)、磁共振血管成像(MRA)、CT 血管成像(CTA)和数字减影血管造影(DSA)等。颈动脉双功超声对发现颅外颈部血管病变，特别是狭窄和斑块很有帮助；TCD 可检查颅内血流、微栓子及监测治疗效果，但其受操作技术水平和骨窗影响较大。MRA 和 CTA 可提供有关血管闭塞或狭窄的信息，以 DSA 为参考标准，MRA 发现椎动脉及颅外动脉狭窄的敏感度和特异度为 70%～100%。MRA 可显示颅内大血管近端闭塞或狭窄，但对远端或分支显示不清。DSA 的准确性最高，仍是当前血管病变检查的金标准，但主要缺点是有创性和有一定风险。

(3)实验室及影像检查选择：对疑似脑卒中患者应进行常规实验室检查，以便排除类脑卒中或其他病因。

①所有患者都应做的检查：a.平扫脑 CT 或 MRI；b.血糖、血脂、肝肾功能和电解质；c.心电图和心肌缺血标记物；d.全血计数，包括血小板计数；e.凝血酶原时间(PT)、国际标准化比例(INR)和活化部分凝血活酶时间(APTT)；f.氧饱和度；g.胸部 X 线检查。

②部分患者必要时可选择的检查：a.毒理学筛选；b.血液酒精水平；c.妊娠试验；d.动脉血气分析(若怀疑缺氧)；e.腰椎穿刺(怀疑蛛网膜下隙出血而 CT 未显示或怀疑脑卒中继发于感染性疾病)；f.脑电图(怀疑痫性发作)；g.超声心动图(怀疑心脏附壁血栓、心房黏液瘤和二尖瓣脱垂)等。

4.鉴别诊断

主要应与脑出血、蛛网膜下腔出血、脑栓塞、硬膜下血肿、脑肿瘤、脑脓肿、高血压脑病、脑静脉系统血栓形成(CVT)等鉴别。

(二)治疗要点

1.治疗原则

(1)超早期治疗:力争发病后尽早选用最佳治疗方案,挽救缺血半暗带;

(2)个体化治疗:根据患者年龄、缺血性卒中类型、病情严重程度和基础疾病等采取最适当的治疗;

(3)整体化治疗:采取针对性治疗同时,进行支持疗法、对症治疗和早期康复治疗,对卒中危险因素及时采取预防性干预。

2.一般支持性治疗和并发症的处理

脑梗死患者一般均应进入卒中单元治疗。

(1)一般护理观察:入院后最初 24 小时内应经常评估患者神经系统状态和生命体征.多数患者应卧床休息,一旦病情稳定就开始活动。在转换成坐位或站位时应密切观察神经系统症状是否加重。瘫痪肢体关节充分的被动活动在最初的 24 小时内就可以开始。早期活动的益处在于预防肺炎、深静脉血栓、压疮等并发症,还可以减少静止不动所导致的痉挛、畸形和压迫性麻痹。

(2)保持气道通畅及供氧:昏迷患者应将头歪向一侧,以利于口腔分泌物及呕吐物流出,并可防止舌根后坠阻塞呼吸道。应进行 SaO_2 监测,使其≥95%。合并低氧血症患者(SaO_2<92%或血气分析提示缺氧)应给予吸氧,气道功能严重障碍者应给予气道支持(气管插管或切开)及辅助呼吸。无低氧血症的患者不需要常规吸氧。

(3)饮食与营养支持:在允许患者进食或饮水之前应评估吞咽能力。吞咽后湿声、口唇闭合不全、NIHSS 计分增高都是误吸入危险的独立指征,床边水吞咽试验是有用的筛查试验。正常经口进食者无须额外补充营养。若有吞咽障碍,可插入鼻胃管或鼻十二指肠管以供喂食并便于给药;持续时间长者经本人或家人同意可行经皮内镜下胃造瘘(PEG)管饲补充营养。

(4)血糖控制:应监测血糖浓度,发病 24 小时内避免静脉使用含糖液体,对血糖>11.1mmol/L者应立即用胰岛素使血糖降低至 8.3mmol/L 以下。但要防止发生低血糖。

(5)血压控制:在发病 24 小时内,为改善缺血脑组织的灌注,维持较高的血压是非常必要的,通常只有当收缩压>200mmHg 或舒张压>110mmHg 时或伴有严重心功能不全、主动脉夹层、高血压脑病、急性肾损伤、急性心肌梗死等,才需要降低血压。目前临床研究表明,急性缺血性卒中早期(24 小时~7 天)持续存在的高血压可采取较为积极的降压治疗,一般将血压控制在收缩压≤185mmHg 或舒张压≤110mmHg 是安全的,病情较轻时甚至可降低至 160/90mmHg 以下。但卒中早期降压 24 小时内不应超过原有血压水平的 15%。应静脉使用作用时间短和对脑血管影响较小的药物(如拉贝洛尔、尼卡地平等),最好应用微量输液泵,避免血压降得过低。推荐使用拉贝洛尔 10~20mg 静脉注射,时间>1~2 分钟,每隔10 分钟可重复或加倍给药(最大剂量 300mg);或者尼卡地平 5mg/h 静脉输注作为初始剂量;每隔 5 分钟滴速可增加 2.5mg/h 以达到预期效果,直至最大滴速15mg/h,目标是使血压降低 10%～15%。舒张压＞140mmHg 时可选用硝普钠0.5μg/(kg·min)静脉注射作为初始剂量,滴注至预期的血压水平。应避免舌下含服钙拮抗剂如硝苯地平,因其吸收很快,易继发突然的血压下降。其他能使血压迅速下降的药物也应避免使用。口服药物可选用卡托普利或尼卡地平。准备溶栓治疗的患者血压应控制在收缩压＜180mmHg 或舒张压＜100mmHg 水平。有高血压病史且正在服用降压药物者,如病情稳定,可于脑卒中 24 小时后开始恢复使用降压药物。

在急性缺血性卒中患者中,持续性低血压非常少见,但若存在,则必须查明原因。其原因包括主动脉瓣断裂、低血容量和继发于心肌缺血或心律失常的心排血量减少。在卒中后最初数小时内,应纠正血容量不足和使心排血量达到理想目标。治疗措施包括输注生理盐水补充血容量和纠正心律失常,如快速房颤应减慢心室率。若这些措施无效,可应用多巴胺等升压药物,以确保收缩压≥90mmHg。

(6)控制脑水肿、降低颅内压:急性脑梗死中颅内压增高并不常见。大脑中动脉主干、颈内动脉梗死者可产生急性颅内压增高,但几乎所有的脑梗死患者均有脑水肿,且以发病后 3～5 天为最明显。严重脑水肿和颅内压增高是急性重症脑梗死的常见并发症,是死亡的主要原因。处理脑水肿的目的是:①降低颅内压;②维持适当的脑灌注,避免脑缺血加重;③预防脑疝形成引起继发性脑损伤。目前认为将颅内压(ICP)控制在 20mmHg 以内,并使脑灌注压(CPP)维持在 70mmHg 以上最为理想。常用的脱水剂有甘露醇、甘油、呋塞米、白蛋白、β-七叶皂苷钠等。

(7)防治心血管并发症:心肌梗死和心律失常是急性缺血性卒中潜在的并发症。应加强监测,并给予相应的治疗。

(8)防治感染:脑卒中患者(尤其存在意识障碍者)急性期容易发生呼吸道、泌尿系统感染等,是导致病情加重的重要原因。应积极防治。

(9)防治深静脉血栓形成(DVT)和肺栓塞(PE):高龄、静止不动、下肢瘫痪、心房颤动等是DVT 和 PE 危险性增加的原因。防治措施:①鼓励患者尽早活动(包括肢体的被动运动)、抬高下肢;尽量避免下肢(尤其是瘫痪侧)静脉输液。②对于发生 DVT 及 PE 高风险且无禁忌证者,首选低分子肝素,剂量一般为 4000IU 皮下注射,每日 1 次。有抗凝禁忌者给予阿司匹林治疗。③可联合加压治疗(长筒袜或交替式压迫装置)和药物预防 DVT,不推荐常规单独使用加压,但对有抗栓禁忌的缺血性脑卒中患者,推荐单独应用加压治疗预防 DVT 和 PE。

(10)防治癫痫:缺血性脑卒中后癫痫的早期发生率为 2%～33%,晚期发生率为 3%～67%。防治措施:①不推荐预防性应用抗癫痫药物;②孤立发作 1 次或急性期痫性发作控制后,不建议长期使用抗癫痫药物;③脑卒中后 2～3 个月再发的癫痫,建议按癫痫常规治疗;④脑卒中后癫痫持续状态,建议按癫痫持续状态治疗原则处理。

(11)防治消化道出血:高龄和重症脑卒中患者急性期容易发生应激性溃疡,建议常规应用静脉抗溃疡药(H_2-RA 或 PPI);对已发生消化道出血患者,则按消化道出血治疗。

(12)防治水电解质平衡紊乱:脑卒中时由于神经内分泌功能紊乱、进食减少、呕吐及脱水治疗,常并发水电解质平衡紊乱,主要有低钾血症、低钠血症和高钠血症。应对脑卒中患者常规进行水电解质监测并加以纠正。纠正低钠血症和高钠血症均不宜过快,防止脑桥中央髓鞘溶解症和加重脑水肿。

(13)出血转化的处理:脑梗死出血转化发生率为 8.5%～30%,其中有症状的为 1.5%～5%。心源性脑栓塞、大面积脑梗死、占位效应、早期低密度征、年龄＞70 岁、应用抗栓药物(尤其是抗凝药物)或溶栓药物等会增加出血转化的风险。研究显示,无症状性出血转化的预后与无出血转化相比差异并无统计学意义,目前对无症状性出血转化者尚无特殊治疗建议。对症状性出血转化:①停用抗栓治疗等致出血药物;与抗凝和溶栓相关的出血处理。②何时开始抗凝和抗血小板治疗:对需要抗栓治疗的患者,可于出血转化病情稳定后 7～10 天开始抗栓治疗;对于再发血栓风险相对较低或全身情况较差者,可用抗血小板药物代替华法林。

3.溶栓治疗

溶栓治疗是目前最重要的恢复血流措施,重组组织型纤溶酶原激活剂(rtPA)和尿激酶(UK)是我国目前使用的主要溶栓药,溶栓的方法有静脉溶栓和动脉溶栓。目前认为有效抢救缺血半暗带组织的时间窗为 4.5 小时内或 6 小时内。

(1)静脉溶栓治疗:适应证:①年龄 18～80 岁;②发病 4.5 小时内(rt-PA)或 6 小时内(尿激酶);③脑功能损害的体征持续存在＞1 小时,且比较严重;④脑 CT 已排除颅内出血,且无早期大面积脑梗死影像学改变;⑤患者或家属签署知情同意书。禁忌证:①既往有颅内出血,包括可疑蛛网膜下隙出血;近 3 个月有头颅外伤史;近 3 周内有胃肠或泌尿系统出血;近 2 周内进行过大的外科手术;近 1 周内有在不易压迫止血部位的动脉穿刺。②近 3 个月内有脑梗死或心肌梗死史,但不包括陈旧小腔隙梗死而未遗留神经功能体征。③严重心、肝、肾功能不全或严重糖尿病患者。④体检发现有活动性出血或外伤(如骨折)的证据。⑤已口服抗凝药,且INR＞1.5;48 小时内接收过肝素治疗(APTT 超出正常范围)。⑥血小板计数低于 100×10⁹/L,血糖＜2.7mmol/L。⑦血压:收缩压＞180mmHg 或舒张压＞100mmHg。⑧妊娠。⑨神经功能缺损非常轻微或迅速改善。⑩CT 已显示早期脑梗死低密度＞1/3 大脑中动脉供血区(大脑中动脉区脑梗死)。

用法:①rtPA 0.9mg/kg(最大剂量 90mg)静脉滴注,其中 10%在最初 1 分钟内静脉推注,其余持续滴注 1 小时。国内习惯用 5mg 静脉注射,余 45mg 1 小时静滴,总量 50mg。②尿激酶 100 万～150 万 IU,溶于生理盐水 100～200mL,持续静脉滴注 30 分钟。

静脉溶栓的监护及处理:①尽可能将患者收入重症监护病房或卒中单元进行监护;②定期进行神经功能评估,第 1 小时内 30 分钟 1 次,以后每小时 1 次,直至 24 小时;③如出现严重头痛、高血压、恶心或呕吐,应立即停用溶栓药物并行脑 CT 检查;④定期监测血压,最初 2 小时内 15 分钟 1 次,随后 6 小时内 30 分钟 1 次,以后每小时 1 次,直至 24 小时;⑤如收缩压≥180mmHg 或舒张压≥100mmHg,应增加血压监测次数,并给予降压药物;⑥鼻饲管、导尿管及动脉内测压管应延迟安置;⑦给予抗凝药、抗血小板药物前应复查颅脑 CT。

静脉溶栓的并发症:溶栓治疗的主要危险是合并症状性脑出血,且其约 1/3 是致死性的。其他主要并发症有:①梗死灶继发性出血或身体其他部位出血;②再灌注损伤和脑水肿;③溶栓后再闭塞。

(2)动脉溶栓:动脉溶栓使溶栓药物直接到达血栓局部,理论上血管再通率应该高于静脉溶栓,且出血风险降低。然而其益处可能被溶栓启动时间的延迟所抵消。作为卒中紧急治疗,可在 DSA 直视下进行超选择性介入动脉溶栓。需指出的是,进行动脉内溶栓对设备和医师的专业知识的要求较高,因此,患者应在有经验的脑卒中治疗中心接受动脉内溶栓治疗,以便在必要时能立即进行脑血管影像学和介入性神经放射学检查。因此:①发病 6 小时内由大脑中动脉闭塞导致的严重脑卒中且不适合静脉溶栓的患者,经过严格选择后可在有条件的医院进行动脉溶栓;②发病 24 小时内由后循环动脉闭塞导致的严重脑卒中且不适合静脉溶栓的患者,经过严格选择后可在有条件的单位进行动脉溶栓。接受动脉内溶栓治疗的患者,仍有接受 rtPA 静脉内溶栓治疗的可能性。有关动脉溶栓的适应证、禁忌证及并发症与静脉溶栓基本相同。

4.抗凝治疗

一般不推荐急性期应用抗凝药来预防卒中复发、阻止病情加重或改善预后,但对于合并高凝状态有形成深静脉血栓和肺栓塞的高危患者,可以使用预防性抗凝治疗。

5.抗血小板治疗

应常规在 48 小时内应用阿司匹林(150～325mg/d),但在应用溶栓剂治疗的 24 小时内,不用阿司匹林。应用 2～4 周后调整为二级预防长期用药(50～325mg/d)。也可用氯吡格雷(75mg/d),不建议与阿司匹林联用。但对于有急性冠状动脉疾病(例如不稳定型心绞痛,无 Q 波心肌梗死)或近期有支架成形术的患者,推荐联合应用氯吡格雷和阿司匹林。

6.降纤治疗

很多研究显示脑梗死急性期血浆纤维蛋白原和血液黏滞度增高,蛇毒酶制剂可显著降低血浆纤维蛋白原,并有轻度溶栓和抑制血栓形成的作用。因此,对不适合溶栓并经过严格筛选的脑梗死患者,特别是高纤维蛋白血症者可选用降纤治疗。可选择的药物包括血凝酶(巴曲酶)、降纤酶、安克洛酶和蚓激酶等。血凝酶首剂 10BU,以后隔日 5BU,静脉注射,共 3～4 次。用药过程中监测纤维蛋白原,防止出血的发生。

7.脑保护治疗

脑保护剂包括自由基清除剂依达拉奉、阿片受体阻断剂纳洛酮、电压门控性钙阻滞剂尼莫地平、兴奋性氨基酸受体阻断剂和镁离子等,在动物实验中显示有效,但尚缺乏循征医学证据。

8.中医中药

常用的中成药有:①清开灵注射液:20～40mL 加入液体静滴,每日 1 次;②丹参注射液:10～20mL 加入液体静滴,每日 1 次;③川芎嗪注射液:80～120mg 加入 250～500mL 液体中静滴,每日 1 次;④灯盏花素注射液:20～30mL 加入液体静滴,每日 1 次;⑤脉络宁注射液:10～20mL 加入 250～500mL 液体中静滴,每日1次;⑥血塞通注射液:200～400mg 加入液体静滴,每日 1 次;⑦醒脑静注射液:5～10mL 加入 250～500mL 液体静滴,每日 1 次;⑧银杏达莫注射液:240mg 加入液体静滴,每日 1 次。上述中成药注射液疗程一般 10 天左右。

9.其他疗法

(1)丁苯酞:本品可阻断缺血性脑卒中所致脑损伤的多个病理环节,具有较强的抗脑缺血作用,明显缩小局部脑缺血的梗死面积,减轻脑水肿,改善脑代谢和缺血脑区的微循环和血流量,抑制神经细胞凋亡,并具有抗脑血栓形成和抗血小板聚集作用。用法:成人 0.2g 口服,每日 3 次,10 天为一疗程;静脉滴注:每次 25mg,每日 2 次,疗程 14 天。本品应在发病后 48 小时内开始给药。

(2)人尿激肽原酶(尤瑞克林):本品有两点突出于其他药物的作用:①在临床剂量下,选择性扩张缺血部位细小动脉,改善梗死灶内供血,对一般动脉影响不大(不扩张正常动脉,不引起缺血区盗血);②促进损伤部位新生血管的生成。此外,尚具有改善红细胞变形能力和氧解离能力、促进组织对葡萄糖的利用、抑制血小板聚集等作用。

(3)高压氧和亚低温的疗效和安全性还需开展高质量的 RCT 证实。

10.手术治疗

(1)紧急手术治疗:幕上大面积脑梗死伴有严重脑水肿、占位效应和脑疝形成征象者,可行去骨瓣减压术;小脑梗死使脑干受压导致病情恶化时,可行抽吸梗死小脑组织和后颅窝减压术以挽救生命。

(2)紧急血管内治疗:机械取栓治疗的时间窗为 8 小时,一般在动脉溶栓无效时使用,也可合并其他血管内治疗包括颈动脉血管成形及支架植入术(CAS)、颈动脉内膜剥脱术(CEA)等。

二、脑栓塞

脑栓塞是指血液中的各种栓子(如心脏内的附壁血栓、动脉粥样硬化的斑块、脂肪、肿瘤细胞、纤维软骨或空气等)随血流进入脑动脉而阻塞血管,当侧支循环不能代偿时,引起该动脉供血区脑组织缺血性坏死,出现局灶性神经功能缺损。脑栓塞常发生于颈内动脉系统,椎基底动脉系统相对少见。脑栓塞约占缺血性脑卒中的 15%～20%。

(一)诊断

1.任何年龄均可发病,患者发病前多有风湿性心脏病、心房颤动或大动脉粥样硬化等病史。

2.一般发病无明显诱因,也很少有前驱症状,急性起病,症状常在数秒或数分钟之内达高峰,多为完全性卒中。

3.根据栓塞部位不同,临床表现也不完全相同。

(1)大脑中动脉的栓塞最常见,主干闭塞时引起病灶对侧偏瘫、偏身感觉障碍和偏盲,优势半球主干栓塞可有失语、失写、失读。

(2)大脑前动脉栓塞时可产生病灶对侧下肢的感觉和运动障碍,对侧中枢性面瘫、舌肌瘫及上肢瘫痪,亦可发生情感淡漠、欣快等精神障碍及强握反射,可伴有尿潴留。

(3)大脑后动脉栓塞可引起病灶对侧同向偏盲或上象限盲,病灶对侧半身感觉减退伴丘脑性疼痛,病灶对侧肢体舞蹈徐动症,各种眼肌麻痹等。

(4)基底动脉栓塞最常见的症状为眩晕、眼球震颤、复视、交叉性瘫痪或交叉性感觉障碍,肢体共济失调。

(5)其他脏器栓塞的症状:由于栓子顺血流流动,根据流动的部位不同,可以引起相应的器官的梗死,所以临床上常有其他部位栓塞的征象,如视网膜、皮肤、黏膜、脾脏、肾脏等栓塞的临床表现。

4.脑 CT 扫描表现与脑梗死相似。对于患病早期和怀疑病变部位在颅后窝或病变部位较小者应选择脑 MRI 检查。

5.临床上有时不容易区分栓子来源,可参考 STAF 评分,见表 3-3。若总分≥5 分,90％可能是心源性栓塞;总分<5 分,动脉源性栓塞可能性大。

表 3-3　STAF 评分

项目	评分
年龄(岁)	
＞62	2
≤62	0
基础 NIHSS(第一次评估)	
≥8	1
＜8	0
左心房增大(TTE 或 TEE 检查)	
是	2
否	0
血管原因(即有无血管狭窄)	
是	0
否	3
总分	0～8

(二)治疗

包括针对脑栓塞本身的治疗及针对原发病即栓子来源的治疗。

1.针对脑栓塞本身的治疗

(1)急性期应卧床休息,保持呼吸道的通畅和心脏功能;注意营养状况,保持水和电解质的平衡;加强护理,防止肺炎、泌尿系感染和压疮等的发生。

(2)脑栓塞本身的治疗原则是要改善脑循环、防止再栓塞、消除脑水肿、保护脑功能。

2.针对栓子来源的不同进行对症治疗

(1)抗凝及溶栓治疗:对于心源性栓塞者,推荐早期、长期抗凝治疗,非心源性栓塞者不推荐抗凝治疗,建议抗血小板治疗;溶栓类药物(如尿激酶、链激酶等)亦可能仅在早期发挥作用。

(2)对症治疗:出现颅内高压者可给予脱水剂减轻脑水肿,防止脑疝形成。血压明显升高者可适当给予降压治疗;在急性期还可适当应用一些神经保护剂保护脑细胞。

(3)当发生出血性脑梗死时,要立即停用溶栓、抗凝和抗血小板聚集的药物,防止出血加重和血肿扩大,并适当应用止血药物;若血肿量较大,内科保守治疗无效时,应考虑手术治疗;在脂肪栓塞时,可应用肝素、右旋糖酐 40(不能用于对本药过敏者)、5％的碳酸氢钠及脂溶剂(如酒精溶液等),有助于脂肪颗粒的溶解。

第四章　消化系统疾病

第一节　胃食管反流病

胃食管反流病（GERD）是指胃十二指肠内容物反流入食管引起烧心等症状，根据是否导致食管黏膜糜烂、溃疡，分为反流性食管炎（RE）及非糜烂性反流病（NERD）。GERD 也可引起咽喉、气道等食管邻近的组织损害，出现食管外症状。

GERD 是一种常见病，发病率随年龄增加而增加，男女发病无明显差异。中国人群 GERD 病情较美国等西方国家轻，NERD 较多见。

一、病因和发病机制

GERD 是由多种因素造成的以 LES 功能障碍为主的胃食管动力障碍性疾病，直接损伤因素是胃酸、胃蛋白酶及胆汁（非结合胆盐和胰酶）等反流物。

（一）抗反流屏障结构与功能异常

贲门失弛缓症手术后、食管裂孔疝、腹内压增高（如妊娠、肥胖、腹水、呕吐、负重劳动等）及长期胃内压增高（如胃扩张、胃排空延迟等），均可使 LES 结构受损；上述部分原因、某些激素（如缩胆囊素、胰高血糖素、血管活性肠肽等）、食物（如高脂肪、巧克力等）、药物（如钙通道阻滞剂、地西泮）等可引起 LES 功能障碍或一过性 LES 松弛延长；当食管的清除能力和黏膜屏障不足以抵抗反流物的损伤时，则可致病。

（二）食管清除作用降低

常见于导致食管蠕动和唾液分泌异常的疾病或病理生理过程，如干燥综合征等。食管裂孔疝时，部分胃经膈食管裂孔进入胸腔，除改变 LES 结构，也可降低食管对反流物的清除，导致 GERD。

（三）食管黏膜屏障功能降低

长期吸烟、饮酒等刺激性食物或药物将使食管黏膜不能抵御反流物的损害。

二、病理

RE 患者，胃镜下可见糜烂及溃疡；组织病理学改变可有：①复层鳞状上皮细胞层增生；②固有层内中性粒细胞浸润；③食管下段鳞状上皮被化生的柱状上皮替代，称之为 Barrett 食管。

部分 NERD 患者食管鳞状上皮细胞间隙增宽,此病理变化可部分解释其临床症状。

三、临床表现

胃食管反流病的临床表现多样,包括食管症状及食管外症状。

(一)食管症状

烧心和反酸是 GERD 最常见的典型症状,烧心是指胸骨后烧灼感,可从胸骨下段向上延伸。此外,胸痛、反食等也是 GERD 的常见症状。部分患者反流症状不典型,可表现为上腹痛、上腹烧灼感、反食、反胃、嗳气、吞咽困难等。

(二)食管外症状

如咽喉不适、咽部异物感、咳嗽、哮喘和龋齿等。少部分患者以咳嗽与哮喘为首发或主要表现,反流引起的哮喘无季节性,常有阵发性、夜间咳嗽与气喘的特点。个别患者可发生吸入性肺炎,甚至出现肺间质纤维化。这是由于反流物吸入气道,刺激支气管黏膜引起炎症和痉挛所致。反流物刺激咽喉部可引起咽喉炎、声嘶。反流物侵蚀牙齿可引起龋齿。反流还可能导致鼻窦炎和反复发作的中耳炎,并引起相关症状。

(三)并发症

GERD 可导致许多严重的并发症,胃肠道的并发症主要包括溃疡、出血、狭窄、Barrett 食管及食管腺癌(EAC)。

1.出血

反流性食管炎患者,因食管黏膜炎症、糜烂及溃疡可以导致出血,临床表现可有呕血和黑粪以及不同程度的缺铁性贫血。

2.食管狭窄

食管炎反复发作致使纤维组织增生,最终导致瘢痕狭窄,这是严重食管炎表现。

3.Barrett 食管

在食管黏膜的修复过程中,食管贲门交界处的齿状线以上的食管鳞状上皮被特殊的柱状上皮取代,称为 Barrett 食管。Barrett 食管尤其伴有特殊肠上皮化生者是食管腺癌的主要癌前病变。

四、辅助检查

(一)钡剂检查

食管吞钡检查能发现部分食管病变,如食管溃疡或狭窄,但亦可能会遗漏一些浅表溃疡或糜烂。气钡双重造影对反流性食管炎的诊断特异性很高,但敏感性较差,但因其方法简单、易行,设备及技术要求均不高,很多基层医院仍在广泛开展。钡剂还可以排除食管恶性疾病。

(二)内镜检查

内镜可对食管黏膜进行直视检查,是判断酸产生的食管黏膜损伤及其并发症的有效方法,并可评估疗效及预后。美国国家 GERD 共识中未将上消化道内镜列入常规检查,仅作为治疗无效或者出现报警症状的患者中的检查。我国存在与西方国家不同的特点，上消化道肿瘤发病率和幽门螺杆菌感染率较高，单纯症状诊断可能导致上消化道肿瘤的漏诊。广州的一个研究提示，在 469 名典型反流症状为主诉进行内镜检查的患者中，发现 4 例无报警症状的肿瘤患者（1 例食管癌，3 例胃癌）；且我国上消化道内镜检查普及率高、检查成本较低，因此我国 2014 年 GERD 专家共识提出，在其具有典型的烧心和反流症状的患者中，需及时进行内镜学检查以排除上消化道肿瘤。上消化道内镜除了排除上消化道肿瘤及引起反流症状的其他器质性疾病外，尚可对 BE 及 RE 患者做出内镜下诊断，是 GERD 诊断及分类的重要手段。反流性食管炎内镜分型采用洛杉矶标准：①A 级：食管可见 1 个或 1 个以上黏膜破损，长度＜5mm（局限于 1 个黏膜皱襞内）；②B 级：食管可见 1 个或 1 个以上黏膜破损，长度＞5mm（局限于 1 个黏膜皱襞内），且病变没有融合；③C 级：食管黏膜破损病变有融合，但小于食管管周的 75％；④D 级：食管黏膜破损病变有融合，且大于食管管周的 75％。

（三）功能检查

1.食管 24 小时 pH 监测及 pH-阻抗监测

食管 24 小时 pH 监测可为反流提供客观证据，可用于监测食管是否存在酸反流、酸反流的程度（频率及时间）及反流症状与酸反流之间的关系。食管 24 小时 pH-阻抗监测不仅可以检测酸反流，还可检测非酸反流；此外，还可鉴别反流的内容物，如液体反流、气体反流或混合反流等。进行 24 小时反流监测时，还可分析患者的症状与客观反流之间的关系，应用症状指数（SI）、症状敏感指数（SSI）和症状相关概率（SAP）等参数。此外，在治疗无效的患者中行客观反流监测，还有利于寻找患者治疗失败的原因。24 小时反流监测根据其导管放置位置的不同，尚可用来进行咽喉反流的检测。24 小时食管 pH 监测以 Demeester 评分作为判断标准，这一指标包括立位食管 pH＜4 的时间百分比、卧位食管 pH＜4 的时间百分比、全天食管 pH＜4 的时间百分比、最长反流时间、长反流次数 5 个参数的综合评分，Demeester 评分＞14.7 分时判断为阳性。因该指标涉及参数较多，临床研究一般以全天食管 pH＜4 的时间百分比＞4.2％作为阳性判断标准。24 小时阻抗-pH 监测目前临床上一般采用其总反流次数这一指标，全天总反流次数超过 80 次作为阳性判断标准。此外，24 小时阻抗-pH 监测过程中患者的阻抗基线高低亦有助于判断患者是否存在反流。

2.食管无线 pH 监测

食管无线 pH 监测的功能与食管 pH 监测类似，但其无需将监测导管从鼻腔插入食管，只需在内镜下将无线胶囊固定在食管下段，且其监测时间可延长至 96 小时，可避免监测过程中可能出现的日间变异等对结果的影响。无线 pH 监测酸暴露中位值为 2.0％，第 95 个百分位数为 5.3％。

3.食管胆汁动态监测

监测食管内胆汁含量可得到十二指肠胃食管反流（DGER）的频率和量。现有的 24 小时胆汁监测仪可得到胆汁反流次数、长时间反流次数、最长反流时间和吸收值≥0.14 的总时间及其百分比，从而对胃食管反流病做出正确的评价。胆红素吸收值＞0.14 时间百分比时，中位值为 0.4，第 95 个百分位数为 1.8％。

4.食管测压

食管动力学检测的重要手段。食管压力测定、食管传输功能检查可以帮助了解食管体部的动力功能状态、LES 的压力、TLESR 的频率,不但有助于了解 GERD 发生的病理生理机制,也有助于治疗方案的选择;同时还是 GERD 患者评估手术治疗和预测手术疗效和术后并发症的指标之一。对临床症状不典型的患者,食管动力学检查可与其他动力学疾病如贲门失弛缓症、胡桃夹食管等加以鉴别。食管高分辨率测压下可对胃食管交界处(EGJ)的形态进行评估,分为 3 种类型:Ⅰ型 LES 与膈肌脚相对位置基本重叠,两者之间距离<1cm;Ⅱ型 LES 与膈肌脚分离,两者之间距离>1cm,但<2cm;Ⅲ型 LES 与膈肌脚分离>2cm。但是食管测压本身并不能检测胃食管反流,不能为 GERD 提供客观的反流证据。

5.核素胃食管反流测定

放射性核素显像能对反流发作次数定量并计算 LES 以上放射性的百分比。利用特殊示踪剂还可用来观察胆汁反流;如乙氨基乙酰乙酸(IDA)示踪扫描可发现十二指肠内容物的反流。目前双核实法已成为测定胃排空的最佳方法,对疑有胃排空障碍者,用该法明确其部分反流机制,指导治疗。但因反流症状常间歇发作,短时间的扫描难以了解全面的反流情况,从而限制了胃食管闪烁扫描检查的价值。

6.激发试验

最常用的食管激发试验为 Bernstein 试验(酸灌注试验),对于确定食管反流与非典型胸痛之间的关系具有一定价值。但是,检查阴性不能排除反流的存在,亦不能区别不同程度的反流。由于其观察时间较短,故敏感性较低,且该检查操作难度大,目前仅用于科研。

7.质子泵抑制剂(PPI)试验

在缺乏诊断 GERD 的客观检查手段时,临床常常采用 PPI 试验确定患者是否存在 GERD,其敏感性可超过 70%,特异性在 50%左右,是临床尤其是初级医疗机构常常采用的方法。临床可用各种质子泵抑制剂,包括奥美拉唑(20mg,2 次/日)、兰索拉唑(30mg,2 次/日)、泮托拉唑(40mg,2 次/日)、艾司奥美拉唑(20mg,2 次/日)、雷贝拉唑(10mg,2 次/日)治疗 2 周,以第二周无反流症状或仅有一次轻度的反流症状作为质子泵抑制剂试验的阳性判断标准。

8.唾液蛋白酶检测

胃蛋白酶是由胃主细胞分泌的胃蛋白酶原转变而来,其在食管或者更近端部位如咽喉、气道的出现提示了胃食管反流的存在。通过检测 100 例无症状志愿者及 111 例以烧心为主诉的患者的唾液蛋白酶,建立了唾液蛋白酶在志愿者中的正常值,并且借助联合阻抗-pH 监测,发现 GERD 和食管高敏感患者的唾液蛋白酶的浓度明显高于功能性烧心患者,其阳性结果诊断 GERD 和食管高敏感的敏感性和特异性分别为 78.6%和 64.9%。该方法简便、快捷、无创,是 GERD 诊断中的一项非常有前景的方法。高胃蛋白酶浓度(>210ng/mL)的阳性样本表明症状可能是由于反流引起的,特异性为 98.2%。

9.食管黏膜阻抗

食管黏膜阻抗值是一个反映长期慢性反流的客观指标,其检测方法具有微创、廉价、方便的优势。有学者纳入食管炎、NERD 等患者,检测他们的食管不同部位黏膜阻抗值,发现 GERD 患者的食管黏膜阻抗值明显低于非 GERD 患者,食管黏膜阻抗值随着检测部位的升高而增加,且食管黏膜阻抗值对于诊断食管炎具有较高的特异性及阳性预测价值。

10.咽喉反流检测技术——Restech

传统咽喉反流监测技术具有局限性,比如导管 pH 电极定位不准确、咽喉酸反流 pH 尚未有统一标准等。为了克服传统咽喉反流检测的局限性,研发了一项新型咽喉反流检测技术——Restech,它是一个含微型 pH 电极及参考电极的直径为 1mm 的水滴状 pH 检测仪,定位于腭垂下 5～10mm 处可同时检测液状及气雾状成分反流物。直立位置的 Ryan 评分异常为>9.4 分,而仰卧位 Ryan 评分>6.8 分则异常。

11.Endoflip 技术

Endoflip 技术是通过管腔内放置逐渐充盈的球囊导管,检测管腔的可扩张性。球囊内含有阻抗感应器,可检测所在平面的横截面积,同时球囊中的压力感应器可以检测球囊内的实时压力,等容状态下最小横截面与压力的比值为可扩张性指数。这一技术可用来检测 GERD 患者的抗反流屏障功能,并用于指导胃底折叠术的角度。

五、诊断与鉴别诊断

对多数 GERD 患者,根据典型的临床表现(如轻度烧心、反流,每周出现≥2 日;或中重度症状,每周出现≥1 日)即可做出初步诊断。这种简单的判断方法也常用于流行病学调查。对拟诊为 GERD 的患者,可通过症状量表(如 GerdQ)筛查、PPI 治疗试验进一步诊断 GERD。对反流性食管炎的诊断和分型,有赖于胃镜检查。胃镜,必要时结合钡餐造影是 GERD 患者与食管其他器质性疾病鉴别诊断的主要检查方法。对胃食管反流的检查和食管压力测定可明确患者是否存在反流,了解反流物的性质和严重程度,了解反流事件与症状的关系;与食管其他的动力性疾病(如贲门失弛缓症、弥散性食管痉挛、胡桃夹食管)和功能性疾病(如功能性烧心、食管源性功能性胸痛)相鉴别。

临床上常常使用 GerdQ 量表对 GERD 的症状进行评估。GerdQ 通过患者对过去 1 周内烧心、反流、上腹痛、恶心、反流引起睡眠障碍、因反流症状使用非处方用药情况 6 个方面的评分,判断是否可诊断 GERD。当 GerdQ≥8 分,对 GERD 诊断的敏感性为 64.4%,特异性为 71.4%;评分越高,诊断精确性越高。GerdQ 可作为 GERD 的初筛诊断,尤其适合基层医疗机构使用(即在没有内镜检查条件、没有消化专科医师时);量表分值还可作为预测是否存在反流性食管炎的指标,评估患者是否需要 PPI 治疗,PPI 治疗中是否需要加用抗酸药缓解症状的参考;该量表也可以作为 GERD 患者治疗后疗效的监测指标之一。

虽然胃食管反流病的症状有其特点,临床上仍应与其他病因的食管炎、消化性溃疡、各种原因的消化不良、胆道疾病以及食管动力疾病等相鉴别。胸痛为主时,应与心源性、非心源性胸痛的各种病因进行鉴别,如怀疑心绞痛,应做心电图和运动试验,在除外心源性胸痛后,再行有关食管性胸痛的检查。两种疾病的鉴别要点是:食管炎性胸痛表现为胸骨后或胸骨下烧灼痛、刺痛,也可以为钝痛;其发作与进食、体力劳动、体位如卧位和弯腰等有关,进食牛乳、饮水、制酸药可缓解。而心绞痛多在夜间发病,劳累后加重,进食后不能缓解,体位对病情影响小,服用扩血管药物,如硝酸异山梨醇、硝酸甘油等明显有效。对有吞咽困难者,应与食管癌、食管贲门失迟缓症相鉴别。对有吞咽疼痛,同时内镜显示有食管炎的患者,应与感染性食管炎(如真菌性食管炎)、药物性食管炎等鉴别。临床上胃食管反流病尚需与功能性烧心鉴别,根据最新的罗马Ⅳ标准,功能性烧心定义为胸骨后的烧灼样不适,缺乏胃食管反流及嗜酸性食管炎的客观证据,食管测压排除包括贲门失弛缓、Jackhammer食管、食管失蠕动等重度动力障碍性疾病,功能性烧心患者质子泵抑制剂治疗无效。

六、治疗

GERD的治疗主要针对其发病机制,包括减少胃酸分泌的质子泵抑制剂(PPI)、促胃肠动力药物及抗反流手术等。GERD的治疗分为以下几大部分:一般治疗包括生活方式的改变、药物治疗、内镜下治疗及手术治疗等。

(一)改变生活方式

一些日常生活习惯可能是引起GERD症状的诱发因素,如咖啡、酒精、碳酸饮料、吸烟及睡眠体位等。GERD患者应注意避免诱发症状发作的不良生活方式。

1.避免摄入可引起下食管括约肌松弛而造成反流的食物,如咖啡、酒精、巧克力、高脂食物等。

2.避免服用酸性食物,如柑橘、碳酸饮料、酸辣食物,这些食物可通过直接刺激食管黏膜而加重烧心症状。

3.控制体重,养成良好的生活习惯,如戒烟、睡眠时抬高床头和避免餐后2～3小时内睡卧等,这些措施有助于减少反流、加强食管酸清除,从而减少食管酸暴露。

(二)药物治疗

1.抑酸药物

抑制胃酸分泌的抑酸药是GERD治疗史上的里程碑,其中质子泵抑制剂(PPI)的疗效最为显著。PPI通过与H^+-K^+-ATP酶共价结合而阻断了胃酸分泌的最后共同途径。H_2受体拮抗剂(H_2RA)竞争性地阻断组胺刺激引起的胃酸分泌,血浆半衰期短,抑酸强度不如PPI。抗酸剂仅起到中和胃酸或酸性食物的作用,对胃酸分泌无影响。

PPI是GERD治疗的首选药物。多个荟萃分析显示,在食管炎愈合率、愈合速度和反流症状缓解率方面,PPI均优于H_2受体拮抗剂,是治疗GERD的首选药物。对于标准剂量PPI治疗未完全缓解的患者,两项随机对照研究发现换用另一种PPI或将原有PPI剂量加倍均可改善症状。在使用双倍剂量PPI时,应分两次分别在早餐前和晚餐前服用。研究显示,这种给药方式比早餐前1次服用双倍剂量PPI能更好地控制胃内pH。因此,单剂量PPI治疗无效可改用双倍剂量,一种PPI无效可尝试换用另一种PPI。另外,为了达到更理想的症状控制和食管炎愈合状态,PPI治疗的疗程至少应为8周。发表于2006年的一篇荟萃分析比较了埃索美拉唑与奥美拉唑、泮托拉唑、兰索拉唑治疗反流性食管炎的效果,研究显示,无论使用哪一种PPI,治疗8周的食管炎愈合率(77.5%～94.1%)均高于治疗4周(47.5%～81.7%)。

RE及NERD治疗均首选质子泵抑制剂,其剂量和疗程根据疾病严重程度有所不同。洛杉矶分级为C级和D级的RE推荐双倍剂量的质子泵抑制剂,疗程至少为8周,8周后复查消化道内镜,黏膜愈合者可进入维持治疗阶段;若治疗 8 周后黏膜未愈合,则需要加大剂量及延长质子泵抑制剂使用时间至黏膜愈合,随后进入维持治疗阶段。洛杉矶分级为 A 级和 B 级的 RE 患者与 NERD 患者的治疗方法类似,可使用标准剂量的质子泵抑制剂,疗程为 8 周,以症状缓解作为治疗的主要目标。

GERD 往往需要维持治疗。研究显示,NERD 及轻度食管炎(LA-A 和 LA-B 级)患者可采用按需治疗或间歇治疗。按需治疗指患者根据自身症状出现的情况自行服用药物,以症状的满意控制为目的,用药剂量及频次可参考初始治疗。间歇治疗指当患者症状出现时给予规律服药一段时间,通常为 2 周,以达到症状的缓解。PPI 为首选药物,抗酸剂也是可选药物。对于停用 PPI 后症状持续存在的 GERD 患者,以及重度食管炎(洛杉矶分级 C 和 D 级)和 Barrett 食管患者需要 PPI 长期维持治疗。最近日本的前瞻性随机研究比较了 PPI 长期维持治疗与按需治疗在 EE 中的疗效,发现维持治疗 EE 患者,8 周症状缓解率为 76.3%,明显高于按需治疗的 51.3%,24 周的黏膜愈合率为 85.0%,明显高于按需治疗的 44.4%。

长期使用 PPI 可产生潜在不良反应。关于其不良反应,我国 2014 年胃食管反流病专家共识及 2013 年美国胃肠病学院的指南均作了详细的阐述。PPI 的潜在不良事件包括头痛、腹泻和消化不良等,发生率<2%。虽无临床资料支持,但出现这些不良事件时,可尝试更换另一种 PPI。已知有骨质疏松的患者仍可应用 PPI。对髋骨骨折和骨质疏松的担忧应不影响长期使用 PPI 的决定,除非有其他髋骨骨折的危险因素。PPI 治疗是难辨梭状芽孢杆菌感染的危险因素,在易感患者中应用需谨慎。胃酸有杀灭或抑制细菌的作用,长期应用 PPI 通过提高胃内 pH,可能促进肠道菌群增生,从而增加难辨梭状芽孢杆菌感染的概率。有研究提示短期应用 PPI 者,社区获得性肺炎的风险增加;但未发现长期应用 PPI 者社区获得性肺炎的风险增加的证据,因而如果需要用长期使用 PPI 治疗,不必考虑社区获得性肺炎风险增加这个因素。在同时应用氯吡格雷的患者中,不需要改变 PPI 治疗,因不增加心血管不良事件的风险。早期 PPI 与抗血小板药物联用对心血管事件发生率的影响有争议,西方国家早期研究认为两者合用会增加心血管事件的发生率,近期前瞻性对比研究认为两药合用对心血管事件发生率的影响无显著性差异,我国尚无高质量的大宗随机对照研究。

H_2RA 治疗 GERD 的疗效显著不如 PPI,目前仅推荐用于下列情况:①NERD 患者症状缓解后的维持治疗;②PPI 治疗期间存在夜间反流客观证据者。夜间酸突破的定义是 PPI 每日 2 次饭前服用,夜间(22:00~6:00)胃内 pH<4.0 的连续时间>60 分钟。超过 75% 双倍剂量 PPI 治疗患者存在夜间酸突破,临睡前加用 H_2 受体拮抗剂可减少其夜间酸突破,改善症状。一项回顾性非对照临床试验提示双倍剂量 PPI 睡前加用 H_2RA 后,72% 患者症状改善。有研究提示长期使用 H_2RA 易发生耐药,建议间歇性使用或按需睡前加用。

抗酸药起效快,作用时间短,常用于 NERD 及轻度食管炎缓解症状的按需治疗。有研究比较埃索美拉唑与铝碳酸镁按需维持治疗 NERD 的疗效,结果显示铝碳酸镁与埃索美拉唑疗效相似,提示抗酸药在 NERD 及轻度食管炎症状的控制有一定的作用。

2.抗反流药物

研究表明,一过性下食管括约肌松弛(TLESRs)是 GERD 患者发生反流的主要机制。GERD 患者中往往可见 EGJ 的顺应性提高,LES 一过性松弛增加,从而使近端反流更易发生。

因此,使用药物抑制 TLESRs 是一个具有前景的 GERD 治疗方法。

巴氯芬是一种 GABA$_\beta$ 激动剂,可在中枢和外周抑制控制 TLESRs 的迷走神经通路。不仅可以减少 TLESRs 和反流事件,还可以降低餐后酸性和非酸性反流时间、夜间反流和嗳气。目前仍没有关于 GERD 患者长期使用巴氯芬的疗效及安全性的临床研究。由于巴氯芬可通过血-脑屏障,产生困倦、头晕、嗜睡、恶心、呕吐等神经系统不良反应。

3.促动力药

GERD 患者的胃食管反流量增多、食管酸清除时间延长,可能与食管蠕动功能减弱或食管裂孔疝等因素引起的下食管括约肌功能障碍有关。通过缩短反流物与食管黏膜的接触时间,也许可以减少症状的发生。除了避免饱餐后平卧、睡眠时抬高床头等改变生活方式外,促胃肠动力药物理论上可以增强食管蠕动而加强食管酸清除作用。在 PPI 治疗基础上加用促动力药可以加强胃排空,减少 TLESRs 的发生从而减少食管酸暴露。研究显示,甲氧氯普胺可提高下食管括约肌静息压力,加强食管蠕动和改善胃排空,因此可以用于伴有胃排空延迟的 GERD 患者中,但目前仍无高质量证据支持甲氧氯普胺单独或联合用药治疗 GERD 的有效性。

甲氧氯普胺的中枢神经系统不良反应表现为困倦、躁动、易激动、抑郁、肌张力障碍和迟发性不自主运动等,虽然发生率不到 1%,但由于疗效不确切,用于 GERD 治疗时可能弊大于利,目前不建议其用于 GERD 治疗。

多潘立酮是外周多巴胺受体激动剂,可促进胃排空,但未有明确证据证实其在治疗 GERD 的疗效。近期有报道表明,多潘立酮有使心脏 QT 间期延长的不良反应,女性长期使用有泌乳的不良反应,使用时应加以注意。

目前临床使用的促动力药还有莫沙必利及伊托必利,前者为选择性 5-羟色胺 4 受体激动药,能促进乙酰胆碱的释放,刺激胃肠道而发挥促动力作用,从而改善功能性消化不良患者的胃肠道症状。后者具有多巴胺 D$_2$ 受体阻滞和乙酰胆碱酯酶抑制的双重作用,通过刺激内源性乙酰胆碱释放并抑制其水解而增强胃与十二指肠运动,促进胃排空。目前国内一些小样本的研究提示,这两种促动力药有利于增强质子泵抑制剂对 GERD 的症状缓解作用,但缺乏高质量的对照研究证实其疗效。

4.黏膜保护剂

通过降低食管黏膜对腔内物质的通透性,可减少胃反流物对食管黏膜的毒性作用。瑞巴派特可以提高胃黏膜上皮屏障作用,可能对食管黏膜起一定保护作用。有研究显示,联合使用瑞巴派特和兰索拉唑 15mg 比单用兰索拉唑 15mg 能更好地使 LA-A 级和 B 级 EE 患者维持症状的长期缓解。铝碳酸镁具有黏膜保护和中和胃酸的作用,在 GERD 患者中可快速改善其症状,但其作用时间短,且无胃酸分泌的抑制作用,仅用于轻度反流病患者。

5.低剂量抗抑郁药

一些 GERD,尤其是 NERD 患者存在对食管刺激的高敏感性。食管球囊扩张试验或食管酸灌注试验已经证实,部分 GERD 患者存在食管高敏感现象。相对于正常志愿者,食管高敏感患者对刺激的感受阈值减低,对疼痛的感知阈值也降低。相对于症状与酸反流事件密切相关者,症状与酸反流事件不相关的患者更容易发生焦虑症和癔症。人群调查也显示焦虑症和抑郁症均可提高反流症状的发生率。由此可见,PPI治疗效果欠佳者有可能合并精神心理障碍。有研究也证实了PPI疗效欠佳者同时合并抑郁症的可能性大。

GERD患者常诉生活不良事件会诱发或加重其烧心症状。精神心理应激与食管对刺激的感知提高密切相关,可能是通过周围和中枢的机制加重了食管痛觉高敏感性。最近一个研究显示,机体处于焦虑状态后,酸诱导的食管高敏感性会增加。因此,精神心理应激可导致食管高敏感状态,这种改变可能通过中枢神经系统介导或同时受到应激所致的食管黏膜完整性受损影响。

抗抑郁药物可从中枢神经系统和(或)感觉传入神经调控食管敏感性,可能对这些患者有效。既往研究显示,低剂量三环类抗抑郁药物对PPI治疗反应差的胸痛患者治疗有效。曲唑酮——一种5-羟色胺再摄取抑制剂(SSRls),与安慰剂比较能更有效地治疗与食管收缩异常相关的食管症状.如胸痛、吞咽困难、烧心和(或)反流等。西酞普兰为选择性的SSRIs,可明显提高正常志愿者的食管球囊扩张的感知阈值和痛觉阈值,还可以延长食管酸暴露引起烧心不适所需的时间。一个随机对照试验显示,西酞普兰20mg每日1次,使用6个月后食管酸敏感患者的难治性反流症状得到明显改善。综上所述,抗抑郁药也许能有效地缓解具有食管高敏感GERD患者的食管不适和烧心症状。

6.复方海藻酸钠

胃内酸袋(GAP)是指食管下括约肌下方胃食管连接部一段很短的特殊区域,GAP的存在被视为导致GERD发生的机制之一。GAP常出现于餐后15分钟,持续至餐后约90分钟,平均pH为1.6,明显低于餐后胃内缓冲区平均pH。GAP的形成因素与胃液逃逸了食物缓冲作用、食管裂孔疝以及所进食的食物种类有关。健康人中也可存在GAP,但GERD患者的GAP更长。除外PPI,还可以使用海藻酸盐、胃底折叠术等针对酸袋进行GERD治疗。海藻酸可在近端胃内形成物理屏障,可有效减少远端食管的餐后酸暴露时间,提高反流物的pH。小样本的临床研究提示,尽管该药不能减少反流事件数量,但能置换或中和餐后酸袋。

(三)针灸治疗

中国传统医药对GERD亦有治疗作用,如针灸治疗。有研究以30例单剂量PPI治疗无效的GERD患者为研究对象,显示加用针灸治疗比PPI加量至双倍剂量能更有效地控制酸反流和烧心。目前尚缺乏大样本对照研究证实针灸可作为PPI治疗无效患者的替代治疗方法。

(四)催眠疗法

患者的心理状态可影响其对PPI治疗的反应。对PPI治疗效果不佳的患者,减轻其心理负担可能有利于提高疗效。催眠疗法可用于对此类患者的辅助治疗,尤其对于GERD不典型症状可能有效。一个纳入28名非心源性胸痛患者的随机临床试验,结果显示相对于对照组,催眠疗法组患者对疼痛的感受明显改善。另一个以癔球症患者为研究对象的研究也发现催眠疗法是一种有效的治疗方法。催眠疗法对GERD辅助治疗的确切疗效仍有待于更大规模的临床研究中验证。

(五)抗反流外科手术治疗

腹腔镜下胃底折叠术可有效地控制与酸反流相关的GERD。当PPI治疗有效且需要维持治疗而患者不愿长期服药时,可以考虑外科手术治疗。也有研究认为,非酸反流相关的 GERD 症状能够在抗反流手术后得到改善。不建议对与症状无关的非酸反流者、PPI 治疗无效的食管外症状者行手术治疗。目前最常用的抗反流手术术式是腹腔镜下胃底折叠术。2010 年发表的一篇荟萃分析比较了外科治疗与药物治疗的疗效,结果显示,在随访 3 个月和 1 年时,外科治疗组的健康相关生活质量评分和反流相关生活质量评分均优于药物治疗组,术后并发症的发生率为 0.9%～14.0%,包括腹胀(14.0%)、食管狭窄(0.9%)和呼吸道感染(1.8%),均未发生与手术相关的死亡。关于抗反流手术的长期疗效,有 4 项随机临床对照研究分别对 EE 患者术后随访 5～12 年,均显示外科治疗组疗效优于药物治疗组。

此外,PPI 治疗失败也是抗反流手术的适应证之一。有研究表明,腹腔镜下胃底折叠术能有效改善酸和弱酸反流,术后有较高的症状缓解率。通常认为,PPI 疗效欠佳的 GERD 患者手术治疗效果不如 PPI 治疗有效者。但也有小样本的研究显示,难治性 GERD 患者抗反流手术后随访 3 年,症状缓解率及停药后食管阻抗-pH 监测结果仍较为理想。

不建议对与症状无关的非酸反流者行手术治疗。小样本研究发现,弱碱反流在术后反而有所增加。GERD 相关的食管外症状的外科手术疗效尚未明了,有研究发现 PPI 治疗无效的慢性咽部症状患者并不能从胃底折叠术中获益,因此也不建议对 PPI 治疗无效的食管外症状者行手术治疗。2013 年美国胃肠病学院颁布的 GERD 指南指出,需谨慎选择抗反流手术患者,且手术前需进行评估如食管测压等排除动力障碍性疾病。

(六)内镜治疗

目前用于 GERD 内镜治疗方法主要有射频治疗、注射或植入技术以及内镜腔内胃食管成形术 3 类。其中,射频治疗和经口内镜下胃底折叠术(TIF)是近年来研究的热点。

Stretta 射频治疗是一种针对胃食管反流病的内镜下微创治疗方法,在胃镜的引导下将一根射频治疗导管插入食管,将射频治疗仪电极刺入食管下括约肌和贲门肌层,多层面多点对胃食管结合部位进行烧灼。通过热能引起组织破坏、再生,诱导胶原组织收缩、重构,并阻断神经通路,从而增加食管下括约肌厚度和压力,减少一过性下食管括约肌松弛,以达到改善反流症状的目的。目前已有 4 篇关于射频治疗的随机临床对照研究发表,其中 3 项随机临床对照研究与假手术组对照,随访 3～6 个月,结果显示手术组症状改善及生活质量评分均优于假手术组。另一项随机临床对照研究比较射频治疗与 PPI 治疗的疗效,发现射频治疗可减少 PPI 的用量。但上述研究均缺乏长期随访的结果。此外,大部分患者术后虽然症状改善,但仍有反流症状,仍需使用 PPI 治疗,而 pH 监测参数和食管炎愈合率等客观指标改善不明显。因此,射频治疗的长期有效性仍需进一步的研究证实。

TIF 是近年来新兴的内镜下抗反流手术,该术在内镜下将齿状线附近胃食管交接处的全层组织通过牵引器旋转下牵拉 4～5cm 并加固固定,形成一个胃腔内全层抗反流阀瓣,达到治疗食管裂孔疝、增加下食管括约肌压力(LESP)的目的。相对于腹腔镜下胃底折叠术,创伤更小。近期发表的一篇随机、多中心、交叉对照研究纳入 63 例 GERD 患者,结果显示在术后 6 个月,手术组症状缓解率和食管炎愈合率均优于高剂量 PPI 组。TIF 术可在短期内改善患者症状,减少 PPI 使用,目前已成为治疗 GERD 的热门技术,但其远期疗效尚需验证。

　　内镜下注射治疗是在内镜下用注射针于食管下段-贲门局部黏膜下注射生物相容性物质或硬化剂,以增加 LES 压力,达到抗反流的目的。根据不同注射材料,包括 Enteryx 法、Gate-keeper 法、Durasphere 法。前两者由于安全性问题已被停用。Durasphere 是由悬浮于含 3％ β-葡聚糖水基载体凝胶热解碳衣锆珠组成的生物相容可注射的填充无菌新型材料。该疗法在内镜下于食管齿状线附近 4 个象限黏膜下层注射 Durasphere 材料,以增加 LES 压力。美国一项单中心研究对 10 例 GERD 患者行 Durasphere 注射,随访 12 个月显示,7 例患者完全停用 PPI,9 例患者 PPI 用量减少 50％以上。DeMeester 评分由治疗前的 44.5 分降至 26.5 分,4 例患者食管 pH 检测恢复正常。全部患者耐受良好;除少数患者有不适感外,无不良事件发生。无糜烂、溃疡等食管炎发生,注射部位亦未出现材料脱落或迁移,说明 Durasphere 法可有效改善 GERD 症状、减少 PPI 用量且不良反应小。尽管 Durasphere 法已获得 FDA 批准,但目前治疗 GERD 的研究较少,多为小样本、短期试验,有待进一步行大样本对照研究及长期随访,观察其确切疗效及安全性。

(七)治疗新进展

　　GERD 治疗新进展包括 LinX 抗反流磁环及 LES 电刺激疗法等。LinX 抗反流磁环是由一串含磁力的钛珠构成的圆环,可经腹腔镜置于患者胃食管交界的 LES 处。静息状态下,该系统主要靠钛珠间的弱磁力吸引关闭 LES,增强抗反流屏障。研究结果提示,LinX 抗反流磁环能长期改善 GERD 症状,降低患者对 PPI 的依赖性,提高生活质量,且 LinX 抗反流磁环植入操作简单、不改变正常胃食管解剖结构、可重复性强,是一种值得进一步研究的抗反流治疗手段。其主要并发症为术后吞咽困难。迄今为止,该技术最长随访时间为 5 年,更长期的疗效及并发症包括植入物对胃食管交界处的长期异物刺激等,仍需进一步通过随访研究进行观察。

　　Endostim(LES-EST)是一种通过电刺激 LES 治疗 CERD 的方法,作用原理是经腹腔镜将双电极脉冲式刺激器置于患者 LES 处,通过间歇电脉冲刺激方式使 LES 收缩,增强 LES 压力,维持正常的 LES 功能,但不影响松弛。LES-EST 治疗 GERD 的短期疗效显著,现有的时间最长的疗效观察为 1 年。目前欧洲地区正在进行该技术的多中心临床对照研究,试图通过该长期研究探讨该技术治疗 GERD 的疗效。

七、GERD 食管外症状

　　GERD 可出现与耳、鼻、咽喉或呼吸道相关的症状,称为 GERD 的食管外症状。总体来说,GERD 食管外症状的确认首先有赖于患者是否合并典型的反流症状,若存在典型的反流症状如烧心和反酸,其食管外症状与反流的相关程度增强,进一步 PPI 治疗的有效率也较高。若未合并典型的 GERD 症状,其与 GERD 的相关存在不确定性,需通过进一步的客观检查明确。

　　GERD 是慢性咳嗽包括哮喘和鼻后滴漏在内的三大病因之一,其发病的可能机制包括微吸入、食管支气管反射及咳嗽反射。咳嗽和反流的关系确定存在难度,如咳嗽本身可导致胸腔压力的变化,为反流提供机会。尽管联合阻抗-pH 监测可与咳嗽监测同步,有利于客观监测反流及咳嗽之间的关系;但是反流引起咳嗽的时间窗无法确定,与典型症状如烧心与客观反流监测中出现的酸反流之间的 2 分钟时间窗不同,目前暂无对这一时间窗的统一定义,所以无法准确诊断反流与咳嗽的相关关系。为进一步确定咳嗽与反流的关系,临床往往采用经验性 PPI 治疗进一步确定。但是 PPI 治疗的应答率较低,其原因与部分咳嗽与反流的关系无法确定外,慢性咳嗽中重要的发病机制食管支气管反射的活化也扮演重要角色。研究显示,当食管支气管反射被激活后,反流物的酸化作用有限。抗反流手术在一些小样本非对照研究中提示治疗反流性咳嗽有效,但仍需要前瞻性对照研究进一步证实其疗效。

反流性哮喘发病机制与反流性咳嗽类似,但夜间反流在其发病中有重要作用。其评估还需行支气管激发试验等。PPI 亦为反流性哮喘最常用的治疗方法,但往往不能使症状完全缓解。抗反流手术的作用未得到证实。

耳鼻喉科就诊的患者中,4%~10% 的症状与 GERD 相关;其中慢性喉炎的症状约 60% 与 GERD 相关,作为耳鼻喉科及消化内科交叉的疾病,越来越引起临床的重视。与慢性咳嗽类似,GERD 与咽喉症状的关系往往也难以明确。反流监测如单纯 pH 监测或者联合阻抗-pH 监测,有助于为疑诊 GERD 相关喉炎的患者提供客观证据。但是食管下段的客观反流证据并不能作为咽喉反流的证据,而咽喉反流的监测阳性率极低,因此应用反流监测来寻找咽喉反流的证据也存在难度。此外,疑诊咽喉反流的患者还可以应用 PPI 进行诊断性治疗,与典型食管反流症状的 2 周 PPI 诊断性试验不同,咽喉症状的患者需要更长疗程的观察,据本中心的研究提示,观察疗程为 4 周时其诊断的敏感性和特异性最高。睡眠呼吸暂停综合征与 GERD 关系密切,前者存在客观胃食管反流的比例明显高于健康对照组;但多因素回归分析却无法确立睡眠呼吸暂停综合征与 GERD 之间的关系,两者的关系可能来源于共同的危险因素如肥胖。

对 GERD 非典型症状或食管外症状的抑酸治疗仍存在争议。支持 PPI 用于这些症状治疗的研究大多数为小样本非对照研究。以慢性咳嗽为例,近期一个荟萃分析纳入了 9 个对比 PPI 与安慰剂治疗慢性咳嗽的研究,结果显示尽管患者的咳嗽评分在 PPI 治疗 2~3 个月后有所下降,但两者间治疗慢性咳嗽的缓解率无明显统计学意义($OR=0.46$,95% CI:$0.19\sim1.15$)。总体来说,对于合并典型烧心和(或)反流症状的食管外症状患者,可使用标准剂量或双倍剂量的 PPI 治疗,但其疗程往往较食管内症状患者更长,推荐至少 12 周。不合并典型烧心和(或)反流症状的患者,其食管外症状源于胃食管反流的可能性较小,建议先行客观反流监测,确定食管外症状源于反流后方进行抗反流治疗,其剂量及疗程同合并典型反流症状者。

第二节　胃炎

一、急性胃炎

胃炎是一种病理状态,指胃黏膜对各种损伤的炎症反应过程,通常包括上皮损伤、黏膜炎症反应和上皮细胞再生三个过程。仅有上皮损伤和上皮细胞再生过程的称为胃病。根据临床发病的缓急和病程的长短、内镜与组织学标准,胃炎可以分为急性胃炎及慢性胃炎;其中急性胃炎以粒细胞浸润为主,慢性胃炎以单核细胞浸润为主。根据病变累及部位,胃炎可分为胃窦胃炎、胃体胃炎和全胃炎。根据不同病因,胃炎可分为幽门螺杆菌相关性胃炎、自身免疫性胃炎、应激性胃炎及特殊类型胃炎等。根据病理改变,胃炎可分为非萎缩性胃炎、萎缩性胃炎。

急性胃炎是各种病因引起的广泛性或局限性胃黏膜的急性炎症。内镜检查以一过性胃黏膜充血、水肿、出血、糜烂或浅表溃疡为特点。病理学以胃黏膜固有层见中性粒细胞为主的炎性细胞浸润为特点。按照病理改变不同急性胃炎通常分为急性糜烂性胃炎、特殊病因引起的急性胃炎如急性腐蚀性胃炎、急性化脓性胃炎、急性感染性胃炎等。

(一)急性糜烂性胃炎

急性糜烂性胃炎又称急性糜烂出血性胃炎、急性胃黏膜病变(AGML),是指由各种病因引起的,以胃黏膜糜烂、出血为特征的急性胃黏膜病变,是上消化道出血的重要病因之一,约占上消化道出血的 20%。

1.病因与发病机制

引起急性糜烂性胃炎的常见病因有:

(1)药物:常见的药物有非甾体类抗炎药(NSAID)如阿司匹林、吲哚美辛、保泰松,肾上腺皮质激素,一些抗肿瘤化疗药物等。可能的机制有:非甾体类抗炎药呈弱酸性,可直接损伤胃黏膜。同时,NASID 类药物还可通过抑制环氧合酶-1(COX-1)的合成,阻断花生四烯酸代谢为内源性前列腺素的产生,而前列腺素在维持胃黏膜血流和黏膜屏障完整性方面有重要作用,从而削弱胃黏膜的屏障功能。国内外动物研究发现,NASID 药物能够抑制氧自由基清除,氧自由基增加使膜脂质过氧化,造成胃黏膜的应激性损害。肾上腺皮质激素可使盐酸和胃蛋白酶分泌增加,胃黏液分泌减少、胃黏膜上皮细胞的更新速度减慢而导致本病。某些抗肿瘤药如氟尿嘧啶对快速分裂的细胞如胃肠道黏膜细胞产生明显的细胞毒作用。还有一些铁剂、抗肿瘤化疗药物及某些抗生素等均有可能造成黏膜刺激性损伤。

(2)乙醇:乙醇能在胃内被很快吸收,对胃黏膜的损伤作用较强,其致病机制主要有以下几个方面:①对胃黏膜上皮细胞的直接损伤:乙醇有亲脂性和溶脂性能,能够破坏胃黏膜屏障功能及上皮细胞的完整,导致上皮细胞损害脱落;②对黏膜下血管损伤:主要引起血管内皮细胞损伤、血管扩张、血浆外渗、小血管破裂、黏膜下出血等改变,造成胃黏膜屏障功能破坏,引起胃黏膜损伤;③黏膜上皮及血管内皮损伤引起局部大量炎症介质产生,中性粒细胞浸润,局部细胞损伤进一步加重;④部分患者由于黏膜下血管扩张,出现一过性胃酸分泌升高,加重局部损伤。

(3)应激:引起应激的主要因素有:严重感染、严重创伤、大手术、大面积烧伤、休克、颅内病变、败血症和其他严重脏器病变或多器官功能衰竭等。由上述应激源引起的急性胃黏膜损害被称为应激性溃疡,其中由烧伤引起的称 Curling 溃疡,中枢神经系统病变引起的称 Cushing 溃疡。引起的机制可能有:严重应激可使交感神经兴奋性增强,外周及内脏血管收缩,胃黏膜血流减少,引起胃黏膜缺血、缺氧,对各种有害物质的敏感性增加;胃黏膜缺血时,不能清除逆向弥散的氢离子,氢离子损害胃黏膜并刺激肥大细胞释放组胺,使血管扩张,通透性增加;应激状态下可使 HCO_3^- 分泌减少,黏液分泌不足,前列腺素合成减少,削弱胃黏膜屏障功能。同时,儿茶酚胺分泌增加,胃酸分泌增加,导致胃黏膜损伤,糜烂、出血,严重者可发生急性溃疡。

(4)胆汁反流：幽门关闭不全、胃切除(主要是 Billroth Ⅱ 式)术后可引起十二指肠-胃反流，反流液中的胆汁和胰液等组成的碱性肠液中的胆盐、溶血卵磷脂、磷脂酶 A 和其他胰酶可破坏胃黏膜屏障，导致 H$^+$ 弥散，损伤胃黏膜。同时胰酶能催化卵磷脂形成溶血卵磷脂，从而加强胆盐的损害，引起急性炎症。

2.病理

本病典型表现为广泛的糜烂、浅表性溃疡和出血，常有簇状出血病灶，病变多见于胃底及胃体部，有时也累及胃窦。组织学检查见胃黏膜上皮失去正常柱状形态而呈立方形或四方形，并有脱落，黏膜层出血伴急性炎性细胞浸润。

3.临床表现

急性糜烂性胃炎是上消化道出血的常见病因之一，呕血和黑便是本病的主要表现。出血常为间歇性，大量出血可引起晕厥或休克。不同病因所致的临床表现不一，轻重不一，可无症状或为原发病症状掩盖。

患者发病前多有服用 NSAID、酗酒、烧伤、大手术、颅脑外伤、重要器官功能衰竭等应激状态病史。短期内服用 NSAID 药造成的急性糜烂性胃炎大多数症状不明显，少数出现上腹部疼痛、腹胀等消化不良的表现，上消化道出血较常见，但一般出血量较少，以黑便为主，呈间歇性，可自行停止。乙醇引起的急性糜烂性胃炎常在饮酒后 0.5～8.0 小时突发上腹部疼痛，恶心、呕吐，剧烈呕吐可导致食管贲门黏膜撕裂综合征，可出现呕血、黑便。应激性溃疡主要临床表现为上消化道出血(呕血或黑便)，严重者可出现失血性休克，多发生在原发疾病的 2～5 天内，少数可延至 2 周。原发病越重应激性溃疡发生率越高，病死率病死率越高。应激性溃疡穿孔时可出现急腹症症状及体征。胆汁反流易引起上腹饱胀，食欲减退，严重者可呕吐黄绿色胆汁，伴烧心感。

4.辅助检查

(1)血液检查：血常规一般正常。若短时间内大量出血可出现血红蛋白、红细胞计数及红细胞比容降低。

(2)大便常规及潜血试验：上消化道出血量大于 5～10mL 时大便潜血试验阳性。

(3)胃镜检查：尤其是 24～48 小时内行急诊胃镜检查可见胃黏膜糜烂、出血或浅表溃疡，多为弥散性，也可局限性。应激所致病变多位于胃体和胃底，而 NSAID 或酒精所致病变以胃窦为主。超过 48 小时病变可能已不复存在。

5.诊断与鉴别诊断

有近期服药史、严重疾病、大量饮酒史等，短期内出现上腹部疼痛不适，甚至呕血黑便者需考虑本病，结合急诊胃镜检查有助于诊断。必须指出的是急诊胃镜检查须在 24～48 小时内进行。消化性溃疡可以上消化道出血为首发症状，需与本病鉴别，急诊胃镜检查有助于鉴别诊断。对于有肝炎病史，并有肝功能减退和门静脉高压表现如低蛋白血症、腹水、侧支循环建立等，结合胃镜检查可与本病鉴别。

6.治疗

(1)防治原则：注意高危人群，消除病因，积极治疗原发病，缓解症状，促进胃黏膜再生修复，防止发病及复发，避免并发症。

（2）一般治疗：去除病因，治疗原发病。患者应卧床休息，禁食或流质饮食，保持安静，烦躁不安时给予适量的镇静剂，如地西泮。出血明显者应保持呼吸道通畅防止误吸，必要时吸氧。密切观察生命体征等。

（3）黏膜保护剂：可应用黏膜保护剂硫糖铝，铝碳酸镁，替普瑞酮或米索前列醇等药物。

（4）抑酸治疗：轻症者可口服 H_2RA 及 PPI，较重者建议使用 PPI，如奥美拉唑，兰索拉唑，泮托拉唑，雷贝拉唑，埃索美拉唑等。

7.预防

对于必须服用 NSAID 的患者，应减小剂量或减少服用次数，加服抑制胃酸或前列腺素类似物，可以有效预防急性糜烂性胃炎。对严重感染、严重创伤、大手术、大面积烧伤、休克、颅内病变、败血症和其他严重脏器病变或多器官功能衰竭等应激状态患者应该给予抑酸或制酸药物治疗，以维持胃内 pH 在 3.5～4.0，可以有效预防急性胃黏膜病变的发生。

（二）急性腐蚀性胃炎

急性腐蚀性胃炎是由于自服或误服强酸（如硫酸、盐酸、硝酸、醋酸、来苏）或强碱（如氢氧化钠、氢氧化钾）等腐蚀剂后引起胃黏膜发生变性、糜烂、溃疡或坏死性病变。早期临床表现为口腔、咽喉、胸骨后及上腹部的剧痛、烧灼感，恶心、呕吐血性胃内容物，吞咽困难及呼吸困难，重者可因食管、胃广泛的腐蚀性坏死而导致穿孔、休克，晚期可导致食管狭窄。

1.病因与发病机制

本病是由于误服或有意吞服腐蚀剂（强碱或强酸）而引起的急性胃壁损伤。损伤的范围和深度与腐蚀剂的性质、浓度和数量剂量，腐蚀剂与胃肠道接触的时间及胃内所含食物量有关。强酸可使与其接触的蛋白质和角质溶解、凝固，引起口腔、食管至胃所有与强酸接触部位的组织呈界限明显的灼伤或凝固性坏死伴有焦痂，坏死组织脱落可造成继发性胃穿孔、腹膜炎。强碱与组织接触后，迅速吸收组织内的水分，并与组织蛋白质结合成胶冻样的碱性蛋白质，与脂肪酸结合成皂盐，造成严重的组织坏死，常产生食管壁和胃壁全层灼伤，甚至引起出血或穿孔，强碱所致的病变范围多大于与其接触的面积。两者后期都可引起瘢痕形成和狭窄。

2.病理

累及部位主要为食管和胃窦。主要的病理变化为黏膜充血、水肿和黏液增多。严重者可发生糜烂、溃疡、坏死，甚至穿孔，晚期病变愈合后可能出现消化道狭窄。

3.临床表现

急性腐蚀性胃炎病变程度及临床表现与腐蚀剂种类、浓度、吞服量、胃内有无食物贮存、与黏膜接触时间长短等因素有关。吞服腐蚀剂后，最早出现的症状为口腔、咽喉、胸骨后及中上腹部剧烈疼痛，常伴有吞咽疼痛、咽下困难、频繁的恶心呕吐。严重者可呕血、呼吸困难、发热、血压下降。食管穿孔可引起食管气管瘘及纵隔炎，胃穿孔可引起腹膜炎。与腐蚀剂接触后的消化道可出现灼痂。在急性期过后，后期的主要症状为梗阻，患者可逐渐形成食管、贲门或幽门瘢痕性狭窄，也可形成萎缩性胃炎。

4.诊断与鉴别诊断

根据病史和临床表现，诊断并不困难。由于各种腐蚀剂中毒的处理不同，因此在诊断上重要的是一定要明确腐蚀剂的种类、吞服量与吞服时间；检查唇与口腔黏膜痂的色泽（如黑色痂提示硫酸、灰棕色痂提示盐酸、深黄色痂提示硝酸、醋酸呈白色痂，而强碱可使黏膜呈透明水肿）；同时要注意呕吐物的色、味及酸碱反应；必要时收集剩余的腐蚀剂作化学分析，对于鉴定其性质最为可靠。在急性期内，避免 X 线钡餐及胃镜检查，以防出现食管或胃穿孔。急性期过后，钡剂造影检查可以了解食管、胃窦狭窄或幽门梗阻情况，如患者只能吞咽流质时，可吞服碘水造影检查。晚期如患者可进流质或半流质，则可谨慎考虑胃镜检查，以了解食管、胃窦及幽门有无狭窄或梗阻。

5.治疗

腐蚀性胃炎是一种严重的急性中毒，必须积极抢救。治疗的主要目的：①抢救生命（治疗呼吸困难、休克、纵隔炎和腹膜炎等）；②控制后期的食管狭窄和幽门梗阻。

（1）一般处理。①保持镇静，避免诱导患者呕吐，因为呕吐会引起食管、器官和口咽部黏膜再次接触腐蚀剂加重损伤，因而禁用催吐剂。②保持呼吸道通畅，误吞腐蚀剂后几秒至 24 小时内可发生危及生命的气道损伤，此时不宜气管插管，需行气管切开。③抗休克治疗，如有低血压则需积极补液等抗休克治疗。④适当使用抗生素，对有继发感染者需使用抗生素。⑤手术治疗，如证实有食管穿孔、胃穿孔、纵隔炎和腹膜炎，则需行手术治疗。

（2）减轻腐蚀剂继发的损害及对症治疗：服毒后除解毒剂外不进其他食物，严禁洗胃，以避免穿孔。为减少毒物的吸收，减轻黏膜灼伤的程度，对误服强酸者可给予牛奶、蛋清或植物油 100～200mL 口服，但不宜用碳酸氢钠中和强酸，以产生二氧化碳导致腹胀，甚至胃穿孔。若服用强碱，可给食醋 300～500mL 加温水 300～500mL，一般不宜服用浓食醋，避免产生热量加重损害。剧痛者给予止痛剂如吗啡 10mg 肌内注射。呼吸困难者给予氧气吸入，已有喉头水肿、呼吸严重阻塞者及早气管切开，同时常给予抗菌药物以防感染。抑酸药物应该静脉足量给予，维持到口服治疗，以减少胃酸对胃黏膜病灶的损伤。发生食管狭窄时可用探条扩张或内镜下球囊扩张。

（三）急性化脓性胃炎

急性化脓性胃炎是由化脓性细菌感染所致的以胃黏膜下层为主的胃壁急性化脓性炎症，又称急性蜂窝织炎性胃炎，是一种少见的重症胃炎，病死率高，男性多见，发病年龄多在 30～60 岁，免疫力低下、高龄、酗酒为高危因素，行内镜下黏膜切除和胃息肉切除术为医源性高危因素。

1.病因与发病机制

急性化脓性胃炎是由化脓性细菌感染侵犯胃壁所致，常见的致病菌为溶血性链球菌，约占 70%，其次为金黄色葡萄球菌、肺炎球菌及大肠埃希菌等。细菌主要通过血液循环或淋巴播散侵入胃壁，常继发于其他部位的感染病灶，如败血症、感染性心内膜炎、骨髓炎等疾病；细菌也可通过受损害的胃黏膜直接侵入胃壁，常见于胃溃疡、胃内异物创伤或手术、慢性胃炎、胃憩室、胃癌等可致胃黏膜损伤，吞下的致病菌可通过受损的黏膜侵犯胃壁。胃酸分泌低下致胃内杀菌能力减弱和胃黏膜防御再生能力下降是本病的诱因。

2.病理

化脓性细菌侵入胃壁后，经黏膜下层扩散，引起急性化脓性炎症，可遍及全胃，但很少超过贲门或幽门,最常见于胃远端的1/2。病变在黏膜下层,胃黏膜表面发红,可有溃疡、坏死、糜烂及出血,胃壁由于炎症肿胀而增厚变硬。胃壁可呈弥漫脓性蜂窝织炎或形成局限的胃壁脓肿,切开胃壁可见有脓液流出。严重化脓性炎症时,可穿透固有肌层波及浆膜层,发展至穿孔。显微镜下可见黏膜下层大量中性粒细胞浸润、有出血、坏死及血栓形成。

3.临床表现

本病常以急腹症形式发病,突然出现上腹部疼痛,可进行性加重,前倾坐位时有所缓解,卧位时加重。伴寒战、高热、恶心、呕吐、上腹部肌紧张和明显压痛。严重者早期即可出现周围循环衰竭。随着病情的发展,可见呕吐脓性物和坏死的胃黏膜组织,出现呕血、黑便、腹膜炎体征和休克,可并发胃穿孔、弥散性腹膜炎、血栓性门静脉炎及肝脓肿。

4.辅助检查

(1)实验室检查:外周血白细胞计数升高,多在$10\times10^9/L$以上,以中性粒细胞为主,并出现核左移现象,白细胞内可出现中毒颗粒。胃内容物涂片或培养多可找到致病菌。呕吐物检查有坏死黏膜混合脓性呕吐物。腹水、血液细菌培养可发现致病菌。胃液分析胃酸减少或消失。

(2)X线检查:部分患者腹部X线片可显示胃扩张或局限性肠胀气,胃壁内有气泡存在。由于X线钡餐检查可导致患者胃穿孔,一般应列为禁忌。

(3)胃镜检查:胃镜可明确胃黏膜病变范围及程度。胃镜下见胃黏膜糜烂,充血及溃疡性病变,由于黏膜明显肿胀,可形成肿瘤样外观,但超声胃镜检查无明显胃黏膜物影像。

(4)B超检查:显示胃壁明显增厚。

5.诊断与鉴别诊断

本病缺乏特异性的症状和体征,早期诊断较困难,重要的是提高对本病的警惕性。患者出现上腹部剧痛、发热、恶心、呕吐、存在其他部位感染灶且并发急性腹膜炎,有血白细胞升高、腹部X线片见胃腔大量积气、B超或CT检查见胃壁增厚等表现,应怀疑本病。如呕吐物有脓性物或坏死的胃黏膜组织、胃液培养见致病菌,在排除胰胆疾病后,可诊断本病,有转移性右下腹痛者需注意是否为急性阑尾炎。上腹压痛明显经腹部立位X线片排除胃肠道穿孔后,可慎重考虑进行胃镜检查,明确为胃黏膜病变者可考虑本病的存在,病理组织学上以中性粒细胞浸润为主,显微镜下可见中性粒细胞聚集并可形成小脓肿,尤其以黏膜下层及固有肌层白细胞浸润为甚,故大块深取活检组织有助于发现这些特征性病变。本病需与消化性溃疡穿孔、急性胰腺炎、急性胆囊炎等鉴别。

消化性溃疡并穿孔多有消化性溃疡病史,起病急,突发上腹部痛很快波及全腹,早期体温不高,腹肌紧张及全腹压痛,反跳痛显著,腹部立位X线片多可发现膈下游离气体。

急性胆囊炎亦有发热、上腹部痛,但腹肌紧张及压痛多局限于右上腹部,常放射到右肩部,Murphy征阳性,并且常伴有黄疸,B超及X线胆道造影可明确诊断,而与本病有别。

急性胰腺炎患者有突然发作的上腹部剧烈疼痛,放射至背部及腰部,早期呕吐物为胃内容物,以后为胆汁,血尿淀粉酶增高,结合腹部B超及CT等检查可确诊。

6.治疗

急性化脓性胃炎治疗成功的关键在于早期诊断,及早给予积极治疗,静脉使用大剂量抗生素控制感染,纠正休克,行全胃肠外营养和维持水电解质酸碱平衡,可选用胃黏膜保护剂。如经抗生素等药物治疗无效或并发胃穿孔、腹膜炎者应及时行手术治疗。

7.预后

本病由于诊断困难而导致治疗不及时,因而预后差,病死率高,提高对本病的重视及早期诊治是降低病死率的关键。

(四)急性感染性胃炎

急性感染性胃炎是由细菌、病毒及其毒素引起的急性胃黏膜非特异性炎症。

1.病因与发病机制

由细菌及其毒素引起的急性胃黏膜非特异性炎症。常见致病菌为沙门菌、嗜盐菌、致病性大肠埃希菌等,常见毒素为金黄色葡萄球菌或毒素杆菌毒素,尤其是前者较为常见。进食污染细菌或毒素的食物数小时后即可发生胃炎或同时合并肠炎此即急性胃肠炎。葡萄球菌及其毒素摄入后亦可合并肠炎,且发病更快。近年因病毒感染而引起本病者渐多。急性病毒性胃肠炎大多由轮状病毒及诺沃克病毒引起。轮状病毒在外界环境中比较稳定,在室温中可存活7个月,耐酸,粪-口传播为主要传播途径,诺沃克病毒对各种理化因子有较强抵抗力,感染者的吐泻物有传染性,污染食物常引起暴发流行,吐泻物污染环境则可形成气溶胶,经空气传播。

2.病理

病变多为弥散性,也可为局限性,仅限于胃窦部黏膜。显微镜下表现为黏膜固有层炎性细胞浸润,以中性粒细胞为主,也有淋巴细胞、浆细胞浸润。黏膜水肿、充血以及局限性出血点、小糜烂坏死灶在显微镜下清晰可见。

3.临床表现

临床上以感染或进食细菌毒素污染食物后所致的急性单纯性胃炎为多见。一般起病较急,在进食污染食物后数小时至24小时发病,症状轻重不一,表现为中上腹不适、疼痛,甚至剧烈的腹部绞痛、畏食、恶心、呕吐,因常伴有肠炎而有腹泻,大便呈水样,严重者可有发热、呕血和(或)便血、脱水、休克和酸中毒等症状。伴肠炎者可出现发热、中下腹绞痛、腹泻等症状。体检有上腹部或脐周压痛,肠鸣音亢进。实验室检查可见外周血白细胞总数增加,中性粒细胞比例增多。伴有肠炎者大便常规可见黏液及红、白细胞,部分患者大便培养可检出病原菌。内镜检查可见胃黏膜明显充血、水肿,有时见糜烂及出血点,黏膜表面覆盖黏稠的炎性渗出物和黏液。但内镜不必作为常规检查。轮状病毒引起的胃肠炎多见于5岁以下儿童,冬季为发病高峰,有水样腹泻、呕吐、腹痛、发热等症状,并常伴脱水,病程约1周。诺沃克毒性胃肠炎症状较轻,潜伏期为1~2天,病程平均2天,无季节性,症状有腹痛、恶性、呕吐、腹泻、发热、咽痛等。

4.诊断与鉴别诊断

根据病史、临床表现,诊断并不困难。需注意与早期急性阑尾炎、急性胆囊炎、急性胰腺炎等鉴别。

5.治疗

(1)一般治疗:应去除病因,卧床休息,停止一切对胃有刺激的食物或药物,给予清淡饮食,必要时禁食,多饮水,腹泻较重时可饮糖盐水。

（2）对症治疗：①腹痛者可行局部热敷,疼痛剧烈者给予解痉止痛药,如阿托品、复方颠茄片、山莨菪碱等。②剧烈呕吐时可注射甲氧氯普胺(胃复安)。③必要时给予口服 PPI,如奥美拉唑、泮托拉唑、兰索拉唑等,减少胃酸分泌,以减轻黏膜炎症;也可应用铝碳酸镁或硫糖铝等抗酸药或黏膜保护药。

（3）抗感染治疗：一般不需要抗感染治疗,严重或伴有腹泻时可选用小檗碱(黄连素)、呋喃唑酮(痢特灵)、磺胺类制剂、诺氟沙星(氟哌酸)等喹诺酮制剂、庆大霉素等抗菌药物,但需注意药物的不良反应。

（4）维持水、电解质及酸碱平衡：因呕吐、腹泻导致水、电解质紊乱时,轻者可给予口服补液,重者应予静脉补液,可选用平衡盐液或 5％葡萄糖盐水,并注意补钾;对于有酸中毒者可用5％碳酸氢钠注射液予以纠正。

6.预后

本病为自限性疾病,病程较短,去除病因后可自愈,预后较好。

二、慢性胃炎

慢性胃炎是指不同病因引起的胃黏膜的慢性炎症或萎缩性病变。临床上十分常见,占接受胃镜检查患者的 80％～90％,男性多于女性,随年龄增长,发病率逐渐增高。由于过去对慢性胃炎的病理研究不够深入,对各种病理改变的命名不相同。2012 年 11 月有国内消化病学专家及病理学家在上海举行了全国慢性胃炎诊治会议,针对目前诊治进展更新了慢性胃炎的诊疗共识。2014 年 1 月由全球 40 余位相关领域专家在日本京都制定了幽门螺杆菌(H.pylori)胃炎全球共识,明确了 H.pylori 胃炎相关共识。对慢性胃炎有了更深、更清晰的认识。慢性胃炎目前分类为:非萎缩性胃炎(浅表性胃炎)、萎缩性胃炎和特殊类型胃炎。特殊类型胃炎的分类与病因和病理有关,包括化学性、放射性、淋巴细胞性、肉芽肿性、嗜酸细胞性以及其他感染性疾病所致者等。

（一）H.pylori 胃炎

H.pylori 胃炎是 H.pylori 原发感染引起的慢性活动性黏膜炎症,为一种传染性感染性疾病。是 H.pylori 感染的基础病变,H.pylori 感染是慢性胃炎原因中感染性胃炎的首位,占慢性活动胃炎中的 70％以上。在 H.pylori 感染黏膜产生黏膜炎症基础上,部分患者可发生消化性溃疡(十二指肠溃疡、胃溃疡)、胃癌以及胃黏膜相关淋巴样组织(MALT)淋巴瘤等严重疾病,部分患者可有消化不良症状。

1.H.pylori 胃炎实际上是一种传染病

H.pylori 可以在人-人之间传播,感染者和可能包括被污染水源是最主要的传染源。口-口和粪-口是其主要传播途径,以口-口传播为主。前者主要通过唾液在母亲至儿童和夫妻之间传播,后者主要通过感染者粪便污染水源传播,儿童和成人均为易感人群。感染性疾病分为传染性和非传染性,因此 H.pylori 胃炎定义为传染病更为确切。

2.H.pylori 相关消化不良

功能性消化不良分 2 种,一种是与 H.pylori 感染有关,另一种是与 H.pylori 感染无关。

3.H.pylori 感染与慢性胃炎

H.pylori 是革兰阴性菌,微需氧,在体内呈螺旋状,一端有 2～6 个鞭毛。生长在黏膜表面与黏液层之间。致病的多样性与其能够产生的尿素酶、黏附因子、应激反应蛋白、脂多糖、空泡毒素(VacA)以及细胞毒素相关蛋白(CagA)等毒力因子关系密切。H.pylori 虽为非侵袭性病原,但能引起强烈的炎症反应。这是因为 H.pylori 既能直接刺激免疫细胞,又能直接刺激上皮细胞因子,其产生的细菌产物,如氢等对上皮细胞有直接毒性作用。H.pylori 分泌的脂多糖或其他膜蛋白从胃腔表面扩散入黏膜内,引起趋化反应,吞噬细胞的激活及淋巴细胞的增殖引起各种不同类型的慢性胃炎,如浅表性胃炎、弥散性胃窦炎及多灶性萎缩性胃炎。H.pylori感染引起胃炎的致病机制涉及多种因素和多个环节,是 H.pylori 的致病因素和宿主免疫应答、炎症反应的综合结果。

H.pylori 感染是慢性活动性胃炎的主要病因。80％～95％的慢性活动性胃炎患者胃黏膜中有 H.pylori 感染,H.pylori 相关性胃炎患者 H.pylori 的胃内分布与炎症一致;根除 H.pylori 可使胃黏膜炎症消退,一般中性粒细胞消退较快,淋巴细胞、浆细胞消退需较长时间;志愿者和动物模型已证实 H.pylori 感染可引起慢性胃炎。在结节状胃炎中,H.pylori 的感染率最高可接近 100％。该型胃炎多见于年轻女性,胃黏膜病理组织则以大量淋巴滤泡为主。

H.pylori 感染几乎均会引起胃黏膜活动性炎症,长期感染后都分患者可发生胃黏膜萎缩和肠化生;宿主、环境和 H.pylori 因素的协同作用决定了 H.pylori 感染后相关性胃炎的类型和发展。H.pylori 感染几乎均会引起胃黏膜活动性炎症;胃黏膜活动性炎症的存在高度提示 H.pylori 感染。长期 H.pylori 感染所致的炎症、免疫反应可使部分患者发生胃黏膜萎缩和肠化生。H.pylori 相关性慢性胃炎有两种常见类型:全胃炎胃窦为主胃炎和全胃炎胃体为主胃炎。前者胃酸分泌增加,发生十二指肠溃疡的危险性增加;后者胃酸分泌减少,发生胃癌的危险性增加。宿主[如白细胞介素-1B 等细胞因子基因多态性、环境(吸烟、高盐饮食等)]和 H.pylori因素(毒力基因)的协同作用决定了 H.pylori 感染相关性胃炎的类型以及萎缩和肠化生的发生和发展。

4.清除 H.pylori 方案

(1)常用的抗 H.pylori 抗生素

①阿莫西林:是一种广谱抗生素,对多种革兰阳性和阴性细菌有良好杀灭作用,它作用于细菌的细胞壁,与合成细胞壁的转肽酶发生不可逆的结合,从而使菌壁发生缺陷,致使菌体解体。对 H.pylori 的根除率较高。用药量一般为 500mg/次,4 次/天,2 周为 1 个疗程。不良反应包括恶心、呕吐、腹泻、皮疹,症状较轻微,一般停药后可迅速缓解。

②甲硝唑和替硝唑:这两种药物多用于治疗阴道滴虫病、阿米巴及某些厌氧菌感染。此类药通过咪唑环减去一个硝基团而形成羟氢衍生物,后者引起细菌 DNA 损伤,最终导致细胞死亡。用药量一般为 400mg/次,3 次/天,7～14 天为 1 个疗程。不良反应包括口腔异味,恶心、腹痛、一过性白细胞降低、头痛、皮疹等,严重者可出现眩晕、共济失调、惊厥等。替硝唑不良反应比甲硝唑小。

③克拉霉素:是一种大环内酯类抗生素,其抗菌机制是刺激细菌内肽链 tRNA,使其在肽链延长过程中从核糖体(核蛋白体)解离,从而抑制蛋白质合成,导致菌体死亡。本药口服吸收

比较好,对胃液的稳定性比红霉素强 100 倍,体内消除半衰期比红霉素长。有与红霉素相似的不良反应,如恶心、腹痛、腹泻、消化不良等,但明显少于红霉素。使用药量一般为 500mg/次。

④左氧氟沙星:喹诺酮类药物中的一种,具有广谱抗菌作用,抗菌作用强,其作用机制是通过抑制细菌 DNA 旋转酶的活性,阻止细菌 DNA 的合成和复制而导致细菌死亡。对多数肠杆菌科细菌,如大肠埃希菌、克雷伯菌属、变形杆菌属、沙门菌属、志贺菌属和流感嗜血杆菌、嗜肺军团菌、淋病奈瑟菌等革兰阴性菌有较强的抗菌活性。对金黄色葡萄球菌、肺炎链球菌、化脓性链球菌等革兰阳性菌和肺炎支原体、肺炎衣原体也有抗菌作用,但对厌氧菌和肠球菌的作用较差。常用剂量:0.2g/次,2 次/天或 0.1g/次,3 次/天。不良反应主要是胃肠道反应,18 岁以下儿童慎用。

⑤四环素:广谱抑菌剂,高浓度时具杀菌作用,对革兰阳性菌、阴性菌、立克次体、滤过性病毒、螺旋体属乃至原虫类都有很好的抑制作用;对结核菌、变形菌等则无效。其作用机制是与核蛋白体的 30S 亚单位结合,阻止氨酰基-tRNA 进入 A 位,从而阻止核糖核蛋白体结合。口服,成人常用量:一次 $0.25\sim0.5$g,每 6 小时1 次。不良反应主要是牙齿黄染、牙釉质发育不良、龋齿和骨生长抑制,故 8 岁以下小儿不宜用该品。

⑥呋喃唑酮:是一种硝基呋喃类抗生素,可用于治疗细菌和原虫引起的痢疾、肠炎、胃溃疡等胃肠道疾患。呋喃唑酮为广谱抗菌药,对常见的革兰阴性菌和阳性菌有抑制作用。口服,成人 0.1g/次,3～4 次/天;常见有恶心、呕吐等肠胃道反应,有时有过敏反应如荨麻疹、药物热及哮喘。孕妇和新生儿禁用。

⑦质子泵抑制药:特异性地作用于胃黏膜壁细胞,降低壁细胞中的 H^+-K^+ ATP 酶的活性,从而抑制胃酸分泌,提高抗生素在胃内的活性。通常用于消化性溃疡的治疗,慢性胃炎一般不主张应用。但慢性胃炎伴 H.pylori 阳性者,可用奥美拉唑或其他质子泵抑制药加抗炎药物使用。疗程 1～2 周,糜烂治愈及 H.pylori 根除率可达到 70％～80％。通常服用剂量:奥美拉唑 20mg,2 次/天或兰素拉唑 30mg,2 次/天。不良反应甚轻微,发生率不到 1％,较常见的有便秘、腹泻、呕吐、头痛,一过性血浆促胃液素(胃泌素)及转氢酶升高,停药后可恢复。

⑧枸橼酸铋钾:是铋剂和枸橼酸的络合盐。目前市场上有多种含铋剂的胃黏膜保护药,其主要成分均有三钾二枸橼酸络合铋。该药中和胃酸的作用弱,对 H.pylori 有杀菌作用,并抑制其产生的尿素酶、蛋白酶和磷脂酶,削弱其致病性,同时对胃黏膜具有保护作用。服用方法为枸橼酸铋钾(胶体次枸橼酸铋)120mg,4 次/天或 240mg,2 次/天。仅约 0.2mg 吸收入血,常规用药较安全,疗程最长不要超过 8 周。常见的不良反应为黑便,少数患者出现便秘、恶心、谷丙转氨酶升高、舌苔及牙齿变黑等,不影响治疗,停药后可恢复。

(2)抗 H.pylori 感染的治疗方案:根除 H.pylori 的治疗方案大体上可分为质子泵抑制剂为基础和胶体铋剂为基础的两大类方案。随着 H.pylori 耐药率的上升,标准三联疗法的根除率已显著下降,不同国家或地区的 H.pylori 耐药率、药物可获得性、经济条件等存在差异,因此根除方案的选择应根据各地不同情况,基于药敏试验结果治疗和经验治疗是抗感染治疗的两种基本策略。定期监测人群抗菌药物耐药率,可为经验治疗抗菌药物的选择提供依据;是否实施基于药敏试验结果的个体化治疗,很大程度上取决于经验治疗的成功率。

①标准三联疗法:常用质子泵抑制药或铋剂加上甲硝唑、阿莫西林、克拉霉素中的两种,三

联疗法的特点是疗程相对较短,10 天或 2 周,方案应用多样,剂量变化较大。但目前由于耐药性的增加,清除率较前下降。

②四联疗法:目前我国幽门螺杆菌治疗共识和 2014 年日本京都全球共识都推荐经验性铋剂四联疗法。标准剂量铋剂+标准剂量质子泵抑制剂+2 种抗菌药物组成的四联疗法。抗菌药物组成方案有 4 种:a.阿莫西林(1000mg/次,2 次/天)+克拉霉素(500mg/次,2 次/天);b.阿莫西林(1000mg/次,2 次/天)+左氧氟沙星(500mg/次,1 次/天或 200mg/次,2 次/天);c.阿莫西林(1000mg/次,2 次/天)+呋喃唑酮(100mg/次,2 次/天);d.四环素(750mg/次,2 次/天)+甲硝唑(400mg/次,2 次/天或 3 次/天)或呋喃唑酮(100mg/次,2 次/天)。疗程 10 天或 14 天。标准剂量铋剂(枸橼酸铋钾 220mg/次,2 次/天)+标准剂量质子泵抑制剂(埃索美拉唑 20mg、雷贝拉唑 10mg、奥美拉唑 20mg、兰索拉唑 30mg、泮托拉唑 40mg,2 次/天),餐前半小时服用。

③补救治疗:选择其中以 1 种方案为初始治疗后失败,可在剩余的方案中任选 1 种进行补救治疗。如果 2 次治疗失败后,需要再次评估根除治疗的风险-获益比,胃 MALT 淋巴瘤、有并发症史的消化性溃疡、有胃癌危险的胃炎(严重全胃炎、胃体为主胃炎或严重萎缩性胃炎等)或有胃癌家族史者,根除 H.pylori 获益较大。方案的选择需要有经验的医生在全面评估已有药物、分析可能失败的原因的基础上精心设计。如有条件,可进行药敏试验,但作用可能有限。

(二)慢性非萎缩性胃炎

慢性非萎缩性胃炎也就是既往所说的慢性浅表性胃炎,黏膜以慢性炎性细胞(单个核细胞,主要是淋巴细胞、浆细胞)浸润为主。当胃黏膜在慢性炎性细胞浸润的同时见到急性炎性细胞浸润时称为慢性"活动性"胃炎或慢性胃炎伴活动。

由于多数慢性胃炎患者无任何症状,因此难以获得确切的患病率。估计的慢性胃炎患病率大致与当地人群的 H.pylori 感染率相平行,可能高于或略高于 H.pylori 感染率。H.pylori 感染者几乎均存在慢性胃炎,用血清学方法检测(现症感染或既往感染)阳性者绝大多数存在慢性胃炎。除 H.pylori 感染外,胆汁反流、药物、自身免疫等因素亦可引起慢性胃炎。因此,人群中慢性胃炎的患病率高于或略高于 H.pylori 感染率。

1.诊断与鉴别诊断

(1)诊断:多数慢性胃炎患者无任何症状,有症状者主要为消化不良,且为非特异性;有无消化不良症状及其严重程度与慢性胃炎的内镜所见和胃黏膜的病理组织学分级无明显相关性。部分慢性胃炎患者可出现上腹痛、饱胀等消化不良的症状。有消化不良症状的慢性胃炎与功能性消化不良患者在临床表现和精神心理状态上无明显差异。有学者发现功能性消化不良患者中 85%存在胃炎,且 51%合并 H.pylori 感染。该比例在不同地区因 H.pylori 感染率不同而异。部分慢性胃炎患者可同时存在胃-食管反流病和消化道动力障碍,尤其在一些老年患者,其下食管括约肌松弛和胃肠道动力障碍尤为突出。

慢性非萎缩性胃炎内镜下可见黏膜红斑、黏膜出血点或斑块、黏膜粗糙伴或不伴水肿、充血、渗出等基本表现。其中糜烂性胃炎分为两种类型,即平坦型和隆起型,前者表现为胃黏膜有单个或多个糜烂灶,其大小从针尖样到直径数厘米不等;后者可见单个或多个疣状、膨大皱襞状或丘疹样隆起,直径 5～10mm,顶端可见黏膜缺损或脐样凹陷,中央有糜烂。慢性非萎缩性胃炎的确诊需要病理诊断,黏膜内慢性炎性细胞(单个核细胞,主要是淋巴细胞、浆细胞)浸润为主,无肠化生等萎缩表现。

(2)鉴别诊断

①功能性消化不良:临床较常见,症状与本病相似,主要是上腹饱胀不适、餐后不适、上腹隐痛等非典型症状。常与情绪状态、睡眠质量等主观因素相关,内镜检查可无黏膜改变。

②非甾体类抗炎药(NSAIDs)相关化学性胃炎:常发生于服用 NSAIDs 治疗的患者,轻者可无症状,也可出现烧灼感、上腹痛、恶心及呕吐,少数出现消化性溃疡,甚至消化道出血。内镜下可见红斑、糜烂、微出血灶,甚至弥散性出血及溃疡,特征性病理改变是胃小凹上皮细胞增生,很少或无炎细胞浸润,与本病完全不同。

③胆汁反流性胃炎:患者出现上腹痛、胆汁性呕吐、消化不良等症状,结合曾行远端胃切除术、胆系疾病史诊断并不困难。但需进一步行内镜及组织学检查,组织病理学改变类似 NSAIDs 相关化学性胃炎。确诊需进行胃内 24 小时胆红素监测、^{99m}Tc-EHIDA 核素显像等检查。

④淋巴细胞性胃炎:临床较少见,症状无特异性,主要表现为体重下降、腹痛、恶心及呕吐。常累及胃体黏膜,内镜可以观察到痘疮样病灶、肥大皱襞、糜烂灶,组织学检查可明确诊断。100 个胃腺上皮细胞内淋巴细胞浸润超过 25 个即可诊断。幽门螺杆菌的检出率约占 63%,约 10% 的乳糜泻患者有淋巴细胞性胃炎。

⑤嗜酸性细胞性胃炎:以胃壁嗜酸性细胞浸润为特征,常伴有外周血嗜酸粒细胞升高。病变可浸润至胃壁黏膜、黏膜下、肌层以及浆膜。病因不甚明确,50% 的患者有个人或家族过敏史(如哮喘、过敏性鼻炎、荨麻疹),部分患者症状可由某些特殊食物引起。血中 IgE 水平增高,被认为是外源性或内源性过敏原造成的变态反应所致。临床表现多样,无特异性,主要有腹痛、恶心、呕吐、腹泻,少数出现腹膜炎、腹水等。诊断依据:①进食特殊食物后出现胃肠道症状;②外周血嗜酸粒细胞升高。镜下活检证实胃壁嗜酸性细胞明显增多。

2.治疗

对胃镜下无异常、活组织检查也无活动性病变的患者,不少研究者认为暂时可不予治疗。而有消化不良症状,活检为慢性活动性胃炎,有明显的肠上皮化生或异型增生或胃镜检查黏膜异常者,应予以治疗,及时根除 H.pylori,大多数抗菌药物在胃内低 pH 值环境中活性低和不能穿透黏液层到达细菌,因此 H.pylori 不易根除。迄今为止,尚无单一药物能有效根除 H.pylori 产生耐药性,因而发展了将抑制胃酸分泌药、抗生素或起协同作用的胶体铋剂联合应用的治疗策略。

(1)抗 H.pylori:治疗见 H.pylori 胃炎治疗部分。

(2)促动力药:可促进胃排空,调节胃-幽门-十二指肠运动协调,如甲氧氯普胺、多潘立酮、西沙必利、伊托必利等。

①甲氧氯普胺:主要作用于中枢神经和胃肠道系统。可增强食管下端括约肌张力,防止胃内容物反流;增强胃和食管的蠕动,促进胃排空;促进幽门和十二指肠的扩张,加速食物通过。此外,甲氧氯普胺是一种中枢多巴胺受体拮抗药,具有止吐及镇静作用,其主要的不良反应见

于中枢神经系统,用药过大时会出现锥体外系反应。口服:5～10mg,3 次/天,饭前 0.5 小时;肌内注射:10～20mg/次。

②多潘立酮(吗丁啉):是一种外周多巴胺受体拮抗药,这是与甲氧氯普胺的不同点。多潘立酮能增加食管下端括约肌的张力,促进胃排空、止吐,其不良反应较轻,不引起锥体外系症状。服用方法:10mg,3 次/天,饭前 0.5 小时,口服。

③枸橼酸莫沙必利(加斯清):其为近年来引入我国应用逐渐广泛的药物,对整个胃肠道包括食管至肛门均有促进作用,其作用是选择性 5-HT$_4$ 受体激动药,促进乙酰胆碱的释放,产生消化道促动力作用。服用方法:10mg,3 次/天,饭前 0.5 小时,口服。

④盐酸伊托必利(为力苏):本品具有多巴胺 D$_2$ 受体拮抗活性和乙酰胆碱酯酶抑制活性,通过两者的协同作用发挥胃肠促动力作用。由于拮抗多巴胺 D$_2$ 受体活性的作用,因此,尚有一定抗呕吐作用。为力苏用于因胃肠动力学减慢引起的消化吸收不良症状,包括上腹部饱胀感、上腹痛、食欲减退、恶心和呕吐等症状,如功能性消化不良、食管反流病、慢性胃炎等。服用方法:成人每次 50mg,3 次/天,餐前口服。根据患者年龄和症状可相应调整剂量。若用药 2 周后症状改善不明显,宜停药。

(3)胃黏膜保护药:目前常用的药物有铝碳酸镁、硫糖铝、枸橼酸铋钾和前列腺素类药物米索前列醇。

硫糖铝是含有 8 个硫酸根的蔗糖硫酸酯铝盐,为无味的白色粉末。硫酸铝保护胃黏膜具有如下作用:①胃黏膜保护性屏障:硫糖铝在酸性胃液中解离为 Al$_2$(OH)$_5$＋和八硫酸蔗糖复合物,后者形成一种黏稠的多聚体,可与损害的胃黏膜表面带有正电荷的蛋白质相结合而形成一层保护膜,覆盖于病灶表面,阻止胃酸、胃蛋白酶等损害因素的进一步侵袭,有益于炎症黏膜上皮细胞的修复和再生。②促进黏液和碳酸氢盐的释放。硫糖铝能够使胃黏液分泌增多,黏液的疏水性增强。此外,硫糖铝还能促进胃体及胃窦黏膜分泌碳酸氢盐。③吸附作用:胃蛋白酶和胆汁酸都是胃黏膜的侵袭因素,硫糖铝能与胃蛋白酶及胆盐相结合,起到吸附作用,减少损害因素的作用。④增加胃黏膜血流量,促进前列腺素 E 的合成和分泌,与表皮生长因子和成纤维生长因子相结合,聚集损伤黏膜处,促进黏膜的修复。剂量为每次 1g,4 次/天,其他枸橼酸铋钾 120mg,4 次/天或 240mg,2 次/天,不但可以杀灭幽门螺杆菌,还有胃黏膜保护作用,与蛋白质结合成网状结构附着在胃黏膜表面,防止胃酸和胃蛋白酶的侵袭,它还可以抑制胃蛋白酶活性、增加前列腺素的合成、吸附胆酸。米索前列醇具有抑制胃酸分泌,增加胃黏液和碳酸氢盐分泌,增加胃黏膜血流的作用。

(三)慢性萎缩性胃炎

慢性萎缩性胃炎是指胃黏膜的固有腺体(幽门腺或胃底腺)的数目减少、消失或腺管长度缩短、黏膜厚度变薄的一种慢性胃炎。胃黏膜萎缩分为单纯性萎缩和化生性萎缩,即肠化生也属于萎缩。根据萎缩性胃炎发生的部位结合血清壁细胞抗体,将慢性萎缩性胃炎分为 A 型(胃体炎、壁细胞抗体阳性)及 B 型(胃窦炎、壁细胞抗体阴性)。目前多数人认为引起胃壁黏膜萎缩的主要原因是幽门螺杆菌的感染。

1.诊断与鉴别诊断

(1)诊断:临床症状无特异性,常见上腹胀、隐痛、嗳气等消化不良症状,可伴有贫血。

①内镜下特征:病变最先从胃窦部小弯侧开始,沿胃小弯逐渐向上发展,呈倒"V"字形,萎缩灶逐渐融合,最后整个胃黏膜可被化生的黏膜所取代。由于萎缩性胃炎是灶性分布,活检需要多点进行,从胃窦、移行部、胃体小弯及大弯侧、前后壁侧各取一块,至少应从胃窦、胃体大弯及小弯、移行部、贲门部的小弯侧各取一块,以防漏诊,并了解萎缩的范围。

②病理:主要特点为多发分布的萎缩、化生及炎症灶。这种多灶性萎缩性胃炎是慢性萎缩性胃炎最常见的形式。早期的病灶集中于胃窦,胃体也可受累但数量少、程度轻,H.pylori 的持续感染是其进展到萎缩性胃炎的重要因素。肠化生是萎缩性胃炎的常见病变。肠化上皮由吸收细胞、杯状细胞及潘氏细胞等正常肠黏膜成分构成。根据细胞形态及分泌黏液类型分为小肠型完全肠化生、小肠型不完全肠化生、大肠型完全肠化生和大肠型不完全肠化生。Whithcad 将萎缩性胃炎分三度:a.轻度:为只有 1~2 组腺管消失;b.重度:为全部消失或仅留 1~2 组腺管;c.中度:则介于两者之间。也有人根据萎缩的程度将其分为 3 级:a.轻度:固有腺的萎缩不超过原有腺体 1/3,大部分腺体保留,黏膜层结构基本完整。b.中度:萎缩的固有腺占腺体 1/3~2/3,残留的腺体分布不规则,黏膜层结构紊乱、变薄。c.重度:2/3 以上的固有腺萎缩或消失,仅残留少量散在的腺体或萎缩部被增生和化生的腺体所替代,黏膜层变薄,结构明显紊乱。

(2)鉴别诊断

①淋巴细胞性胃炎:临床较少见,症状无特异性,主要表现为体重下降、腹痛、恶心及呕吐,常累及胃体黏膜,内镜可以观察到痘疮样病灶、肥大皱襞、糜烂灶。明确诊断靠组织学检查,100 个胃腺上皮细胞内淋巴细胞浸润超过 25 个即可诊断。

②嗜酸粒细胞性胃炎:以胃壁嗜酸性细胞浸润为特征,常伴有外周血嗜酸粒细胞升高,病变可浸润至胃壁黏膜、黏膜下、肌层以及浆膜。病因不甚明确,50%的患者有个人或家族过敏史(如哮喘、过敏性鼻炎、荨麻疹),部分患者症状可由某些特殊食物引起,血中 IgE 水平增高,被认为是外源性或内源性过敏原造成的变态反应所致。临床表现多样,无特异性,主要有腹痛、恶心、呕吐、腹泻,少数出现腹膜炎、腹水等。诊断依据:a.进食特殊食物后出现胃肠道症状;b.外周血嗜酸粒细胞升高;c.内镜下活检证实胃壁嗜酸粒细胞明显增多。

③胆汁反流性胃炎:患者出现上腹痛、胆汁性呕吐、消化不良等症状,可有胃切除术和胆系疾病史。其组织病理学改变与萎缩性胃炎不同,较少有炎性细胞浸润。确诊需进行胃内 24 小时胆红素监测,^{99m}Tc-EHIDA 核素显像等检查。

④消化性溃疡:发病也与食物、环境危险因素及 H.pylori 感染有关,可有腹痛、反酸、恶心、呕吐等消化道症状,病史较长。但溃疡病的腹痛多呈节律性、慢性周期性、季节性,发病年龄较萎缩性胃炎更早一些,常合并出现上消化道出血、幽门梗阻及穿孔。确诊需在胃镜下发现典型的溃疡病灶。

2.治疗

(1)抗 H.pylori 治疗:见 H.pylori 胃炎部分。

(2)胃酸低或缺乏:可给予稀盐酸每次 5~10mL、胃蛋白酶合剂每次 5~10mL 或复方消化酶胶囊(商品名达吉)1~2 粒,3 次/天。复方消化酶含有包括胃蛋白酶在内的 6 种消化酶,并含熊去氧胆酸,故该药除了可用于治疗慢性萎缩性胃炎胃酸低或缺乏造成的消化不良之外,还能促进胆汁分泌,增强胰酶活性,促进脂肪和脂肪酸的分解,带动脂溶性维生素的吸收。恶性贫血患者注意补充营养,给予高蛋白质饮食,补充维生素 C,必要时予以铁剂。

(3)胃酸不低而疼痛较明显:可服制酸解痉剂。应用制酸药可以提高胃内 pH 值,降低 H^+ 浓度,减轻 H^+ 对胃黏膜的损害及 H^+ 的反弥散程度,从而为胃黏膜的炎症修复创造有利的局部环境。同时,低酸又可以促进促胃液素释放,促胃液素具有胃黏膜营养作用,促进胃黏膜细胞的增殖和修复。依患者的病情选择质子泵抑制药(包括奥美拉唑、兰索拉唑、雷贝拉唑、埃索美拉唑等)。

(4)胃黏膜保护药:主要作用就是增强胃黏膜屏障功能,增强胃黏膜抵御损害因素的能力。按其作用机制及药物成分,有以下几类:①硫糖铝:1g,3 次/天。②三钾二枸橼酸络合铋:是铋剂和枸橼酸的络合盐,该药主要是在局部起到黏膜保护作用,并有杀灭 H.pylori 的作用,240mg,2 次/天。③前列腺素类药物:前列腺素(PG)是体内广泛存在的自体活性物质。PG对胃的作用主要表现为 PGE 和 PGI 均抑制胃酸的基础分泌和受刺激后的分泌;PGE 对胃黏膜具有保护作用,包括促进黏液及重碳酸盐的合成和分泌,增进黏膜血流量及细胞修复等。此外,PG 对人体其他系统如循环系统、血液系统等均有作用。用于胃炎治疗的前列腺素包括恩前列腺素、罗沙前列腺素、米索前列醇等。目前,只有米索前列醇用于临床。④替普瑞酮:亦称施维舒,其功能为促进胃黏膜微粒体中糖脂质中间体的生物合成,促使胃黏膜及胃黏液的主要防御因子高分子糖蛋白和磷脂增加,提高胃黏膜的防御功能,并能促使胃黏膜损伤愈合。该药对胃黏膜的保护作用可能有如下机制:增加局部内源性 PG 的生成,尤其可以促进 PGE 的合成,防止非甾体类消炎药所引的胃黏膜损害;增加黏液表面层大分子糖蛋白,维持黏液层和黏液屏障的结构和功能;能有效地增加胃黏膜血流,促使胃黏膜损害的修复。该药用药量为50mg,3 次/天,饭后 30 分钟内服。该药可出现头痛、恶心、便秘、腹胀等不良反应,有的出现皮肤瘙痒、皮疹,丙氨酸转氨酶和天冬氨酸转氨酶可轻度上升等,停药后即能恢复正常。⑤依安欣:新型胃黏膜保护药,是一种有机锌化合物,化学名称醋氨己酸锌。它通过增加胃黏膜血流量,促进胃黏膜分泌,促进细胞再生,稳定细胞膜,对胃黏膜具有保护作用;⑥谷氨酰胺:其主要成分为 L 谷氨酰胺。谷氨酰胺是人体内最丰富的游离氨基酸,其对维护体内多种器官的功能起重要作用。研究表明,L 谷氨酰胺对胃黏膜有明显的保护作用,其机制尚不完全清楚。有报道认为,它可以促进黏蛋白的生物合成,使胃黏液量增多。此外,谷氨酰胺还有促进胃黏膜细胞增殖的作用。其代表药物为麦滋林和国产的自维。药物的不良反应有恶心、呕吐、便秘、腹泻及腹痛。

(5)胃肠激素类:目前已发现的数十种胃肠激素中,有一些对胃黏膜具有明显增强作用及防御功能:①表皮生长因子:分布于涎腺、十二指肠 Brnnner 腺、胰腺等组织。在胃肠道的主要作用为抑制胃酸分泌和促进胃肠黏膜细胞增生、修复。此外,在胃肠激素族中,转化生长因子α、成纤维细胞生长因子、神经降压素、降钙素基因相关肽、蛙皮素等有胃黏膜保护效应,在增强胃黏膜防御功能方面具有重要作用。②生长抑素:主要由胃黏膜 D 细胞分泌,也分布于中枢神经系统及胃肠道和胰腺等多种组织中。

(6)中医中药治疗:对胃炎的治疗历史悠久,采用辨证施治的治疗取得了良好的治疗效果,在临床应用中较为广泛。某些中成药如增生平等对防止肠化生和不典型增生的加重有一定意义。

(7)外科手术:只限于下列指征者:①活检有中度以上不典型上皮增生。②胃镜下有局限性灰白、糜烂、隆起或凹陷,而不能排除不典型增生和早期胃癌者。③合并顽固性或多次复发的胃溃疡者,可能为癌前病变。④多次合并上消化道出血,出血多因黏膜糜烂引起,糜烂性病变易致癌变。⑤胃大部切除术后残端胃炎并有明显胆汁反流者。可做胃空肠 Roux-en-Y 吻合术,吻合口距胃-空肠吻合口至少长达 50cm,以避免胆汁反流。

因有癌变可能,故对有大肠不完全肠化、不典型增生的 H.pylori 阳性的患者,应积极根除 H.pylori,应每 6～12 个月定期进行胃镜复查,及时了解病变发展情况。

第三节 消化性溃疡

消化性溃疡(PU)或消化性溃疡病是指胃肠黏膜在某种情况下被胃酸或胃蛋白酶消化而造成的溃疡,最常发生在胃或十二指肠球部,少数也可以发生在食管下段、胃肠吻合口及其附近的肠祥,罕见于含有异位胃黏膜的 Meckel 憩室。所谓溃疡是指深度超过黏膜肌层的局限性组织缺损,一般为圆形直径≥5mm 或椭圆形。消化性溃疡的病因和发病机制至今仍未完全阐明,但是,黏膜损害因素和黏膜防御因素失衡学说被广大学者所认同,传统的"无酸即无溃疡"的学说仍一直运用。近年发现幽门螺杆菌感染与溃疡病关系密切,是溃疡病尤其是十二指肠溃疡的一个最重要的致病相关因素。此外,非甾体抗炎药也是常见致病相关因素之一。大量的临床和实验研究资料证实,溃疡病的发病很可能是一个多种因素通过多种途径所引起的临床表现相似的疾病群。胃溃疡(GU)病和十二指肠溃疡病(DU)在病因和发病机制方面存在明显的差别,胃黏膜防御机能的削弱可能占主要的位置。攻击因素的增强可能是导致十二指肠溃疡的重要原因。所以,十二指肠溃疡的病因和发病机制与胃溃疡有明显的不同。

消化性溃疡是全球性常见病。但在不同国家、不同地区,其患病率存在很大差异。西方国家资料显示,自 20 世纪 50 年代以后,消化性溃疡发病率呈下降趋势。我国临床统计资料提示,消化性溃疡患病率在近十多年来亦开始呈下降趋势。本病可发生于任何年龄,但中年最为常见,DU 多见于青壮年,而 GU 多见于中老年,后者发病高峰比前者约迟 10～20 年。自 20 世纪 80 年代以来,消化性溃疡者中老年人的比率呈增高趋势。某医院消化科的资料显示,1985—1989 年与 1960—1964 年相比,消化性溃疡患者中 60 岁以上老人的比率增高了近 5.6 倍,胃溃疡增高 4.0 倍,这与国外文献报告相似。男性患病比女性较多。临床上 DU 比 GU 为多见,两者之比为(2～3):1,但有地区差异。消化性溃疡的发生与季节有一定关系,秋末至春初的发病率远比夏季为高。

幽门螺杆菌感染、药物特别是非甾体抗炎药(NSAID)是消化性溃疡最常见的原因,两者占病因的 95% 以上。主要是抗凝、抗血小板药,简称"双抗",前者主要是阿司匹林(ASA)。1889 年 3 月 6 日阿司匹林获专利,于 1899 年由 Bayer 药业生产。中国人用 NSAIDs 的主要原因:抗风湿治疗 48.46%、止痛 21.57%、抗凝治疗 18.66%、治疗发热感冒 63%。全世界每天有大于 3 千万人使用。国内销量仅次于抗感染药,位居第二。NSAIDs 胃肠道损害是一个世界性的医学问题。消化性溃疡中 NSAIDs 溃疡比例升高,据统计 1993 年 NSAIDs 溃疡占 39%,

至 2002 年占 53%，$P<0.01$，有逐年增加趋势。H.pylori 感染增加 NSAID 发生溃疡的危险性。NSAID 发生溃疡的危险因素：年龄>60 岁，有消化性溃疡史，大剂量或应用多种 NSAIDs，合并使用类固醇药物，合并使用抗凝剂，伴心血管病或肾病。

一、诊断

主要根据慢性、周期性发作和节律性上腹部痛和胃镜检查做出正确诊断。但值得注意的是，有些患者并无典型的上腹部痛，即使有也不一定均是溃疡病，如能把临床表现和胃镜相结合则确诊率高达 98% 以上。NSAIDs 溃疡无症状率高达 85%。诊断依靠用药史和胃镜。

(一)病因诊断

测定胃内幽门螺杆菌和了解服药史等具有病因诊断价值，并可为治疗提供依据。

(二)临床表现

1.疼痛

$85\%\sim90\%$ 有上腹部疼痛。典型病例有如下特点。

(1)疼痛部位：多位于上腹中部、偏右或偏左。胃体上部和贲门下部溃疡的疼痛可位于左上腹部或胸骨、剑突后。胃或十二指肠后壁溃疡，尤其是穿透性溃疡的疼痛可放射至背部。但有时疼痛不在上腹部而在中腹或下腹部。因此不能根据疼痛部位来确定溃疡所在的解剖位置。

(2)疼痛程度或性质：溃疡疼痛一般较轻，可为隐痛、钝痛、胀痛、烧灼样痛或饥饿样痛；也有较重者，如刀割样痛或绞痛使患者辗转不安、出冷汗，影响正常生活和工作等。

(3)节律性疼痛：是消化性溃疡的特征性之一。DU 疼痛常在两餐之间发作，进食或服用抗酸剂后可缓解。常有夜间疼痛，多出现在午夜或凌晨 1 时左右。GU 的疼痛多在餐后 1 小时出现，持续 $1\sim2$ 小时后逐渐缓解，下次进食后复现，夜间疼痛者少见。DU 和 GU 的疼痛节律多有重叠，不可作为两者鉴别的依据。在病程中过去的疼痛节律改变或消失常提示并发症即将或已经发生，如溃疡穿通或已穿透，胃溃疡癌变等。部分患者无典型节律性疼痛，仅表现不规则上腹部不适或上腹部痛。但慢性胃炎、胃癌有时也有节律性疼痛，因此常无鉴别意义。

(4)疼痛的周期性和自然病程：周期性疼痛是消化性溃疡的另一特征，尤以 DU 较为突出。即初次上腹疼痛发生后可持续数天、数周或数月，约 40% 可自行缓解或经治疗缓解，经较长时间的缓解后再复发。多数患者可多次复发，最初可 $1\sim2$ 年复发一次，一年四季均可复发，但以秋末至春初较冷的季节更为常见。发作更为频繁，持续时间更长，缓解期更短。患者出现出血或穿孔等并发症。近年观察在溃疡确诊之前 $1\sim10$ 年内或溃疡停止复发后数年内存在溃疡样症状，但胃镜下未发现溃疡存在，可能与胃炎有关。

2.其他症状

消化性溃疡除上腹疼痛外，尚可有反酸、嗳气、胃灼热、上腹饱胀、恶心、呕吐、食欲减退等消化不良症状，但这些症状均缺乏特异性。部分症状可能与伴随的慢性胃炎有关。病程较长者可因疼痛或其他消化不良症状影响摄食而出现体重减轻；但亦有少数十二指肠溃疡患者因进食可使疼痛暂时减轻，频繁进食而致体重增加。

（三）内镜检查

内镜检查是确定消化性溃疡的最佳手段,已广泛应用于临床。内镜下溃疡可分为三个病期,其中每一病期又可分为两个阶段:

1.活动期（A）

溃疡基底部蒙有白色或黄白色厚苔。周边黏膜充血、水肿（A_1 期）或周边黏膜充血、水肿开始消退,四周出现再生上皮所形成的红晕（A_2）。

2.愈合期（H）

溃疡缩小变浅,苔变薄。四周再生上皮所形成的红晕向溃疡围拢,黏膜皱襞向溃疡集中（H_1）或溃疡面几乎为再生上皮所覆盖,黏膜皱襞更加向溃疡集中（H_2）。

3.瘢痕期（S）

溃疡基底部的白苔消失,呈现红色瘢痕（S_1）,最后转变为白色瘢痕（S_2）。

（四）X线钡餐检查

X线钡餐造影是诊断消化性溃疡的另一种方法,但已很少应用,由胃镜直观代替,对病变还可作活检。近年采用的气钡双对比造影技术和低张造影技术使诊断准确性大为提高。消化性溃疡的X线征象有直接和间接两种,直接征象即龛影,是诊断溃疡的可靠依据之一。龛影于切线位观察时,突出于胃或十二指肠轮廓之外;正位观察时,呈圆形或椭圆形的密度增深影。龛影周围可出现透亮带,是溃疡周围组织炎症和水肿所致;因溃疡部位纤维组织增生和收缩,出现黏膜皱襞向溃疡集中的现象。间接征象是指局部痉挛、激惹现象、十二指肠球部畸形和局部压痛等。

（五）几种特殊类型的消化性溃疡

1.胃、十二指肠复合溃疡

胃、十二指肠复合溃疡指胃和十二指肠同时发生的溃疡,这两个解剖部位溃疡的病期可以相同,但亦可不同。DU往往先于GU出现,本病约占消化性溃疡的7%,多见于男性。复合性溃疡幽门梗阻发生率较单独胃溃疡或十二指肠溃疡为高。一般认为,胃溃疡如伴随十二指肠溃疡,则其恶性的机会较少,但这只是相对而言。

2.幽门管溃疡

幽门管位于胃远端,与十二指肠交界,长约2cm。幽门管溃疡与DU相似,胃酸分泌一般较高,餐后可立即出现中上腹疼痛,其程度较为剧烈而无节律性,制酸治疗疗效不如十二指肠溃疡。由于幽门管易痉挛和形成瘢痕,易引起梗阻而呕吐,也可出现出血和穿孔等并发症。

3.十二指肠球后溃疡

DU大多发生在十二指肠球部,发生在球部远段十二指肠的溃疡称球后溃疡。多发生在十二指肠乳头的近端,约占消化性溃疡的5%。常为慢性,穿孔时易穿透至浆膜腔进入胰腺及周围脏器。其午夜痛及背部放射痛多见,对药物治疗反应较差,较易并发出血。

4.巨大溃疡

巨大溃疡指直径大于2cm的溃疡,并非都属于恶性,但应与胃癌相鉴别。疼痛常不典型,可出现呕吐与体重减轻,并发致命性出血。对药物治疗反应较差,愈合时间较慢,易发生慢性穿透或穿孔。病程长的巨大溃疡往往需要外科手术治疗。

5.老年人消化性溃疡

近年老年人发生消化性溃疡的报道增多。胃溃疡多见,也可发生十二指肠溃疡。临床表现多不典型,GU多位于胃体上部甚至胃底部、溃疡常较大,易误诊为胃癌。

6.无症状性溃疡

无症状性溃疡指无明显症状的消化性溃疡者,因其他疾病做胃镜或X线钡餐检查时偶然被发现;或以出血、穿孔等并发症为首发症状,甚至于尸体解剖时始被发现。这类消化性溃疡可见于任何年龄,但以老年人尤为多见。NSAIDs引起的溃疡近半数无症状。

7.食管溃疡

食管溃疡与酸性胃液接触的结果。溃疡常发生于食管下段,多为单发,约为10%为多发,大小不一。本病多伴有反流性食管炎和滑动性食管裂孔疝的患者。也可发生于食管胃吻合术或食管空肠吻合术以后,由于胆汁和胰腺分泌物反流的结果。主要症状是胸骨下段后方或高位上腹部疼痛,常在进食或饮水后出现,卧位时加重。

8.难治性溃疡

难治性溃疡诊断尚无统一标准,通常指经正规治疗无效,仍有腹痛、呕吐和体重减轻等症状的消化性溃疡。因素可能有:①穿透性溃疡、有幽门梗阻等并发症;②特殊部位的溃疡,如球后、幽门管溃疡等;③病因未去除(如焦虑、紧张等精神因素)以及饮食不节、治疗不当等;④引起难治性溃疡的疾病,如胃泌素瘤、甲状腺功能亢进引起胃酸高分泌状态。随着质子泵抑制剂的问世及对消化性溃疡发病机制的不断认识,难治性溃疡已减少。

二、鉴别诊断

本病主要临床表现为上腹疼痛,所以需与其他有上腹疼痛症状的疾病鉴别。包括:

(一)胃癌

中老年患者近期中上腹痛、出血或贫血;胃溃疡患者的临床表现发生明显变化,如节律性疼痛消失或抗溃疡药物治疗无效;胃溃疡活检病理有肠上皮化生或不典型增生者应怀疑有胃癌可能。内镜或X线检查见到胃的溃疡,必须进行良性溃疡(胃溃疡)与恶性溃疡(胃癌)的鉴别。Ⅲ型(溃疡型)早期胃癌单凭内镜所见与良性溃疡鉴别有困难,放大内镜和染色内镜对鉴别有帮助,但最终必须依靠直视下取活组织检查进行鉴别。活组织检查虽可确诊,但必须强调,对于怀疑胃癌而一次活检阴性者,必须在短期内复查胃镜进行再次活检;即使内镜下诊断为良性溃疡且活检阴性,仍有漏诊胃癌的可能,因此对初诊为胃溃疡者,必须在完成正规治疗的疗程后进行胃镜复查,胃镜复查溃疡缩小或愈合不是鉴别良、恶性溃疡的最终依据,必须重复活检加以证实,尽可能地不致把胃癌漏诊。

(二)胃泌素瘤

胃泌素瘤亦称Zollinger-Ellison综合征,是胰腺非β细胞瘤分泌大量胃泌素所致。肿瘤往往很小(<1cm),生长缓慢,半数为恶性。大量胃泌素可刺激壁细胞增生,分泌大量胃酸,使上消化道经常处于高酸环境,导致胃、十二指肠球部和不典型部位(十二指肠降段、横段、甚或空

肠近端)发生多发性溃疡。胃泌素瘤与普通消化性溃疡的鉴别要点是该病溃疡发生于不典型部位,具难治性特点,有过高胃酸分泌(BAO 和 MAO 均明显升高,且 BAO/MAO>60%)及高空腹血清胃泌素(>200pg/mL,常>500pg/mL)。

(三)功能性消化不良

患者常表现为上腹疼痛、反酸、嗳气、胃灼热、上腹饱胀、恶心、呕吐、食欲减退等,部分患者症状可酷似消化性溃疡,易与消化性溃疡诊断相混淆。与消化溃疡病的鉴别有赖于 X 线和胃镜检查。内镜检查则示完全正常或仅有轻度胃炎。

(四)慢性胆囊炎和胆石症

对疼痛与进食油腻有关,位于右上腹,并放射至肩部,伴发热、黄疸的典型病例不难与消化性溃疡做出鉴别。进高脂肪饮食在消化性溃疡患者腹痛常可缓解,而胆道疾病时常可诱发腹痛或使腹痛,这是因为高脂肪饮食可刺激肠道黏膜分泌肠促胰泌素、胆囊收缩素等,使胆道内压力增高,从而使腹痛加重。对不典型的患者,鉴别需借助腹部超声或内镜下逆行胆管造影检查方能确诊。B 超检查可发现胆结石,胆囊及胆管壁增厚欠光滑,有的患者可发现胆管狭窄或扩张。

(五)慢性胃炎

慢性胃炎患者可具有溃疡样症状,如空腹痛、夜间痛,但大多数患者的腹痛无规律性和节律性,有时进餐后加重,有时晨起腹痛,而溃疡病患者多在饭后痛,早餐前不痛,这是因为胃酸分泌在午夜时为高峰,凌晨时胃酸分泌已下降。慢性胃炎常与消化性溃疡并存。此时鉴别诊断主要靠胃镜检查。

(六)急性胰腺炎

急性胰腺炎腹痛常在进餐后,尤其进食高脂餐后易发生,常呈束腰状或背部特别疼痛,仰卧位时加重,向前弯腰可减轻。可伴有发热、恶心、呕吐,吐后腹痛并不减轻,血、尿淀粉酶增高常在正常值 3 倍以上。

(七)其他

食管炎、肠易激综合征;乃至心绞痛、心肌梗死、心包炎、胸膜炎等有时都可能与溃疡病混淆或相伴随,应仔细识别。

三、治疗

消化性溃疡一旦确诊后,要采取正确有效的治疗方法。包括内科药物治疗、外科治疗和并发症的治疗等。治疗目的在于:①缓解临床症状;②促进溃疡愈合;③防止溃疡复发;④减少并发症。

(一)药物治疗

1.制酸药物

制酸药与胃内盐酸作用形成盐和水,使胃酸降低。种类繁多,有碳酸氢钠、碳酸钙、氧化镁、氢氧化铝、三硅酸镁等。其治疗作用在于：①结合和中和 H^+，从而减少 H^+ 向胃黏膜的反弥散，同时也可减少进入十二指肠的胃酸；②提高胃液的 pH，降低胃蛋白酶的活性。制酸药分为可溶性和不溶性两大类，碳酸氢钠属于可溶性，其他属于不溶性。前者起效快，但长期和大量应用时，不良反应较大。含钙、铋、铝的制酸剂可致便秘，镁制剂可致腹泻，常将两种或多种制酸药制成复合剂，以抵消其不良反应。目前制酸药物主要用来改善患者消化不良症状，并非治疗溃疡病的一线药物。

2.抑酸药物

H_2RA 可以竞争性抑制组胺，抑制其促进胃酸分泌的作用，降低基础、夜间、进食后胃酸分泌。口服容易吸收，不会被食物影响，口服 1～3 小时后可达到峰浓度，且可透过血-脑屏障和胎盘。H_2RA 通过肾脏排出和肝脏代谢，因此，当肌酐清除率低于 50mL/min 时需要减量。透析不能清除 H_2RA，所以透析的患者不用调整其用量，除非伴有慢性肾病。H_2RA 易发生耐受，机制尚不明确。

PPI 主要发挥作用于胃酸分泌的最后一步，壁细胞分泌膜内质子泵驱动细胞 H^+ 与小管内 K^+ 交换，质子泵即 H^+-K^+-ATP 酶。PPI 药物需要胃酸的启动才能发挥对质子泵的抑制作用，但是该药物同时也是酸依赖化合物，要通过肠衣或者制酸药物防止被胃酸降解。口服肠衣保护的 PPI 需 2～5 小时达到血液峰浓度。PPI 主要通过肝微粒体中代谢酶 CYP2C19 完成代谢，不同 PPI 与 CYP2C19 的结合力不同，兰索拉唑最强，泮托拉唑及雷贝拉唑较弱。所以雷贝拉唑受 CYP2C19 基因的影响小，而兰索拉唑明显受 CYP2C19 基因多态性的影响大。沃诺拉赞作为钾离子竞争性酸阻断剂，可以离子键的形式与 H^+-K^+-ATP 酶可逆性结合。其在酸环境中的稳定性优于 PPI，不需要制成肠溶制剂，能在胃分泌小管的酸性环境中持续抑制胃酸分泌。其半衰期最长可达 9 小时，且不受 CYP2C19 的影响。因为 CYP2C19 其具有遗传多样性，所以不同患者对于对质子泵抑制剂的治疗反应不同。PPI 很少发生耐受，且具有良好的安全性。但是，现有证据表明 PPI 也有极低的风险引起骨质疏松、骨折、低镁血症、胃息肉、肠感染等。此外，PPI 通过改变胃内 pH 可以影响少数药物的吸收。抗真菌感染时，最好换用酮康唑以外的其他药物。使用地高辛时，最好检测血药浓度。当前的共识认为，接受氯吡格雷＋阿司匹林治疗的患者应该服用 PPI 预防消化道出血，氯吡格雷主要通过肝微粒体 CYP450 代谢后才能发挥抑制血小板聚集的作用，CYP2C19 作为 CYP450 的同工酶对氯吡格雷生物的活性转化过程起决定性作用。PPI 在与氯吡格雷合用时，竞争 CYP2C19 结合位点，故而影响了氯吡格雷的活化，最终导致其对于血小板聚集的抑制作用下降。所以，在氯吡格雷与 PPI 类药物合用时，应尽可能选择对 CYP2C19 影响小的 PPI。

3.黏膜保护剂

胃黏膜保护剂可分为外源覆盖型胃黏膜保护剂和内源修复型胃黏膜，也可分为铋剂、铝剂、萜衍生物、抗氧自由基和前列腺素类。具体药物包括胶体果胶铋、硫糖铝类、铝碳酸镁、依卡倍特钠、瑞巴帕特、米索前列醇等。黏膜保护剂种类繁多，需根据患者的个体差异，也可选择不同的黏膜保护剂。

硫糖铝是硫酸化蔗糖和铝盐组成的复杂化合物，当暴露于胃酸时，硫酸盐通过静电与损伤组织的带电蛋白结合。硫糖铝和 H_2RA 在治疗十二指肠溃疡时同样有效。由于其可溶性差，少于 5％的硫糖铝会被吸收,大多数药物通过粪便排出。

铋剂可以与黏膜形成化合物,增加前列腺素合成,促进碳酸氢盐的分泌,从而起到保护黏膜的作用。铋剂不易被吸收,会通过粪便排出,由于肠道细菌将铋盐转换为铋剂硫化物,所以粪便呈现黑色,需要 3 个月或者更长时间才能排泄干净。铋剂虽然安全,但长期大量使用铋剂可能有潜在的神经毒性,尤其是对于慢性肾病患者。

米索前列醇是前列腺素 E1 的类似物,被用于治疗非甾体抗炎药物引起的消化性溃疡。该药物可以加强黏膜的防御屏障,同时可以抑制胃酸分泌。服用 30 分钟后即可达到峰浓度,半衰期为 1.5 小时。主要不良反应是与剂量相关的腹泻,见于高达 30％的使用者。此外,由于可以舒张子宫平滑肌,所以该药禁用于妊娠妇女。

(二)内镜治疗

内镜治疗主要用于消化性溃疡出血。2015 年日本胃肠病学会(JSGE)发布的消化性溃疡循证临床实践指南修订版中:在初步止血和再出血方面,内镜治疗优于单纯药物治疗,可减少手术次数以及病死率;内镜下止血主要适用于活动性出血和溃疡面可见裸露血管的患者;对于出血风险高的患者,应再次行内镜检查明确止血是否成功;对于消化性溃疡出血内镜治疗后强烈推荐抗酸药物治疗。目前常用的胃镜下止血方式有局部喷洒去甲肾上腺素、局部注射肾上腺素及卡络磺钠、电凝灼烧止血、放置金属钛夹等。

(三)外科手术治疗

当出现内镜下止血失败、复发出血、严重穿孔、幽门或者十二指肠梗阻时,应及时外科手术治疗。

(四)H.pylori 相关溃疡的治疗

根除 H.pylori 不仅有助于治疗消化性溃疡,也对溃疡复发和并发症起预防作用。80％～90％十二指肠溃疡患者伴有 H.pylori 感染,因此,消化性溃疡患者有必要检查是否伴有 H.pylori 感染。胃镜下确诊为十二指肠溃疡的患者,应活检进行 H.pylori 检查。2 周根除 H.pylori 治疗对于治愈十二指肠溃疡有效,不需要额外抑制胃酸分泌的治疗。单纯十二指肠溃疡患者,在根除 H.pylori 治疗后不推荐进行胃镜复查。可以通过呼气实验和粪便抗原检测来确定 H.pylori 是否根除。

《第五次全国幽门螺杆菌感染处理共识报告》指出,目前我国患者对克拉霉素、甲硝唑、左氧氟沙星耐药率呈上升趋势,而对阿莫西林、四环素、呋喃唑酮的耐药率仍很低。目前推荐铋剂四联(PPI＋铋剂＋2 种抗生素)作为主要的经验性根除 H.pylori 治疗方案,疗程推荐为 14 天。除含左氧氟沙星的方案不作为初次治疗方案外,根除方案不分一线、二线,应尽可能将疗效高的方案用于初次治疗。初次治疗失败后,再次根除时避免应用相同的抗生素,可在其余方案中选择一种方案进行补救治疗。

(五)NSAID 相关溃疡的治疗

对于可以停止使用 NSAID 的患者,停药后使用 H_2RA 或者 PPI 进行治疗。对于必须长期服用 NSAID 的溃疡患者,PPI 比 H_2RA 和米索前列醇更加有效。Maastricht V 共识指出,

NSAID 的使用可增加 H.pylori 患者溃疡病的风险,但H.pylori感染对服用低剂量阿司匹林患者发生消化性溃疡及出血的作用尚有争议。

(六)复发性溃疡的治疗

大多数消化性溃疡可以在 8 周抑酸治疗后治愈,但有一小部分患者还会在常规治疗后出现复发。症状持续或者加重提示可能存在溃疡复发,一部分患者无症状只是在内镜检查时发现溃疡复发。若患者的溃疡无法治愈应该思考以下问题:

1.患者依从性。

2.溃疡是否累及胰腺、肝脏或者其他器官?

3.是否存在 H.pylori 感染? 如果存在 H.pylori 感染,应该进行根除治疗。如果已经完成根除 H.pylori 治疗,应该进行检查确定 H.pylori 是否被清除。H.pylori感染检查的错误结果也应该被考虑。

4.患者是否仍在服用 NSAID? 仔细询问患者病史,是否有隐匿用药情况。如果可能尽量停止使用 NSAID。

5.患者是否吸烟? 尽量劝患者戒烟。

6.溃疡治疗持续时间是否足够? 大溃疡较小溃疡需要更长的治疗时间。巨大溃疡不应该被考虑为复发,除非持续治疗 12 周后,溃疡依然存在。

7.是否有证据表明存在胃酸高分泌的情况? 胃肿瘤家族史、慢性腹泻、甲状腺功能亢进引起的高钙血症、十二指肠球后溃疡或者空肠近段溃疡均提示卓-艾综合征的存在。

8.是否为消化性溃疡? 消化性溃疡还需与胃癌、淋巴瘤、克罗恩病、结核病、巨细胞病毒感染等继发的上消化道溃疡相鉴别。

四、预后

消化性溃疡的复发与溃疡愈合质量有关。评价溃疡愈合质量主要通过内镜下成熟度、组织学成熟度和功能成熟度。普通内镜检查难以分辨其愈合质量,但应用色素内镜和超声内镜检查可鉴别。在色素内镜下,高愈合质量表现为平坦型,低愈合质量表现为结节型。在超声内镜下,高愈合质量表现为黏膜肌层深部无低回声区,低愈合质量表现为黏膜肌层深部有低回声区。对于组织学成熟度,通过黏膜层厚度、上皮细胞/结缔组织比值、上皮细胞/腺体宽度比值、腺体密度与形态及新生血管数量等几个方面进行评价。若溃疡愈合处的愈合瘢痕较厚、黏膜腺体多、结构佳、血管网丰富、结缔组织少,为愈合质量高;反之,则溃疡愈合品质差。对于功能性成熟度,通过测定黏膜的微循环状况、糖蛋白含量、黏液分泌情况、前列腺素水平、生长因子及其受体的表达情况等,评价溃疡愈合后的黏膜功能成熟度。目前溃疡愈合质量主要通过内镜下大体表面肉眼观察来评估,但有研究发现溃疡愈合后主要的区别在于上皮下层的愈合,溃疡愈合后常伴有该区域黏膜变薄、结缔组织增多、胃腺细胞退化、微血管减少,影响局部的氧气及营养供应,进而影响溃疡的愈合,所以溃疡愈合质量取决于上皮下层的愈合而不是愈合速度。另外,平坦型溃疡比非平坦型溃疡的复发率低。若溃疡愈合质量高,其溃疡边缘黏膜表皮生长因子、血管内皮生长因子表达量高。

有效的药物治疗溃疡愈合率可达 95%。消化性溃疡死亡患者中,老年人占了绝大多数,主要原因是大出血和急性穿孔,其病死率<1%。对于发生消化性溃疡大出血的患者,老龄、合并其他疾病、男性、严重贫血和吸烟将使病死率升高。有研究发现,对于消化性溃疡出血后由于心血管疾病等原因仍需服用抗凝药物的患者,消化性溃疡再出血风险增高 2 倍多,死亡或者发生急性心血管疾病的患者风险增高 5 倍多。另外,氯吡格雷被广泛用于预防和治疗卒中和心肌梗死,有研究发现氯吡格雷会抑制溃疡愈合过程中血管的生成。所以,临床医师应该全面谨慎地评估患者病情,给出合理建议使用抗凝、抗血小板药物。此外,对患者进行疾病认知教育,让患者充分认识消化性溃疡,可以有效提高疾病的治愈率,降低复发率。

10%～20%消化性溃疡病患者会出现并发症。其中,2%～14%的患者会发生溃疡穿孔,消化性溃疡穿孔有着高发病率和病死率,穿孔患者的终生患病率为 5%。消化性溃疡穿孔的病死率为 1.3%～20.0%,其 30 天和 90 天病死率分别为 20%和 30%。消化性溃疡出血也是患者住院治疗的常见原因,其 30 天病死率为 11%。一项来自韩国的研究对胃溃疡患者进行内镜随访后发现,2.5%的患者仅活检标本提示存在癌变,而 1.5%的患者内镜下发现恶性溃疡且活检后证实存在异型增生。

五、预防

对合并 H.pylori 感染者,应行根除治疗。对不能停用 NSAID 和阿司匹林药物者,长期使用 PPI 预防溃疡复发的效果显著优于 H_2RA。从药理机制上讲,选择性 COX-2 抑制剂可避免 NSAID 和阿司匹林对 COX 非选择性抑制,减少消化道黏膜损伤的发生,但研究表明仍有 1%～3%高危人群使用选择性 COX-2 抑制剂发生溃疡,因此,对此类患者仍建议同时使用 PPI 维持治疗。

文化程度较低、饮食不规律、吸烟、饮酒、使用非甾体抗炎药、合并抑郁症等的老年患者消化性溃疡的发生率较高。关于老年人消化性溃疡的预防,应做到以下几点:①应对老年人进行相关知识的宣传教育,使之了解病因及诱发因素,了解该病的主要临床表现及并发症等;②对于有烟酒等不良嗜好的老年患者,应积极说明其对健康的危害,劝导戒烟、限酒;③加强饮食指导:使患者了解饮食不规律对胃肠黏膜的损伤,指导少食辛辣、酸冷等刺激性食物,避免暴饮暴食;④指导用药:尽量避免使用非甾体抗炎药物,如需使用,则应选择不良反应较轻微的 COX-2 特异抑制剂,并同时给予胃黏膜保护剂,且于餐后服用;⑤防治 H.pylori 感染:使患者了解 H.pylori 传播途径,养成良好的卫生习惯,在根治 H.pylori 感染的治疗中,选用抗菌药物与制酸剂联合应用,遵医嘱坚持疗程,及时随诊,以防复发。

第四节　溃疡性结肠炎

溃疡性结肠炎(UC)是一种肠道慢性非特异性炎症性疾病。主要以结肠连续性分布的黏膜充血肿胀、糜烂及浅小溃疡为主,大量中性粒细胞浸润,形成隐窝脓肿,主要累及大肠的黏膜层及黏膜下层,极少累及肌层,多由直肠和远端结肠开始,可逆行向近端结肠发展,以致累及全结肠及末段回肠。起病及临床经过不一,病情可反复发作、迁延不愈。临床表现为持续或反复发作的腹泻、黏液脓血便伴腹痛、里急后重和不同程度的全身症状,病程多在 4～6 周以上。可有皮肤、黏膜、关节、眼和肝胆等的肠外表现。

一、流行病学

以往认为,IBD 是以西方白种人为主要患病人群的疾病,它从 20 世纪中叶起在西方国家发病率逐渐增高,至今仍呈上升趋势,在北美和欧洲常见,但近 30 年来日本发病率呈逐步增高趋势,近十多年我国就诊人数亦明显增加。目前欧美 IBD 发病率在 10/10 万～30/10 万,其中欧洲 UC 发病率为 1.5/10 万～20.3/10 万,北美 UC 发病率为 8.8/10 万～14.6/10 万,北美 UC 患病率为 191/10 万～241/10 万。我国 IBD 发病率还没有统一的数据,南北方有明显差异,黑龙江省大庆市的 IBD 的发病率为 1.77/10 万,其中 UC 为 1.64/10 万,而广东中山市的 IBD 发病率为 3.14/10 万,其中 UC 为 2.05/10 万。我国多中心病例回顾研究也表明,IBD 患者住院率和内镜检出率在 15 年间有明显增多的趋势。

UC 可发生在任何年龄,最常发生于青壮年期,根据我国统计资料,发病高峰年龄为 20～49 岁,男女性别差异不大[男：女为(1.0～1.3)：1]。

二、病因与发病机制

IBD 的病因和发病机制尚未完全明确,已知肠道黏膜免疫系统异常反应所导致的炎症反应在 IBD 发病中起重要作用,目前认为这是由多因素相互作用所致,主要包括环境、遗传、感染和免疫因素。

(一)环境因素

近几十年来,全球 IBD 的发病率持续增高,这一现象首先出现在社会经济高度发达的北美、北欧,继而是西欧、南欧,最近才是日本、南美,以往该病在我国少见,现已越来越多。这一现象反映了环境因素微妙但却重要的影响,如饮食、吸烟、卫生条件或暴露于其他尚不明确的因素,都是可能的环境因素。

(二)遗传因素

IBD 发病的另一个重要现象是其遗传倾向。IBD 患者一级亲属发病率显著高于普通人群,而患者配偶的发病率不增加。通过全基因组扫描及候选基因的研究,已经发现了近 200 个可能与 IBD 相关的染色体上的易感区域及易感基因。NOD2/CARD15 基因是第一个被发现和肯定的与 IBD 发病相关的基因,该基因突变通过影响其编码的蛋白的结构和功能而影响NF-KB 的活化,进而影响免疫反应的信号转导通道。NOD2/CARD15 基因突变见于白种人克罗恩病患者,但在日本、中国等亚洲人并不存在,反映了不同种族、人群遗传背景的不同。与 UC 关系较密切的基因或位点主要包括 TNFSF15、HLA-DR 等。

(三)微生物因素

多种微生物参与了 IBD 疾病的发生发展过程,但至今尚未找到某一特异微生物病原与

IBD 有恒定关系。有研究认为副结核分枝杆菌及麻疹病毒与 CD 有关,但证据缺乏说服力。近年关于微生物致病性的另一种观点正日益受到重视,这一观点认为 IBD 是针对自身正常肠道菌群的异常免疫反应引起的。有两方面的证据支持这一观点:①来自 IBD 的动物模型,用转基因或敲除基因方法造成免疫缺陷的 IBD 动物模型,在肠道无菌环境下不会发生肠道炎症,但如重新恢复肠道正常菌群状态,则出现肠道炎症;②临床上观察到细菌滞留易促发 CD 发生,而粪便转流能防止 CD 复发;抗生素或微生态制剂对某些 IBD 患者有益。

(四)免疫因素

肠道黏膜免疫系统在 IBD 肠道炎症发生、发展、转归过程中始终发挥重要作用。研究证明 CD 患者的 Th1 细胞存在异常激活。除了特异性免疫细胞外,肠道的非特异性免疫细胞及非免疫细胞如上皮细胞、血管内皮细胞等,免疫反应中释放出各种导致肠道炎症反应的免疫因子和介质,包括免疫调节性细胞因子如 IL-2、IL-4、IFN-7,促炎症性细胞因子如 IL-1、IL-6、IL-8 和 TNF-α 等亦参与免疫炎症反应。此外,还有许多参与炎症损害过程的物质,如反应性氧代谢产物和 NO 可以损伤肠上皮。随着对 IBD 免疫炎症过程的信号传递网络研究的深入,近年不少旨在阻断这些反应通道的生物制剂正陆续进入治疗 IBD 的临床应用或研究,如英利昔单抗(一种抗 TNF-α 单抗)对 IBD 的疗效已被证实并在临床推广应用,反证了肠黏膜免疫因素在 IBD 中发挥重要作用。

目前 IBD 的发病机制可概括为:环境因素作用于遗传易感者,在肠道菌群的参与下,启动了肠道特异性免疫及非特异性免疫系统,最终导致免疫反应和炎症过程。可能由于抗原的持续刺激或(及)免疫调节紊乱,这种免疫炎症反应表现为过度亢进和难于自限。一般认为 UC 和 CD 是同一疾病的不同亚类,组织损伤的基本病理过程相似,但可能由于致病因素不同,发病的具体环节不同,最终导致组织损害的表现不同。

三、病理

病变位于大肠,呈连续性弥散性分布。病变范围多自肛端直肠开始,逆行向近段发展,甚至累及全结肠及回肠末段。

活动期黏膜呈弥散性炎症反应。固有膜内弥散性淋巴细胞、浆细胞、单核细胞等细胞浸润是 UC 的基本病变,活动期并有大量中性粒细胞和嗜酸性粒细胞浸润。大量中性粒细胞浸润发生在固有膜、隐窝上皮(隐窝炎)、隐窝内(隐窝脓肿)及表面上皮。当隐窝脓肿融合溃破,黏膜出现广泛的小溃疡,并可逐渐融合成大片溃疡。肉眼见黏膜弥散性充血、水肿,表面呈细颗粒状、脆性增加、出血、糜烂及溃疡。由于结肠病变一般限于黏膜与黏膜下层,很少深入肌层,所以并发结肠穿孔、瘘管或周围脓肿少见。少数重症患者病变累及结肠全层,可发生中毒性巨结肠,肠壁重度充血、肠腔膨大、肠壁变薄,溃疡累及肌层至浆膜层,常并发急性穿孔。

结肠炎症在反复发作的慢性过程中,黏膜不断破坏和修复,致正常结构破坏。显微镜下见隐窝结构紊乱,表现为腺体变形、排列紊乱、数目减少等萎缩改变,伴杯状细胞减少和潘氏细胞化生,可形成炎性息肉。由于溃疡愈合、瘢痕形成、黏膜肌层及肌层肥厚,使结肠变形缩短、结肠袋消失,甚至肠腔缩窄。少数患者发生结肠癌变。

四、临床表现

它起病多数缓慢,少数急性起病,偶见急性暴发起病。病程呈慢性经过,多表现为发作期与缓解期交替,少数症状持续并逐渐加重。部分患者在发作间歇期可因饮食失调、劳累、精神刺激、感染等诱因诱发或加重症状。临床表现与病变范围、疾病分期及疾病活动严重程度等有关。

(一)消化系统表现

1.腹泻和黏液脓血便

腹泻和黏液脓血便见于绝大多数患者。腹泻主要与炎症导致大肠黏膜对水钠吸收障碍以及结肠运动功能失常有关,粪便中的黏液脓血则为炎症渗出、黏膜糜烂及溃疡所致。黏液脓血便是本病活动期的重要表现。大便次数及便血的程度反映病情轻重,轻者每日排便 2～4 次,便血轻或无;重者每日可达 10 次以上,脓血显见,甚至大量便血。粪质亦与病情轻重有关,多数为糊状,重可至稀水样。病变限于直肠或累及乙状结肠患者,除可有便频、便血外,偶尔反有便秘,这是病变引起直肠排空功能障碍所致。

2.腹痛

轻型患者可无腹痛或仅有腹部不适。一般诉有轻度至中度腹痛,多为左下腹或下腹的阵痛,亦可涉及全腹。有疼痛时有便意,便后缓解的规律,常有里急后重感。若并发中毒性巨结肠或炎症波及腹膜,有持续性剧烈腹痛。

3.其他症状

其他症状可有腹胀,严重病例有食欲缺乏、恶心、呕吐等症状。

4.体征

轻、中度患者仅有左下腹轻压痛,有时可触及痉挛的降结肠或乙状结肠。重度患者常有腹部明显压痛和鼓肠。若有腹肌紧张、反跳痛、肠鸣音减弱应注意中毒性巨结肠、肠穿孔等并发症。

(二)全身表现

一般出现在中、重度患者。中、重度患者活动期常有低度至中度发热,高热多提示并发症或见于急性暴发型。重度或病情持续活动可出现衰弱、消瘦、贫血、低蛋白血症、水与电解质平衡紊乱等表现。

(三)肠外表现

本病可伴有多种肠外表现,包括皮肤黏膜表现(如口腔溃疡、结节性红斑和坏疽性脓皮病)、关节损害(如外周关节炎、脊柱关节炎等)、眼部病变(如虹膜炎、巩膜炎、葡萄膜炎等)、肝胆疾病(如,脂肪肝、原发性硬化性胆管炎、胆石症等)、血栓栓塞性疾病等。这些肠外表现在结肠炎控制或结肠切除后可以缓解或恢复。有些肠外表现可与溃疡性结肠炎共存,但与溃疡性结肠炎本身的病情变化无关。国内报道肠外表现的发生率低于国外。

(四)临床分型

按本病的病程、程度、范围及病期进行综合分型。

1.临床类型

(1)初发型:指无既往病史而首次发作。

(2)慢性复发型:指临床缓解期再次出现症状,临床最常见。

2.病情分期

可分为活动期和缓解期。

3.疾病活动性的严重程度

UC病情分为活动期和缓解期,活动期的疾病按严重程度分为轻、中、重度。改良的True-love和Witts严重程度分型标准(表4-1)易于掌握,临床上实用。

表 4-1　改良 Truelove 和 Witts 疾病严重程度分型

严重程度分型[a]	排便(次/日)	便血	脉搏(次/分钟)	体温(℃)	血红蛋白	ESR(mm/h)
轻度	<4	轻或无	正常	正常	正常	<20
重度	≥6	重	>90	>37.8	<75%正常值	>30

[a] 注:中度为介于轻、重度之间

4.病变范围

推荐采用蒙特利尔分类(表4-2)。该分型特别有助癌变危险度的估计及监测策略的制订,亦有助治疗方案选择。

表 4-2　溃疡性结肠炎病变范围的蒙特利尔分类

分类	分布	结肠镜下所见炎症病变累及的最大范围
E1	直肠	局限于直肠,未达乙状结肠
E2	左半结肠	累及左半结肠(脾曲以远)
E3	广泛结肠	广泛病变累及脾曲以近乃至全结肠

五、并发症

(一)中毒性巨结肠

它多发生在重度溃疡性结肠炎患者。国外报道发生率在重度患者中约有5%。此时结肠病变广泛而严重,累及肌层与肠肌神经丛,肠壁张力减退,结肠蠕动消失,肠内容物与气体大量积聚,引起急性结肠扩张,一般以横结肠最为严重。常因低钾、钡剂灌肠、使用抗胆碱能药物或阿片类制剂而诱发。临床表现为病情急剧恶化,毒血症明显,有脱水与电解质平衡紊乱,出现鼓肠、腹部压痛,肠鸣音消失。血常规示白细胞计数显著升高。腹部X线片可见结肠明显扩张,结肠袋消失。本并发症预后差,易引起急性肠穿孔。

(二)结直肠癌变

它多见于广泛性结肠炎、幼年起病而病程漫长者。国外有报道起病20年和30年后癌变率分别为7.2%和16.5%,在UC诊断8~10年后,CRC的发病风险每年增加0.5%~1.0%。

(三)其他并发症

下消化道大出血在本病发生率约3%。肠穿孔多与中毒性巨结肠有关。肠梗阻少见,发生率远低于克罗恩病。

六、辅助检查

（一）血液检查

血红蛋白在轻度病例多正常或轻度下降，中、重度病例有轻或中度下降，甚至重度下降。白细胞计数在活动期可有增高。红细胞沉降率加快和 C 反应蛋白增高是活动期的标志。严重病例中血清白蛋白下降。

（二）粪便检查

粪便常规检查肉眼观常有黏液脓血，显微镜检见红细胞和脓细胞，急性发作期可见巨噬细胞。粪便病原学检查的目的是要排除感染性结肠炎，是本病诊断的一个重要步骤，需反复多次进行（至少连续 3 次），检查内容包括：①常规致病菌培养，排除痢疾杆菌和沙门菌等感染，可根据情况选择特殊细菌培养以排除空肠弯曲菌、艰难梭菌、耶尔森菌、真菌等感染；②取新鲜粪便，注意保温，找溶组织阿米巴滋养体及包囊；③有血吸虫疫水接触史者作粪便集卵和孵化以排除血吸虫病。

（三）自身抗体检测

近年来研究发现，血中外周型抗中性粒细胞胞质抗体（p-ANCA）和抗酿酒酵母抗体（ASCA）分别为 UC 和 CD 的相对特异性抗体，同时检测这两种抗体有助于 UC 和 CD 的诊断和鉴别诊断，但其诊断的敏感性和特异性尚有待进一步评估。

（四）结肠镜检查

结肠镜检查并活检是 UC 诊断的主要依据。应作全结肠及回肠末段检查，直接观察肠黏膜变化，取活组织检查，并确定病变范围。本病病变呈连续性、弥散性分布，从肛端直肠开始逆行向上扩展，呈倒灌性肠炎表现，内镜下所见重要改变有：①黏膜血管纹理模糊、紊乱或消失，黏膜充血、水肿、质脆、自发或接触出血和脓性分泌物附着，亦常见黏膜粗糙、呈细颗粒状；②病变明显处可见弥散性、多发性糜烂或溃疡；③慢性病变可见结肠袋变浅、变钝或消失以及假息肉、桥黏膜等。

结肠镜下黏膜活检建议多段多点活检。组织学可见以下改变：

1.活动期

（1）固有膜内弥散性急慢性炎性细胞浸润，包括中性粒细胞、淋巴细胞、浆细胞和嗜酸性粒细胞等，尤其是上皮细胞间中性粒细胞浸润及隐窝炎，乃至形成隐窝脓肿。

（2）隐窝结构改变：隐窝大小、形态不规则，排列紊乱，杯状细胞减少等。

（3）可见黏膜表面糜烂，浅溃疡形成和肉芽组织增生。

2.缓解期

（1）黏膜糜烂或溃疡愈合。

（2）固有膜内中性粒细胞浸润减少或消失，慢性炎性细胞浸润减少。

（3）隐窝结构改变：隐窝结构改变可加重，如隐窝减少、萎缩，可见潘氏细胞化生（结肠脾曲以远)。

(五)X线钡剂灌肠检查

该检查所见X线征主要有:①黏膜粗乱和(或)颗粒样改变;②多发性浅溃疡,表现为管壁边缘毛糙呈毛刺状或锯齿状以及见小龛影,亦可有炎症性息肉而表现为多个小的圆或卵圆形充盈缺损;③肠管缩短,结肠袋消失,肠壁变硬,可呈铅管状。结肠镜检查比X线钡剂灌肠检查准确,有条件宜作全结肠镜检查,检查有困难时辅以钡剂灌肠检查。重度或暴发型病例不宜做钡剂灌肠检查,以免加重病情或诱发中毒性巨结肠。

七、诊断与鉴别诊断

(一)诊断

在排除其他疾病(如急性感染性肠炎、阿米巴痢疾、慢性血吸虫病、肠结核等感染性结肠炎以及结肠克罗恩病、缺血性肠炎、放射性肠炎等非感染性结肠炎)基础上,可按下列要点诊断:①具有上述典型临床表现者为临床疑诊,安排进一步检查;②同时具备上述结肠镜和(或)放射影像特征者,可临床拟诊;③如再加上上述黏膜活检和(或)手术切除标本组织病理学特征者,可以确诊;④初发病例如临床表现、结肠镜及活检组织学改变不典型者,暂不确诊UC,应予随访3~6个月,观察发作情况。

应强调,本病并无特异性改变,各种病因均可引起类似的肠道炎症改变,故只有在认真排除各种可能有关的病因后才能做出本病诊断。一个完整的诊断应包括其临床类型、病情分期、疾病活动严重程度、病变范围及并发症。

(二)鉴别诊断

1.急性感染性肠炎

急性感染性肠炎是各种细菌感染如志贺菌、空肠弯曲菌、沙门菌、产气单孢菌、大肠埃希菌、耶尔森菌等,均可引起急性感染性肠炎。常有流行病学特点(如不洁食物史或疫区接触史),急性起病常伴发热和腹痛,具有自限性(病程一般数天至1周,不超过6周);抗菌药物治疗有效;粪便检出病原体可确诊。

2.阿米巴肠炎

阿米巴肠炎有流行病学特征,果酱样大便。病变主要侵犯右侧结肠,也可累及左侧结肠,结肠镜下见溃疡较深、边缘潜行,间以外观正常黏膜,确诊有赖于粪便或组织中找到病原体,非流行区患者血清抗阿米巴抗体阳性有助诊断。高度疑诊病例抗阿米巴治疗有效。

3.血吸虫病

血吸虫病有疫水接触史,常有肝、脾肿大。确诊有赖粪便检查见血吸虫卵或孵化毛蚴阳性;急性期结肠镜下直肠乙状结肠见黏膜黄褐色颗粒,活检黏膜压片或组织病理见血吸虫卵。免疫学检查有助鉴别。

4.克罗恩病

克罗恩病的腹泻一般无肉眼血便,结肠镜及X线检查病变主要在回肠末段和邻近结肠,且病变呈节段性、跳跃性分布并有其特征改变,与溃疡性结肠炎鉴别一般不难。但要注意,克罗恩病可表现为病变单纯累及结肠,此时与溃疡性结肠炎鉴别诊断十分重要。对结肠 IBD 一时难以区分 UC 与 CD 者,即仅有结肠病变,但内镜及活检缺乏 UC 或 CD 的特征,临床可诊断为 IBD 类型待定(IBDU);而未定型结肠炎(IC)指结肠切除术后病理检查仍然无法区分 UC 和 CD 者。

5.大肠癌

大肠癌多见于中年以后,结肠镜或 X 线钡剂灌肠检查对鉴别诊断有价值,活检可确诊。须注意溃疡性结肠炎也可发生结肠癌变。

6.肠易激综合征

它的粪便可有黏液但无脓血,显微镜检查正常,隐血试验阴性。结肠镜检查无器质性病变证据。

7.其他

肠结核、真菌性肠炎、抗生素相关性肠炎(包括假膜性肠炎)、缺血性结肠炎、放射性肠炎、嗜酸性肠炎、过敏性紫癜、胶原性结肠炎、白塞病、结肠息肉病、结肠憩室炎以及人类免疫缺陷病毒(HIV)感染合并的结肠病变亦应与本病鉴别。还要注意,结肠镜检查发现的直肠轻度炎症改变,如不符合 UC 的其他诊断要点,常为非特异性,应认真寻找病因,观察病情变化。

8.UC 合并艰难梭菌或巨细胞病毒(CMV)感染

重度 UC 或在免疫抑制剂维持治疗病情处于缓解期患者出现难以解释的症状恶化时,应考虑到合并艰难梭菌或 CMV 感染的可能。确诊艰难梭菌感染可行粪便艰难梭菌毒素试验(酶联免疫测定 toxinA/B)。确诊 CMV 感染可行肠镜下活检 HE 染色找巨细胞包涵体及免疫组化染色,以及血 CMV-DNA 定量。

八、治疗

治疗目的是诱导并维持临床缓解及黏膜愈合,防治并发症,改善患者的生活质量。

(一)对症治疗

强调休息、饮食和营养。重度患者应入院治疗,及时纠正水、电解质平衡紊乱,贫血者可输血,低蛋白血症者输注入血清白蛋白。病情严重者应禁食,并予完全胃肠外营养治疗。

对腹痛、腹泻的对症治疗,要权衡利弊,使用抗胆碱能药物或止泻药如地芬诺酯(苯乙哌啶)或洛哌丁胺宜慎重,在重度患者应禁用,因有诱发中毒性巨结肠的危险。

抗生素治疗对一般病例并无指征。但对重度有继发感染者,应积极抗感染治疗,给予广谱抗生素,静脉给药,合用甲硝唑对厌氧菌感染有效。

(二)药物治疗

1.氨基水杨酸制剂

氨基水杨酸制剂是治疗轻、中度 UC 的主要药物。包括传统的柳氮磺吡啶(SASP)和其他各种不同类型 5-氨基水杨酸(5-ASA)制剂。

SASP 疗效与其他 5-ASA 制剂相似,但不良反应远较这些 5-ASA 制剂多见。SASP 口服后大部分到达结肠,经肠道微生物分解为 5-ASA 与磺胺吡啶,前者是主要有效成分,其滞留在结肠内与肠上皮接触而发挥抗炎作用。该药适用于轻、中度患者或重度经糖皮质激素治疗已有缓解者。用药方法为 4g/d,分 4 次口服。病情完全缓解后仍要继续用药长期维持治疗。该药不良反应分为两类,一类是剂量相关的不良反应,如恶心、呕吐、食欲减退、头痛、可逆性男性不育等,餐后服药可减轻消化道反应;另一类不良反应属于过敏,如皮疹、粒细胞减少、自身免疫性溶血、再生障碍性贫血等,因此服药期间必须定期复查血象,一旦出现此类不良反应,应改用其他药物。

口服 5-ASA 新型制剂可避免在小肠近段被吸收,而在结肠内发挥药效,这类制剂有各种控释剂型的美沙拉秦、奥沙拉秦和巴柳氮。口服 5-ASA 新型制剂疗效与 SASP 相仿,优点是不良反应明显减少,缺点是价格昂贵,因此对 SASP 不能耐受者尤为适用。5-ASA 的灌肠剂适用于病变局限在直肠乙状结肠者,栓剂适用于病变局限在直肠者。

2.糖皮质激素

糖皮质激素适用于对氨基水杨酸制剂疗效不佳的轻、中度 UC 患者,对重度 UC 患者静脉糖皮质激素为首选治疗药物。按泼尼松 $0.75\sim1$ mg/(kg·d)(其他类型全身作用激素的剂量按相当于上述泼尼松剂量折算)给药。重度患者先予较大剂量静脉滴注,即甲泼尼龙 $40\sim60$ mg/d 或氢化可的松 $300\sim400$ mg/d,5 天(可适当提早至 3 天或延迟至 7 天)后评估病情,若明显好转改为口服泼尼松治疗,若仍然无效,应转换治疗方案(免疫抑制剂、生物制剂、外科手术等)。达到症状完全缓解开始逐步减量,每周减 5mg,减至 20mg/d 时每周减 2.5mg 至停用,快速减量会导致早期复发。注意药物相关不良反应并做相应处理,宜同时补充钙剂和维生素 D。减量期间加用氨基水杨酸制剂或免疫抑制剂逐渐接替激素治疗。

对病变局限在直肠或直肠乙状结肠者,强调局部用药(病变局限在直肠用栓剂、局限在直肠乙状结肠用灌肠剂),口服与局部用药联合应用疗效更佳。局部用药有美沙拉秦栓剂每次 $0.5\sim1$ g、$1\sim2$ 次/天;布地奈德泡沫剂每次 2mg、$1\sim2$ 次/天,适用于病变局限在直肠者,该药激素的全身不良反应少;美沙拉秦灌肠剂每次 $1\sim2$ g、$1\sim2$ 次/天;琥珀酸钠氢化可的松(禁用酒石酸制剂)100mg 加生理盐水 100mL 保留灌肠,每晚 1 次。

3.免疫抑制剂(硫唑嘌呤类药物)

硫唑嘌呤(AZA)或巯嘌呤(6-MP)适用于激素无效或依赖患者。AZA 欧美推荐的目标剂量为 $1.5\sim2.5$ mg/(kg·d)。近年国外报道,对严重溃疡性结肠炎急性发作静脉用糖皮质激素治疗无效的病例,应用环孢素 $2\sim4$ mg/(kg·d)静脉滴注,短期有效率可达 $60\%\sim80\%$,可有效减少急诊手术率。

4.生 物 制 剂

当激素及上述免疫抑制剂治疗无效或激素依赖或不能耐受上述药物治疗时,可考虑生物制剂治疗。国外研究已肯定英利昔单抗(IFX)对 UC 的疗效,我国亦已结束 Ⅲ 期临床试验。IFX 是一种抗 TNF-α 的人鼠嵌合体单克隆抗体,为促炎性细胞因子的拮抗剂。使用方法为 5mg/kg,静脉滴注,在第 0 周、2 周、6 周给予作为诱导缓解;随后每隔 8 周给予相同剂量作长程维持治疗。在使用 IFX 前正在接受激素治疗时应继续原来治疗,在取得临床完全缓解后将激素逐步减量至停用。对原先已使用免疫抑制剂无效者,无必要继续合用免疫抑制剂;但对

IFX 治疗前未接受过免疫抑制剂治疗者,IFX 与 AZA 合用可提高撤离激素缓解率及黏膜愈合率。

(三)外科手术治疗

绝对手术指征包括大出血、穿孔、癌变及高度疑为癌变。相对手术指征包括:①积极内科治疗无效的重度 UC,合并中毒性巨结肠内科治疗无效者宜更早行外科干预;②内科治疗疗效不佳和(或)药物不良反应已严重影响生活质量者,可考虑外科手术。一般采用全结肠切除加回肠造瘘/回肠肛门小袋吻合术。

(四)维持治疗

激素不能作为维持治疗药物。维持治疗药物选择视诱导缓解时用药情况而定。由氨基水杨酸制剂或激素诱导缓解后以氨基水杨酸制剂维持,用原诱导缓解剂量的全量或半量,如用 SASP 维持,剂量一般为 2~3g/d,并应补充叶酸。远段结肠炎以美沙拉秦局部用药为主,加上口服氨基水杨酸制剂更好。硫唑嘌呤类药物用于激素依赖、氨基水杨酸制剂不耐受者的维持治疗,剂量与诱导缓解时相同。以 IFX 诱导缓解后继续 IFX 维持。氨基水杨酸制剂维持治疗的疗程为 3~5 年或更长。对硫嘌呤类药物及 IFX 维持治疗的疗程未有共识,视患者具体情况而定。

(五)患者教育

1.活动期患者应有充分休息,调节好情绪,避免心理压力过大。

2.急性活动期可给予流质或半流质饮食,病情好转后改为富营养、易消化的少渣饮食,调味不宜过于辛辣。注重饮食卫生,避免肠道感染性疾病。不宜长期饮酒。

3.按医嘱服药及定期医疗随访,不要擅自停药。反复病情活动者,应有终生服药的心理准备。

九、预后

本病呈慢性过程,大部分患者反复发作,轻度及长期缓解者预后较好。重度、有并发症及年龄超过 60 岁者预后不良,但近年由于治疗水平提高,病死率已明显下降。慢性持续活动或反复发作频繁,预后较差,但如能合理选择药物治疗,亦可望恢复。病程漫长者癌变危险性增加,应注意随访,推荐对起病 8~10 年的所有 UC 患者均应行 1 次肠镜检查,以确定当前病变的范围。如为 E3 型,则从此隔年肠镜复查,达 20 年后每年肠镜复查;如为 E2 型,则从起病 15 年开始隔年肠镜复查;如为 E1 型,无需肠镜监测。合并原发性硬化性胆管炎者,从该诊断确立开始每年肠镜复查。

第五节　肝硬化

肝硬化是由一种或多种原因引起的、以肝组织弥散性纤维化、假小叶和再生结节为组织学特征的进行性慢性肝病。早期无明显症状,后期因肝脏变形硬化、肝小叶结构和血液循环途径显著改变,临床以门静脉高压和肝功能减退为特征,常并发上消化道出血、肝性脑病、继发感染等而死亡。

一、病因

在我国,目前引起肝硬化的病因以病毒性肝炎为主;在欧美国家,酒精性肝硬化占全部肝硬化的 50%~90%。

(一)病毒性肝炎

乙型肝炎病毒(HBV)感染为最常见的病因,其次为丙型肝炎病毒(HCV)感染。从病毒性肝炎发展为肝硬化短至数月,长达数十年。甲型肝炎病毒和戊型肝炎病毒感染所致肝炎一般不发展为肝硬化。

(二)酒精

长期大量饮酒导致肝细胞损害、脂肪沉积及肝脏纤维化,逐渐发展为肝硬化,营养不良、合并 HBV 或 HCV 感染及损伤肝脏药物等因素将增加酒精性肝硬化发生的风险。饮酒的女性较男性更易发生酒精性肝病。

(三)胆汁淤积

任何原因引起肝内、外胆道梗阻,持续胆汁淤积,皆可发展为胆汁性肝硬化。根据胆汁淤积的原因,可分为原发和继发性胆汁性肝硬化。

(四)循环障碍

肝静脉和(或)下腔静脉阻塞、慢性心功能不全及缩窄性心包炎(心源性)可致肝脏长期淤血、肝细胞变性及纤维化,最终发展为瘀血性肝硬化。

(五)药物或化学毒物

长期服用损伤肝脏的药物及接触四氯化碳、磷、砷等化学毒物可引起中毒性肝炎,最终演变为肝硬化。

(六)免疫疾病

自身免疫性肝炎及累及肝脏的多种风湿免疫性疾病可进展为肝硬化。

(七)寄生虫感染

血吸虫感染在我国南方依然存在,成熟虫卵被肝内巨噬细胞吞噬后演变为成纤维细胞,形成纤维性结节。由于虫卵在肝内主要沉积在门静脉分支附近,纤维化常使门静脉灌注障碍,所导致的肝硬化常以门静脉高压为突出特征。华支睾吸虫寄生于人肝内、外胆管内,所引起的胆道梗阻及炎症(肝吸虫病)可逐渐进展为肝硬化。

(八)遗传和代谢性疾病

由于遗传或先天性酶缺陷,某些代谢产物沉积于肝脏,引起肝细胞坏死和结缔组织增生。主要有:

1.铜代谢紊乱

铜代谢紊乱也称肝豆状核变性,是一种常染色体隐性遗传的铜代谢障碍疾病,其致病基因定位于13q14.3,该基因编码产物为转运铜离子的 P 型 ATP 酶。由于该酶的功能障碍,致使铜在体内沉积,损害肝、脑等器官而致病。

2.血色病

因第 6 对染色体上基因异常,导致小肠黏膜对食物内铁吸收增加,过多的铁沉积在肝脏,引起纤维组织增生及脏器功能障碍。

3.α 抗胰蛋白酶缺乏症

α-抗胰蛋白(α-AT)是肝脏合成的一种低分子糖蛋白,由于遗传缺陷,正常 α-AT 显著减少,异常的 α-AT 分子量小而溶解度低,以致肝脏不能排至血中,大量积聚于肝细胞内,肝组织受损,引起肝硬化。

其他如半乳糖血症、血友病、酪氨酸代谢紊乱症、遗传性出血性毛细血管扩张症等亦可导致肝硬化。

(九)营养障碍

长期食物中营养不足或不均衡、多种慢性疾病导致消化吸收不良、肥胖或糖尿病等导致的脂肪肝都可发展为肝硬化。

(十)原因不明

部分患者无法用目前认识的病因解释肝硬化的发生,也称隐源性肝硬化。注意在尚未充分甄别上述各种病因前,不宜轻易做出原因不明肝硬化的结论,以免影响肝硬化的对因治疗。

二、发病机制及病理

肝硬化发展的基本特征是肝细胞坏死、再生、肝纤维化和肝内血管增殖、循环紊乱。

肝脏的再生能力很大。正常肝脏切除 70％～80％,仍可维持正常生理功能;人体正常肝叶切除约 1 年后,残肝可恢复至原来肝脏的重量。各种病因导致肝细胞变性或坏死,若病因持续存在,再生的肝细胞难以恢复正常的肝结构,形成无规则的结节。

炎症等致病因素激活肝星形细胞,胶原合成增加、降解减少,总胶原量可增至正常的 3～10 倍,沉积于 Disse 间隙,导致间隙增宽,肝窦内皮细胞下基底膜形成,内皮细胞上窗孔变小,数量减少、甚至消失,形成弥散性屏障,称为肝窦毛细血管化。肝细胞表面绒毛变平以及屏障形成,肝窦内物质穿过肝窦壁到肝细胞的转运受阻,直接干扰肝细胞功能,导致肝细胞的合成功能障碍。肝窦变狭窄、血流受阻、肝内阻力增加,影响门静脉血流动力学,造成肝细胞缺氧和养料供给障碍,加重肝细胞坏死,使始动因子得以持续起作用。

汇管区和肝包膜的纤维束向肝小叶中央静脉延伸扩展,这些纤维间隔包绕再生结节或将残留肝小叶重新分割,改建成为假小叶,形成典型的肝硬化组织病理形态。肝纤维化发展的同时,伴有显著的、非正常的血管增殖,使肝内门静脉、肝静脉和肝动脉三个血管系之间失去正常关系,出现交通吻合支等,这不仅是形成门静脉高压的病理基础,而且是加重肝细胞的营养障碍、促进肝硬化发展的重要机制。

三、临床表现

肝硬化通常起病隐匿,病程发展缓慢,临床上将肝硬化大致分为肝功能代偿期和失代偿期。

(一)代偿期

大部分患者无症状或症状较轻,可有腹部不适、乏力、食欲减退、消化不良和腹泻等症状,多呈间歇性,常于劳累、精神紧张或伴随其他疾病而出现,休息及助消化的药物可缓解。患者营养状态尚可,肝脏是否肿大取决于不同类型的肝硬化,脾脏因门静脉高压常有轻、中度肿大。肝功能实验检查正常或轻度异常。

(二)失代偿期

症状较明显,主要有肝功能减退和门静脉高压两类临床表现。

1.肝功能减退

(1)消化吸收不良:食欲减退、恶心、厌食,腹胀,餐后加重,荤食后易泻,多与门静脉高压时胃肠道淤血水肿、消化吸收障碍和肠道菌群失调等有关。

(2)营养不良:一般情况较差,消瘦、乏力,精神不振,甚至因衰弱而卧床不起,患者皮肤干枯或水肿。

(3)黄疸:皮肤、巩膜黄染、尿色深,肝细胞进行性或广泛坏死;肝功能衰竭时,黄疸持续加重,多系肝细胞性黄疸。

(4)出血和贫血:常有鼻腔、牙龈出血及皮肤黏膜瘀点、瘀斑和消化道出血等,与肝合成凝血因子减少、脾功能亢进和毛细血管脆性增加有关。

(5)内分泌失调:肝脏是多种激素转化、降解的重要器官,但激素并不是简单被动地在肝内被代谢降解,其本身或代谢产物均参与肝脏疾病的发生、发展过程。

①性激素代谢:常见雌激素增多,雄激素减少。前者与肝脏对其灭活减少有关,后者与升高的雌激素反馈抑制垂体促性腺激素释放,从而引起睾丸间质细胞分泌雄激素减少有关。男性患者常有性欲减退、睾丸萎缩、毛发脱落及乳房发育等;女性有月经失调、闭经、不孕等症状。蜘蛛痣及肝掌的出现均与雌激素增多有关。

②肾上腺皮质功能:肝硬化时,合成肾上腺皮质激素重要的原料胆固醇酯减少,肾上腺皮质激素合成不足;促皮质素释放因子受抑,肾上腺皮质功能减退,促黑素细胞激素增加。患者面部和其他暴露部位的皮肤色素沉着、面色黑黄,晦暗无光,称肝病面容。

③抗利尿激素:促进腹水形成。

④甲状腺激素:肝硬化患者血清总 T_3、游离 T_3 降低,游离 T_4 正常或偏高,严重者 T_4 也降低,这些改变与肝病严重程度之间具有相关性。

(6)不规则低热:肝脏对致热因子等灭活降低,还可由继发性感染所致。

(7)低白蛋白血症:患者常有下肢水肿及腹水。

2.门静脉高压

多属肝内型,门静脉高压常导致食管胃底静脉曲张出血、腹水、脾大,脾功能亢进、肝肾综合征、肝肺综合征等,被认为是继病因之后的推动肝功能减退的重要病理生理环节,是肝硬化的主要死因之一。

(1)腹水:是肝功能减退和门静脉高压的共同结果,是肝硬化失代偿期最突出的临床表现。腹水出现时常有腹胀,大量腹水使腹部膨隆、状如蛙腹,甚至促进脐疝等腹疝形成。大量腹水抬高横膈或使其运动受限,出现呼吸困难和心悸。腹水形成的机制涉及:①门静脉高压,腹腔内脏血管床静水压增高,组织液回吸收减少而漏入腹腔,是腹水形成的决定性因素。②有效循环血容量不足,肾血流减少,肾素-血管紧张素系统激活,肾小球滤过率降低,排钠和排尿量减少。③低白蛋白血症,白蛋白低于 30g/L 时,血浆胶体渗透压降低,毛细血管内液体漏入腹腔或组织间隙。④肝脏对醛固酮和抗利尿激素灭能作用减弱,导致继发性醛固酮增多和抗利尿激素增多。前者作用于远端肾小管,使钠重吸收增加;后者作用于集合管,使水的吸收增加。水、钠潴留,尿量减少。⑤肝淋巴量超过了淋巴循环引流的能力,肝窦内压升高,肝淋巴液生成增多,自肝包膜表面漏入腹腔,参与腹水形成。

(2)门-腔侧支循环开放:持续门静脉高压,机体代偿性脾功能亢进,出现肝内、外分流。肝内分流是纤维隔中的门静脉与肝静脉之间形成的交通支,使门静脉血流绕过肝小叶,通过交通支进入肝静脉;肝外分流主要与肝外门静脉的血管新生有关,也可使平时闭合的门-腔静脉系统间的交通支重新开放,其与腔静脉系统间形成的侧支循环,使部分门静脉血流由此进入腔静脉,回流入心脏。

常见的侧支循环有:

①食管胃底静脉曲张(EGV):门静脉系统的胃冠状静脉在食管下段和胃底处,与腔静脉系统的食管静脉、奇静脉相吻合,形成食管胃底静脉曲张。其破裂出血是肝硬化门静脉高压最常见的并发症,因曲张静脉管壁薄弱、缺乏弹性收缩,难以止血,死亡率高。

②腹壁静脉曲张:出生后闭合的脐静脉与脐旁静脉于门静脉压力过高时重新开放,经腹壁静脉分别进入上、下腔静脉,位于脐周的腹壁浅表静脉可因此曲张,其血流方向呈放射状流向脐上及脐下。

③痔静脉扩张:门静脉系统肠系膜下静脉的直肠上静脉在直肠下段与腔静脉系统髂内静脉的直肠中、下静脉相吻合,形成痔静脉曲张。部分患者因痔疮出血而发现肝硬化。

④腹膜后吻合支曲张:腹膜后门静脉与下腔静脉之间有许多细小分支,称为 Retzius 静脉。门静脉高压时,Retzius 静脉增多和曲张,以缓解门静脉高压。

⑤脾肾分流:门静脉的属支脾静脉、胃静脉等可与左肾静脉沟通,形成脾肾分流。

门静脉高压代偿性开放的上述侧支循环除了导致曲张静脉破裂出血等致命性事件,大量异常分流还使肝细胞对各种物质的摄取、代谢及库普弗细胞的吞噬、降解作用不能得以发挥,从肠道进入门静脉血流的毒素等直接进入体循环,引发一系列病理生理改变,如肝性脑病、肝肾综合征、自发性腹膜炎及药物半衰期延长等。此外,这些异常分流导致的门静脉血流缓慢,也是门静脉血栓形成的原因之一。

(3)脾功能亢进及脾大:脾大是肝硬化门静脉高压较早出现的体征。脾静脉回流阻力增加及门静脉压力逆传到脾,使脾脏被动淤血性肿大,脾组织和脾内纤维组织增生。此外,肠道抗原物质经门-体侧支循环进入体循环,被脾脏摄取,抗原刺激脾脏单核巨噬细胞增生,形成脾功能亢进、脾大。脾功能亢进时,患者外周血象呈白细胞减少、增生性贫血和血小板降低,易并发感染及出血,有脾周围炎时脾脏可有触痛。脾脏大小、活动度、质地与病程病因相关。如大结节性肝硬化者比小结节性肝硬化者脾大明显,血吸虫性肝硬化比酒精性肝硬化者脾大更为突出。

四、并发症

(一)上消化道出血

1.食管胃底静脉曲张出血(EGVB)

门静脉高压是导致曲张静脉出血的主要原因,诱因多见于粗糙食物、胃酸侵蚀、腹内压增高及剧烈咳嗽等。临床表现为突发大量呕血或柏油样便,伴出血性休克等。

2.消化性溃疡和急性出血性糜烂性胃炎

门静脉高压使胃黏膜静脉回流缓慢,胃十二指肠的上皮后机制削弱,大量代谢产物淤滞于黏膜,屏障功能受损,黏膜糜烂、溃疡甚至出血。

3.门静脉高压性胃病

系胃黏膜下的动-静脉交通支广泛开放,胃黏膜毛细血管扩张,广泛渗血。发病率占肝硬化患者的 $50\%\sim80\%$,临床多为反复或持续少量呕血、黑便及难以纠正的贫血,少数出现上消化道大出血。

(二)胆石症

肝硬化患者胆结石发生率增高,约为 30%,且随肝功能失代偿程度加重,胆石症发生率升高。肝硬化患者胆石症发生率男女之间无显著,胆囊及肝外胆管结石均较常见。其病理生理机制与下列因素有关:①肝硬化时胆汁酸减少,降低了胆红素及胆固醇的溶解性,使两者容易从胆汁中结晶析出,形成胆色素和胆固醇结石;②库普弗细胞减少,细胞免疫功能降低,容易发生胆系感染,胆道黏膜充血水肿,缺血坏死脱落,为结石提供了核心;③脾功能亢进导致慢性溶血,胆红素产生过多,胆汁中游离胆红素增加,与胆汁中钙结合形成结石核心;④雌激素灭活作用减退,增加的雌激素对缩胆囊素抵抗,胆囊收缩无力、排空障碍,有利于胆囊结石形成。

(三)感染

下列因素使肝硬化患者容易发生感染:门静脉高压使肠黏膜屏障功能降低,通透性增加,肠腔内细菌经过淋巴或门静脉进入血液循环;肝脏是机体的重要免疫器官,肝硬化使机体的细胞免疫严重受损;脾功能亢进或全脾切除后,免疫功能降低;肝硬化常伴有糖代谢异常,糖尿病使机体抵抗力降低。感染部位因患者基础疾病状况而异,常见如下:

1.自发性细菌性腹膜炎(SBP)

即因非腹内脏器感染引发的急性细菌性腹膜炎。由于腹水是细菌的良好培养基,肝硬化患者出现腹水后容易导致该病,致病菌多为革兰阴性杆菌。起病缓慢者多有低热、腹胀或腹水持续不减;病情进展快者,腹痛明显、腹水增长迅速,严重者诱发肝性脑病、出现中毒性休克等。

体检发现轻重不等的全腹压痛和腹膜刺激征。腹水外观浑浊,生化及镜检提示为渗出性,腹水可培养出致病菌。

2.胆道感染

胆囊及肝外胆管结石所致的胆道梗阻或不全梗阻常伴发感染,患者常有腹痛及发热;当有胆总管梗阻时,出现梗阻性黄疸,当感染进一步损伤肝功能时,可出现肝细胞性黄疸。

3.肺部、肠道及尿路感染

也较常见,致病菌仍以革兰阴性杆菌常见,同时由于大量使用广谱抗菌药物及其免疫功能减退,厌氧菌及真菌感染日益增多。

(四)门静脉血栓形成或海绵样变

因门静脉血流淤滞,门静脉主干、肠系膜上静脉、肠系膜下静脉或脾静脉血栓形成,使原本肝内型门静脉高压延伸为肝前性门静脉高压,当血栓扩展到肠系膜上静脉,肠管因此显著淤血,甚至小肠坏死、腹膜炎、休克及死亡。该并发症较常见,尤其是脾切除术后,门静脉、脾静脉栓塞率可高达 25%。

门静脉血栓形成的临床表现变化较大,当血栓缓慢形成,局限于门静脉左、右支或肝外门静脉,侧支循环丰富,多无明显症状,常被忽视,往往首先由影像学检查发现。急性或亚急性发展时,表现为中、重度腹胀痛或突发剧烈腹痛、脾大、顽固性腹水、肠坏死、消化道出血及肝性脑病等,腹穿可抽出血性腹水。

门静脉海绵样变是指肝门部或肝内门静脉分支部分或完全慢性阻塞后,在门静脉周围形成细小迂曲的血管,也可视为门静脉的血管瘤。其原因与门静脉炎、肝门周围纤维组织炎、血栓形成、红细胞增多、肿瘤侵犯等有关。

(五)电解质和酸碱平衡紊乱

长期钠摄入不足及利尿、大量放腹水、腹泻和继发性醛固酮增多均是导致电解质紊乱的常见原因。低钾、低氯血症与代谢性碱中毒,容易诱发肝性脑病。持续重度低钠血症($<$125mmol/L)常发生在肝功 C 级的患者,容易引起肝肾综合征,预后较差。

(六)肝肾综合征

患者肾脏无实质性病变,由于严重门静脉高压,内脏高动力循环使体循环血流量明显减少;多种扩血管物质如前列腺素、一氧化氮、胰高血糖素、心房利钠肽、内毒素和降钙素基因相关肽等不能被肝脏灭活,引起体循环血管床扩张,肾脏血流尤其是肾皮质灌注不足,因此出现肾衰竭。临床主要表现为少尿、无尿及氮质血症。

肝肾综合征的诊断标准:①肝硬化合并腹水;②急进型血清肌酐浓度在 2 周内升至 2 倍基线值或$>$226μmol/L(25mg/L),缓进型血清肌酐$>$133μmol/L(15mg/L);③停利尿剂至少 2 天以上并经白蛋白扩容[1g/(kg·d)],最大量 100g/d]后,血清肌酐值没有改善($>$133μmol/L);④排除休克;⑤目前或近期没有应用肾毒性药物或扩血管药物治疗;⑥排除肾实质性疾病,如尿蛋白$>$500mg/d,显微镜下观察血尿$>$50 个红细胞或超声探及肾实质性病变。80%的急进型患者于 2 周内死亡。缓进型临床较多见,常表现为难治性腹水,肾衰竭病程缓慢,可在数月内保持稳定状态,常在各种诱因作用下转为急进型而死亡,平均存活期约为 1 年。

(七)肝肺综合征

在排除原发心肺疾患后,具有基础肝病、肺内血管扩张和动脉血氧合功能障碍。临床上主要表现为肝硬化伴呼吸困难、发绀和杵状指(趾),预后较差。肺内血管扩张可通过胸部 CT 及肺血管造影显示。慢性肝病患者具有严重低氧血症($PaO_2 < 6.7kPa$)应疑诊;$PaO_2 < 10kPa$ 是诊断肝肺综合征的必备条件。

五、诊断

诊断内容包括确定有无肝硬化、寻找肝硬化的原因、肝功分级及并发症。

(一)确定有无肝硬化

临床诊断肝硬化通常依据肝功能减退和门静脉高压同时存在的证据。影像学所见肝硬化的征象有助于诊断。当肝功能减退和门静脉高压证据不充分、肝硬化的影像学征象不明确时,肝活检若查见假小叶形成,可建立诊断。

1.肝功能减退

(1)临床表现:包括消化吸收不良、营养不良、黄疸、出血和贫血、不孕不育、蜘蛛痣、肝掌、肝病面容、男性乳房发育、肝性脑病及食管胃底静脉曲张出血等。

(2)实验室:可从肝细胞受损、胆红素代谢障碍、肝脏合成功能降低等方面反映肝功能减退。

2.门静脉高压

(1)临床表现:包括脾大、腹水、腹壁静脉曲张及食管胃底静脉曲张出血等。

(2)实验室:①血小板降低是较早出现的门静脉高压的信号,随着脾大、脾功能亢进的加重,红细胞及白细胞也降低。②没有感染的肝硬化腹水,通常为漏出液。合并自发性腹膜炎,腹水可呈典型渗出液或介于渗、漏出液之间。腹水细菌培养及药物敏感试验可作为抗生素选择时参考。血性腹水应考虑合并肝癌、门静脉血栓形成及结核性腹膜炎等。

(3)影像学:①少量腹水、脾大、肝脏形态变化均可采用超声、CT 及 MRI 证实,显然较体检更敏感而准确。②门静脉属支形态改变:门静脉高压者的门静脉主干内径常 >13mm,脾静脉内径 >8mm,多普勒超声可检测门静脉的血流速度、方向和血流量。腹部增强 CT 及门静脉成像术可清晰、灵敏、准确、全面地显示多种门腔侧支循环开放状态、门静脉血栓、血管海绵样变及动、静脉瘘等征象,有利于对门静脉高压状况进行较全面的评估。

(4)胃镜:有助于鉴别肝硬化上消化道出血的具体原因,如食管胃底静脉曲张、门静脉高压性胃病、消化性溃疡、糜烂出血性胃炎及上消化道恶性肿瘤等。

(二)寻找肝硬化原因

诊断肝硬化时,应尽可能搜寻其病因,以利对因治疗。

六、鉴别诊断

（一）引起腹水和腹部膨隆的疾病

需与结核性腹膜炎、腹腔内肿瘤、肾病综合征、缩窄性心包炎和巨大卵巢囊肿等鉴别。

（二）肝大

应除外原发性肝癌、慢性肝炎、血吸虫病和血液病等。

（三）肝硬化并发症

1.上消化道出血应与消化性溃疡、糜烂出血性胃炎、胃癌等鉴别；

2.肝性脑病应与低血糖、糖尿病酮症酸中毒、尿毒症等鉴别；

3.肝肾综合征应与慢性肾小球肾炎、急性肾小管坏死等鉴别；

4.肝肺综合征注意与肺部感染、哮喘等鉴别。

七、治疗

肝硬化的治疗效果有限，提倡综合治疗。代偿期肝硬化的治疗目标是延缓肝硬化进展；失代偿期肝硬化的治疗目标是防治并发症，延长生存期和提高生活质量。

（一）一般治疗

主要包括休息及营养。代偿期肝硬化患者提倡劳逸结合，可参加一般轻工作。而失代偿期患者应卧床休息。营养支持方面以摄入高热量、高蛋白质、易消化食物为宜，注意维生素和微量元素的补充。严禁饮酒，减少脂肪摄入。肝硬化患者每天摄入热量建议 25～40kcal/kg，蛋白质 1.2～1.5g/kg，酒精性肝硬化应适当增加蛋白质摄入。肝功能减退明显或血氨增高以及有肝性脑病前兆时则应控制饮食蛋白摄入。有腹水者，应适当限制钠盐摄入；有食管胃底静脉曲张者，宜避免进食坚硬、粗糙食物。此外，有研究表明，睡前加餐（提供 200kcal 热量的饭团、液体营养素或富含支链氨基酸的营养补充剂）能显著改善患者生活质量，提高难治性腹水患者对大量放腹水及肝癌患者对栓塞化疗的耐受性；尽管是否能延长生存期尚不清楚，仍推荐肝硬化患者睡前加餐。口服支链氨基酸可改善合并高氨血症的失代偿期患者肝功能和生活质量，减少并发症；减少肝癌患者术后并发症；可能降低 Child-Pugh A 级及体重指数＞25kg/m² 患者肝癌发生率，可酌情服用。

（二）病因治疗

病因治疗包括停用肝毒性药物，酒精性肝硬化患者禁酒，继发性胆汁性肝硬化设法解除胆道梗阻等。由于我国大部分肝硬化由病毒性肝炎引起，抗病毒治疗目前已经成为肝硬化治疗的重要组成部分。

对于 HBV 相关代偿期肝硬化，提倡尽早、积极的抗病毒治疗。药物宜选择耐药发生率低的核苷（酸）类药物，如恩替卡韦、替诺福韦等。因干扰素（IFN）有导致肝功能失代偿等并发症的可能，不推荐使用。代偿期乙型病毒性肝炎肝硬化抗病毒治疗的疗程尚不明确，建议长期服药。

对于失代偿期乙型病毒性肝炎肝硬化患者,不论 ALT 或 AST 是否升高,只要能检出 HBV DNA,均建议在知情同意的基础上,及时应用恩替卡韦、替诺福韦等低耐药风险核苷(酸)类药物抗病毒治疗。抗病毒治疗过程中不能随意停药,一旦发生耐药变异,应及时加用其他能治疗耐药变异病毒的核苷(酸)类药物。由于 IFN 治疗可导致肝衰竭,因此禁用于失代偿期肝硬化。

过去曾推荐对于肝功能代偿较好的丙型病毒性肝炎肝硬化患者,根据病毒基因型的不同,可选择以 IFN 为基础的"二联"或"三联"治疗方案。鉴于目前我国已先后有多种直接作用抗病毒药物(DAAs)上市,对 HCV 相关肝硬化患者,应首选无 IFN 的 DAAs 联合治疗方案,包括达拉他韦(DCV)＋阿舒瑞韦(ASV)、帕立瑞韦(PTV)＋奥比他韦(OBV)＋达塞布韦(DSV)、格拉瑞韦(GZR)＋艾尔巴韦(EBR)、索林布韦(SOF)＋维帕他韦(VEL)方案等。关于疗程,多数推荐疗程为 12 周,ASV＋DCV 方案推荐疗程为 24 周。因目前对于丙肝肝硬化患者经治疗获得持续病毒学应答(SVR)后病情演变情况的循证医学依据尚不充分,对获得 SVR 的患者,仍建议每 6 个月进行超声等监测。

(三)药物治疗

目前用于肝硬化治疗的药物主要为保护肝功能的药物和抗肝纤维化药物。

1.保肝药物

常用保肝药包括:①保肝抗炎药:主要是甘草酸类药物,如异甘草酸镁注射液、甘草酸二铵肠溶胶囊等。此类药物具有类激素样作用却无相应的免疫抑制不良反应,可广泛抑制各种病因介导的相关炎症反应;激活单核-吞噬细胞系统、诱生 IFNγ 并增强 NK 细胞活性,发挥免疫调节作用;还具有抗过敏、抑制钙离子内流的作用。②肝细胞膜修复保护剂:主要是多烯磷脂酰胆碱,可以增加膜的完整性、稳定性和流动性,恢复受损肝功能和酶活性;调节肝脏能量代谢,促进中性脂肪和胆固醇转化,增强肝细胞再生;减少氧化应激与脂质过氧化,抑制肝细胞凋亡;降低炎症反应、抑制肝星状细胞活化、防治肝纤维化。③解毒类药物:主要为含巯基药物,包括谷胱甘肽、N-乙酰半胱氨酸、硫普罗宁等。此类药物参与体内三羧酸循环及糖代谢,激活多种酶,从而促进糖、脂肪及蛋白质代谢,影响细胞代谢,减轻组织损伤,促进修复。其中,谷胱甘肽还具有改善肝脏合成,解毒、灭活激素,促进胆酸代谢,促进消化道脂肪及脂溶性维生素吸收,预防、减轻组织细胞损伤及抗病毒作用。N-乙酰半胱氨酸能刺激谷胱甘肽合成,促进解毒以及抗氧化,维持细胞内膜性结构稳定性;改善微循环及组织缺氧,保护缺血-再灌注损伤。④抗氧化类药物:主要包括水飞蓟宾类和双环醇。水飞蓟宾可抗氧化作用,直接抑制各种细胞因子对肝星状细胞的激活,从而抗纤维化;增强细胞核仁内多聚酶 A 的活性,刺激细胞内的核糖体核糖核酸,增加蛋白质的合成;具有解毒、抗病毒作用。双环醇的主要作用机制为抗脂质过氧化、抗线粒体损伤、促进肝细胞蛋白质合成、抗肝细胞凋亡。⑤利胆类药:主要包括 S-腺苷蛋氨酸、熊去氧胆酸等。S-腺苷蛋氨酸助于肝细胞恢复功能,促进肝内淤积胆汁的排泄,从而达到退黄、降酶及减轻症状的作用,适用于胆汁代谢障碍及淤胆型肝损。熊去氧胆酸可促进内源性胆汁酸的代谢,抑制其重吸收,取代疏水性胆汁酸成为总胆汁酸的主要成分,提高胆汁中胆汁酸和磷脂的含量,改变胆盐成分,从而减轻疏水性胆汁酸的毒性,起到保护肝细胞膜和利胆作用。应注意的是,鉴于大部分药物均经过肝脏代谢,故不提倡过多使用,一般不超过 2～3 种,滥用药物对肝脏有害无益。

2.抗肝纤维化药物

迄今为止尚无抗肝纤维化的理想药物,肝细胞膜修复保护剂、抗氧化类药物均有一定的抗肝纤维化作用。有报道表明,秋水仙碱可抑制胶原聚合,肾上腺皮质激素可通过抗炎和抑制肝脯氨酰羟化酶抑制胶原合成,但由于上述药物均有较强的不良反应,限制了其临床应用。秋水仙碱仅用于部分血吸虫性肝病治疗,肾上腺皮质激素用于部分自身免疫性肝炎患者。

3.中药

中药苦参、丹参、桃仁提取物、虫草菌丝、黄芪、白芍、当归、粉防己碱等均有一定抗肝纤维化和抗肝硬化作用。我国研制的中成药如扶正化瘀胶囊[主要成分:丹参、发酵虫草菌粉、桃仁、松花粉、绞股蓝、五味子(制)]、复方鳖甲软肝片[主要成分:鳖甲(制)、莪术、赤芍、当归、三七、党参、黄芪、紫河车、冬虫夏草、板蓝根、连翘]在部分研究中显示了良好的抗肝纤维化前景。目前,中药单体及复方治疗肝纤维化和肝硬化的研究规模仍较小,有必要开展大规模、多中心、前瞻性、随机对照研究进一步证实其临床疗效。

4.其他药物

他汀类药物在部分研究中显示了拮抗炎症、降低门静脉压力 延长生存期的作用。来自回顾性研究及队列研究的证据表明,他汀类药物不仅可降低非酒精性脂肪性肝病患者发生显著肝纤维化的风险,也可使慢性 HBV、HCV 感染者和酒精性肝病患者肝硬化和失代偿的风险显著下降,同时减少各种病因导致 HCC 发生。值得注意的是,他汀类药物并不改善 Child-Pugh C 级患者预后,且 Child-PughC 级患者应用他汀过程中有横纹肌溶解的不良反应报道,宜慎用。

肠道吸收极少的抗生素利福昔明可预防失代偿期肝硬化患者多种并发症并改善预后。此外,有研究报道新型抗凝剂依诺肝素不仅可有效预防门静脉血栓发生,还可延缓肝硬化失代偿发生。晚近意大利开展的一项多中心开放随机对照研究报道,长期使用白蛋白(40g/w)可改善合并非难治性腹水的失代偿期肝硬化患者的总体生存率,认为可能改变部分失代偿期肝硬化患者的治疗方式。此外,己酮可可碱、复合益生菌也被报道可改善肝硬化患者的肝功能,改善部分患者预后。这些药物尚需更多的前瞻性随机对照研究,探讨其疗效、安全性及最适人群、剂量和疗程。

(四)细胞移植

由于供肝严重缺乏,手术价格昂贵、术中术后并发症等问题,肝移植的临床开展受到一定限制。晚近,细胞移植开始试用于肝硬化治疗。由于肝细胞分离后在体外很快失去生物学功能,因此临床采用干细胞移植。移植干细胞来源非常广泛,包括自体的骨髓干细胞、造血干细胞、外周血干细胞以及异基因脐血干细胞等,目前临床应用最为广泛的是从骨髓、脂肪以及脐带血等组织中分离得到自体或异基因的间充质干细胞(MSCs)。多数研究认为干细胞移植可改善肝硬化患者肝功能,改善腹水等症状,但长期疗效有限。目前干细胞移植仍存在一些问题:①关于治疗机制:过去认为移植干细胞可定植于肝脏并向肝细胞分化,增加功能肝细胞的数量或与肝细胞融合促进损伤肝细胞的修复,改善肝功能;但目前更多的研究认为,干细胞主要是通过旁分泌多种细胞因子、抗肝纤维化以及促血管生成、调节免疫等多重作用改变肝脏局部微环境,进而促进肝脏的损伤修复和功能恢复。②目前临床研究的结果并不一致,尽管多数研究结果令人兴奋,但也有阴性结果报道,且长期疗效仍不够明确。肝病病因多样,发病机制迥异,如何选择"匹配"干细胞用于治疗是一个难题。③干细胞的获取均需经过分离、培养、扩增等环节,干细胞获取环节的质控、细胞移植的途径、数量及疗程等都有待于进一步明确。诱导分化干细胞的伦理及安全性问题尚未解决。

(五)肝移植

肝移植是失代偿期肝硬化的最终治疗手段。不同原因导致的终末期肝硬化均可考虑肝移植。肝硬化患者肝移植指征包括出现腹水、自发性细菌性腹膜炎、门静脉高压导致慢性消化道失血或难治性静脉曲张破裂出血、门静脉高压性胃病、肝性脑病、营养不良、肝肺综合征和肺动脉高压、部分原发性肝癌等。终末期肝病模型(MELD)评分是目前评判肝移植指征的重要指标,MELD 评分高者需优先考虑肝移植。

八、预防

病毒性肝炎的防治是预防肝硬化的关键。应注意早期发现和治疗病毒性肝炎患者;积极推广乙肝疫苗免疫接种;严格执行可能接触体液、血液的器械等的消毒常规;强调献血员及血制品筛查,推广无偿献血。此外,肝硬化的预防措施还包括注意饮食、饮水卫生;节制饮酒;注意合理营养;加强合理用药,避免滥用药物;加强劳动保护,避免工农业生产、实验研究过程中的慢性毒性物质和化学品损伤;定期对高危人群进行体检等。

九、预后

肝硬化的预后一般不佳。下列因素常提示肝硬化预后差:①肝硬化病因为病毒性肝炎者;②黄疸持续,PT 持续延长者;③难治性腹水,血钠、尿钠持续降低者;④严重低白蛋白血症(<25g/L)者;⑤出现其他各种并发症者。

第五章 泌尿系统疾病

第一节 急性肾小球肾炎

急性肾小球肾炎简称急性肾炎（AGN），是以急性肾炎综合征为主要临床表现的一组疾病。其特点为急性起病，患者出现血尿、蛋白尿、水肿和高血压，并可伴有一过性肾功能不全。多见于链球菌感染后，而其他细菌、病毒及寄生虫感染亦可引起。

一、病因和发病机制

本病常因 B 溶血性链球菌"致肾炎菌株"（常见为 A 组 12 型和 49 型等）感染所致，常见于上呼吸道感染（多为扁桃体炎）、猩红热、皮肤感染（多为脓疱疮）等链球菌感染后。感染的严重程度与急性肾炎的发生和病变轻重并不完全一致。本病主要是由感染所诱发的免疫反应引起，目前认为链球菌的致病抗原系胞质成分（内链素）或分泌蛋白（外毒素 B 及其酶原前体），诱发免疫反应后可通过循环免疫复合物沉积于肾小球致病或种植于肾小球的抗原与循环中的特异抗体相结合形成原位免疫复合物而致病。自身免疫反应也可能参与了发病机制。此外，补体异常活化也参与了致病机制，导致肾小球内皮及系膜细胞增生，并可吸引中性粒细胞及单核细胞浸润，导致肾脏病变。

二、病理

肾脏体积可较正常增大，病变主要累及肾小球。病变类型为毛细血管内增生性肾小球肾炎。光镜下通常为弥散性肾小球病变，以内皮细胞及系膜细胞增生为主要表现，急性期可伴有中性粒细胞和单核细胞浸润。病变严重时，增生和浸润的细胞可压迫毛细血管袢使管腔狭窄或闭塞。肾小管病变多不明显，但肾间质可有水肿及灶状炎性细胞浸润。免疫病理检查可见 IgG 及 C3 呈粗颗粒状沿肾小球毛细血管壁和（或）系膜区沉积。电镜检查可见肾小球上皮细胞下有驼峰状大块电子致密物沉积。

三、诊断要点

（一）临床表现特点

AGN 起病较急，通常于前驱感染（如上呼吸道感染、猩红热、皮肤感染等）后 1～3 周发病。

病情轻重不一,轻者呈亚临床型(仅有尿常规及血清 C3 异常);典型者呈急性肾炎综合征表现,重症者可发生急性肾衰竭(ARF)。大多预后良好,常可在数月内临床自愈,但部分患者也可遗留慢性肾脏病。典型表现有:

1.尿异常

几乎均有肾小球源性血尿,约 30% 患者可有肉眼血尿,常为首发症状和就诊原因。可伴有轻、中度蛋白尿,少数患者(<20%)可呈肾病综合征范围的大量蛋白尿。尿沉渣除红细胞外,早期尚可见白细胞和上皮细胞稍增多,可有红细胞管型等。

2.水肿

80% 以上患者出现水肿,轻者为晨起眼睑水肿,严重时波及全身,多为不可凹性水肿,指压无凹痕,但若蛋白尿严重,也可出现低蛋白水肿,即为可凹性水肿。

3.高血压

约 80% 患者出现一过性轻、中度高血压,利尿后血压可逐渐恢复正常。少数患者可出现严重高血压,甚至高血压脑病。

4.肾功能异常

大部分患者起病时尿量减少(常在 400~700mL/d),少数甚至少尿(<400mL/d)。肾功能可一过性受损,表现为血肌酐(Scr)轻度升高。多于 1~2 周后尿量渐增,肾功能于利尿后数日可逐渐恢复正常。仅少数患者可表现为 ARF,易与急进性肾炎混淆。

5.急性心力衰竭

老年患者发生率较高(可达 40%),儿童患者少见(<5%),但在儿童急性左心衰竭可成为 AGN 的首发症状,如不及时识别,可迅速致死。

6.其他表现

儿童患者常有疲乏、厌食、恶心、呕吐、头痛、腰部钝痛等全身非特异性症状,若感染未控制,患者可表现为发热。成人全身症状相对较少。

(二)免疫学检查

起病初期血中总补体及 C3 都明显降低,8 周内渐恢复正常,对诊断本病意义很大。如血清补体持续降低,可作为病情仍在进展的指标。50%~80% 患者抗"O"增高,表明近期内曾有链球菌感染,但滴度高低与肾炎的严重程度及预后无关。部分患者起病早期循环免疫复合物(CIC)及血清冷球蛋白可呈阳性。

(三)诊断注意事项

于链球菌感染后 1~3 周发生血尿、蛋白尿、水肿、高血压,甚至少尿和 ARF 等急性肾炎综合征表现,伴血清 C3 下降,病情在发病 8 周内逐渐减轻到完全恢复正常者,即可临床诊断为 AGN。当临床诊断困难对应考虑进行肾活检以明确诊断,指导治疗。肾活检的指征为:①少尿 1 周以上或进行性尿量减少伴肾功能恶化者;②病程超过 2 个月而无好转趋势者;③急性肾炎综合征伴肾病综合征者。

四、治疗

本病治疗以休息和对症治疗为主。ARF 病例应予血液透析,待其自然恢复。AGN 为自限性疾病,不宜用糖皮质激素和细胞毒药物治疗。

(一)一般治疗

急性期应卧床休息,直至肉眼血尿消失、水肿消退及血压恢复正常后逐步增加活动量。一般需要卧床休息 2 周;其后继续限制活动 1～2 个月,3 个月内避免体力劳动,学生则需要休学。急性期应予低盐(<3g/d)饮食。肾功能正常者不需限制蛋白质入量,但肾功能不全时可考虑限制蛋白质摄入,并以优质动物蛋白(牛奶、鸡蛋、瘦肉等)为主。明显少尿者应控制液体入量。

(二)治疗感染灶

病初常规注射青霉素 10～14 天(过敏者可用大环内酯类抗生素)的必要性现有争议。反复发作的慢性扁桃体炎,待病情稳定后[尿蛋白少于(+),尿沉渣红细胞少于 10 个/HP]可考虑做扁桃体摘除,术前、术后 2 周需注射青霉素以防止因细菌活跃而导致肾炎复发。

(三)对症治疗

包括利尿消肿、降血压,预防心脑合并症的发生。①利尿消肿是对症治疗的重点措施。轻、中度水肿者,卧床休息、限制钠盐及水的摄入即可。高度水肿应使用利尿剂。常用噻嗪类利尿剂如氢氯噻嗪,剂量每次 1～2mg/kg,1～2 次/天,口服;无效时用袢利尿剂如呋塞米(速尿)。②降压:经休息、控制水盐、利尿等措施而血压仍高者,应给予降压药。首选 ACEI 或 ARB 类降压药,如卡托普利每次 12.5～25mg 口服,3 次/天;氯沙坦 25～50mg/d 口服。

(四)透析治疗

少数发生 ARF 者有透析指征时应及时予以透析治疗以帮助患者度过急性期。

第二节　慢性肾小球肾炎

慢性肾小球肾炎系指各种病因引起双侧肾小球弥散性或局灶性炎症性或非炎症性改变。它是临床起病隐匿、病程冗长、病情发展缓慢的一组原发性肾小球疾病的总称,故严格说来它不是一种独立性疾病。

一、病因和发病机制

慢性肾小球肾炎是一组多病因,由于各种细菌、病毒或原虫等感染,通过免疫机制、炎症反应及非免疫机制等引起的肾小球疾病。据统计仅 15%～20% 从急性肾小球肾炎转变而至,但多数患者与链球菌感染并无明确关系。此外,大部分慢性肾炎患者无急性肾炎病史,故目前认为慢性肾小球肾炎与急性链球菌感染后肾小球肾炎之间无肯定的关联。

二、病理

慢性肾小球肾炎的病理改变因病因、病程和临床类型不同而异。可表现为弥散性或局灶节段性系膜增殖、膜增殖、膜性、微小病变、局灶硬化、晚期肾小球纤维化或不能定型。除肾小球病变外,尚可伴有不同程度肾间质炎症及纤维化。晚期肾小球肾炎肾皮质变薄,肾小球毛细血管襻萎缩并发展为玻璃样变或纤维化,残存肾小球可代偿性增大,肾小管萎缩等。有时在同一个肾活组织检查标本中,同时存在活动性病变和慢性病变;如系膜细胞明显增殖、细胞性新月体形成、白细胞数目增多、毛细血管襻坏死以及肾间质炎症细胞浸润等活动性病变,以及肾小球局灶节段性硬化、全球硬化、纤维化新月体形成和肾间质纤维化等慢性病变。

三、临床表现和实验室检查

慢性肾炎可发生于任何年龄,但以中青年为主,男性多见。多数起病缓慢、隐袭。临床表现呈多样性,蛋白尿、血尿、高血压、水肿为其基本临床表现,可有不同程度肾功能减退,病情时轻时重、迁延,渐进性发展为慢性肾衰竭。

早期患者可无任何症状,患者可有乏力、疲倦、腰部疼痛和纳差;水肿可有可无,一般不严重。实验室检查多为轻度尿异常,尿蛋白常在 $1 \sim 3g/d$ 之间,尿沉渣镜检红细胞可增多,可见管型。血压可正常或轻度升高。肾功能正常或轻度受损(肌酐清除率下降),这种情况可持续数年,甚至数十年,肾功能逐渐恶化并出现相应的临床表现(如贫血、血压增高等),最后进入终末期肾衰竭。有的患者除上述慢性肾炎的一般表现外,血压(特别是舒张压)持续性中等以上程度升高,严重者可有眼底出血、渗出,甚至视盘水肿。如血压控制不好,肾功能恶化较快,预后较差。另外,部分患者可因感染、劳累呈急性发作或用肾毒性药物后病情急骤恶化,经及时去除诱因和适当治疗后病情可一定程度缓解,但也可能由此而进入不可逆的慢性肾衰竭。多数慢性肾炎患者肾功能呈慢性渐进性损害,肾脏病理类型是决定肾功能进展快慢的重要因素(如系膜毛细血管性肾小球肾炎进展较快,膜性肾病进展较慢),但也与治疗是否合理等相关。

慢性肾炎临床表现呈多样性,个体间差异较大,故要特别注意因某一表现突出而易造成误诊。如慢性肾炎高血压突出而易误诊为原发性高血压,增生性肾炎(如系膜毛细血管性肾小球肾炎、IgA 肾病等)感染后急性发作时易误诊为急性肾炎,应予以注意。

四、诊断和鉴别诊断

凡尿化验异常(蛋白尿、血尿)、伴或不伴水肿及高血压病史达三个月以上,无论有无肾功能损害均应考虑此病,在除外继发性肾小球肾炎及遗传性肾小球肾炎后,临床上可诊断为慢性肾炎。

慢性肾炎主要应与下列疾病鉴别。

(一)继发性肾小球疾病

如狼疮性肾炎、过敏性紫癜肾炎、糖尿病肾病等,依据相应的系统表现及特异性实验室检查,一般不难鉴别。

(二)Alport 综合征

常起病于青少年,患者可有眼(球型晶状体等)、耳(神经性耳聋)、肾(血尿,轻、中度蛋白尿及进行性肾功能损害)异常,并有家族史(多为 X 连锁显性遗传)。

(三)其他原发性肾小球疾病

1.无症状性血尿和(或)蛋白尿

临床上轻型慢性肾炎应与无症状性血尿和(或)蛋白尿相鉴别,后者主要表现为无症状性血尿和(或)蛋白尿,无水肿、高血压和肾功能减退;

2.感染后急性肾炎

有前驱感染并以急性发作起病的慢性肾炎需与此病相鉴别。两者的潜伏期不同,血清 C3 的动态变化有助鉴别;此外,疾病的转归不同,慢性肾炎无自愈倾向,呈慢性进展,可资鉴别。

(四)原发性高血压肾损害

呈血压明显增高的慢性肾炎需与原发性高血压引起的继发性肾损害(即良性小动脉性肾硬化症)鉴别,后者先有较长期高血压,其后再出现肾损害,临床上远曲小管功能损伤(如尿浓缩功能减退、夜尿增多)多较肾小球功能损伤早,尿改变轻微(微量至轻度蛋白尿,可有轻度镜下血尿),常有高血压的其他靶器官(心、脑)并发症。

(五)慢性肾盂肾炎

多有反复发作的泌尿系统感染史,并有影像学及肾功能异常,尿沉渣中常有白细胞,尿细菌学检查阳性可资鉴别。

五、治疗

慢性肾炎的治疗应以防止或延缓肾功能进行性恶化、改善或缓解临床症状及防治心脑血管并发症为主要目的,而不以消除尿红细胞或轻度尿蛋白为目标。可采用下列综合治疗措施。

(一)积极控制高血压和减少尿蛋白

高血压和蛋白尿是加速肾小球硬化、促进肾功能恶化的重要因素,积极控制高血压和减少蛋白尿是两个重要的环节。高血压的治疗目标:力争把血压控制在理想水平(<130/80mmHg)。尿蛋白的治疗目标:争取减少至<1g/d。

慢性肾炎常有水、钠潴留引起的容量依赖性高血压,故高血压患者应限盐($NaCl<6g/d$);可选用噻嗪类利尿剂,如氢氯噻嗪 $12.5\sim25mg/d$。Ccr<30mL/min 时,噻嗪类无效应改用袢利尿剂,但一般不宜过多和长久使用。

多年研究证实,ACEI 或 ARB 除具有降低血压作用外,还有减少蛋白尿和延缓肾功能恶化的肾脏保护作用。后两种作用除通过对肾小球血流动力学的特殊调节作用(扩张入球和出球小动脉,但对出球小动脉扩张作用大于入球小动脉),降低肾小球内高压、高灌注和高滤过,并能通过非血流动力学作用(如抑制细胞因子、减少细胞外基质的蓄积)起到减缓肾小球硬化的发展和肾脏保护作用,为治疗慢性肾炎高血压和(或)减少蛋白尿的首选药物。通常要达到减少蛋白尿的目的,应用剂量需高于常规的降压剂量。肾功能不全患者应用 ACEI 或 ARB 要防止高血钾,血肌酐大于 $264\mu mol/L(3mg/dL)$时务必在严密观察下谨慎使用,少数患者应用 ACEI 有持续性干咳的不良反应。掌握好适应证和应用方法,监测血肌酐、血钾,防止严重不良反应尤为重要。

（二）限制食物中蛋白及磷的入量

肾功能不全患者应限制蛋白及磷的入量,应采用优质低蛋白饮食[$<0.6g/(kg \cdot d)$]。

（三）糖皮质激素和细胞毒药物

鉴于慢性肾炎为一临床综合征,其病因、病理类型及其程度、临床表现和肾功能等变异较大,故此类药物是否应用宜区别对待。一般不主张积极应用,但是如果患者肾功能正常或仅轻度受损,病理类型较轻(如轻度系膜增生性肾炎、早期膜性肾病等),而且尿蛋白较多,无禁忌证者可试用,但无效者则应及时逐步撤去。

（四）避免加重肾脏损害的因素

感染、劳累、妊娠及肾毒性药物(如氨基糖苷类抗生素、含马兜铃酸的中药等)均可能损伤肾脏,导致肾功能恶化,应予以避免。

六、预后

慢性肾炎病情迁延,病变均为缓慢进展,最终进展至慢性肾衰竭。病变进展速度个体差异很大,肾脏病理类型为重要因素,但也与是否重视保护肾脏、治疗是否恰当及是否避免恶化因素有关。

第三节　肾病综合征

肾病综合征(NS)是由多种病因和多种病理类型引起的肾小球疾病中的一组临床综合征,典型临床表现为大量蛋白尿($>3.5g/d$)、低白蛋白血症(血浆白蛋白$<30g/L$)、水肿伴或不伴有高脂血症。在 NS 中,约 75% 为原发性肾小球疾病引起,约 25% 由继发性肾小球疾病引起。

一、诊断要点

NS 的诊断包括 3 个方面:①明确是否为 NS。②确认病因:必须首先除外继发性病因和遗传性疾病,才能诊断为原发性 NS。最好行肾活检,做出病理诊断。③判定有无并发症。

（一）诊断标准

①尿蛋白$>3.5g/d$;②血浆白蛋白$<30g/L$;③水肿;④血脂升高。其中①、②两项为诊断所必需。

（二）确认病因

NS 可分为原发性及继发性两大类,可由多种不同病理类型的肾小球病所引起。引起原发性 NS 的肾小球病主要病理类型及其临床特征有:

1.微小病变型肾病

微小病变型肾病约占儿童原发性 NS 的 80%～90%,成人原发性 NS 的 10%～20%。男性多见。典型的临床表现为 NS,仅 15% 左右患者伴有镜下血尿,一般无持续性高血压及肾功能减退。约 $30\%\sim40\%$ 病例可能在发病后数月内自发缓解,90%病例对激素治疗敏感,治疗 2 周左右开始利尿,尿蛋白可在数周内迅速减少至阴性,血清白蛋白逐渐恢复正常水平,最终可达临床完全缓解。但本病复发率高达 60%。若反复发作或长期大量蛋白尿未得到控制,本病可能转变为系膜增生性肾小球肾炎,进而转变为局灶性节段性肾小球硬化。

2.系膜增生性肾小球肾炎

免疫病理检查可将本组疾病分为 IgA 肾病及非 IgA 系膜增生性肾小球肾炎。本病在原发性 NS 中约占 30%,好发于青少年,男性多见。约 50%患者有前驱感染,可于上呼吸道感染后急性起病,甚至表现为急性肾炎综合征。部分为隐匿起病。本病中,非 IgA 系膜增生性肾小球肾炎者约 50%表现为 NS,约 70%伴有血尿,而 IgA 肾病者几乎均有血尿,约 15%出现 NS。

3.系膜毛细血管性肾小球肾炎

系膜毛细血管性肾小球肾炎约占原发性 NS 的 $10\%\sim20\%$,好发于青壮年。约 $1/4\sim1/3$ 患者常在上呼吸道感染后,表现为急性肾炎综合征。约 $50\%\sim60\%$ 患者表现为 NS,几乎所有患者均伴有血尿,其中少数为发作性肉眼血尿;其余少数患者表现为无症状血尿和蛋白尿。肾功能损害、高血压及贫血出现早,病情多持续进展。$50\%\sim70\%$ 病例的血清 C3 持续降低,对提示本病有重要意义。药物治疗效较差,发病 10 年后约有 50%的病例将进展至慢性肾衰竭。

4.膜性肾病

膜性肾病约占原发性 NS 的 20%,好发于中老年人。通常起病隐匿,约 80%表现为 NS,约 30%伴有镜下血尿,一般无肉眼血尿。约有 $20\%\sim35\%$ 患者的临床表现可自发缓解。常在发病 $5\sim10$ 年后逐渐出现肾功能损害。本病极易发生血栓栓塞并发症,肾静脉血栓发生率可高达 $40\%\sim50\%$。因此,本病患者如有突发性腰痛或胁腹痛,伴血尿、蛋白尿加重,肾功能损害,应怀疑肾静脉血栓形成。若有突发胸痛、呼吸困难,应怀疑肺栓塞。

5.局灶节段性肾小球硬化

局灶节段性肾小球硬化约占原发性 NS 的 $5\%\sim10\%$,好发于青少年男性。多为隐匿起病。大量蛋白尿及 NS 为其主要临床特点。约 3/4 患者伴有血尿,部分可见肉眼血尿。约 50%患者有高血压和约 30%有肾功能减退。

继发性 NS 的常见病因有过敏性紫癜肾炎(儿童多见)、系统性红斑狼疮肾炎(青少年多见)、糖尿病肾病(中老年人多见)、乙型肝炎病毒相关性肾炎、肾淀粉样变性、骨髓瘤性肾病等。

(三)判定有无并发症

1.感染:是 NS 的常见并发症。常见感染部位顺序为呼吸道、泌尿道和皮肤。感染仍是导致 NS 复发和疗效不佳的主要原因之一。

2.血栓、栓塞并发症:以肾静脉血栓最为常见(发生率约 $10\%\sim50\%$,其中 3/4 病例因慢性血栓形成,临床并无症状),肺血管血栓、下肢静脉、下腔静脉、冠状血管血栓和脑血管血栓也不少见。

3.急性肾损伤(AKI):以微小病变型肾病者居多。

4.蛋白质及脂肪代谢紊乱。

二、治疗

（一）水肿

大多数患者的外周水肿和腹水由原发性肾脏钠潴留所致。

1.利尿剂和限制钠摄入

所有肾病性水肿患者的初始管理为利尿和限制膳食钠摄入（约 2g/d），并监测低血容量的临床征象。通常在治疗的初始阶段，每天能够耐受排出 2～3L 的液体，且不会导致乏力、直立性低血压、四肢冰冷及不能用其他原因解释的血清肌酐升高等血浆容量不足的表现。治疗时需要密切监测，如果出现这些临床表现，应该暂时停止利尿治疗。首选袢利尿剂。由于存在利尿剂抵抗，常需增加利尿剂的剂量，调整利尿剂的使用间隔。连续测量体重是评估利尿剂治疗的重要指导。

2.利尿剂抵抗

大多数患者对袢利尿剂反应良好，但患者的尿钠排泄通常较非肾病患者少，甚至在其肾功能正常或接近正常时也是如此。利尿剂抵抗的相关因素包括：

（1）所有常用的利尿剂都具有高蛋白结合率。低白蛋白血症时，蛋白结合率下降，利尿剂转运至肾脏的速率减慢。

（2）进入肾小管腔的部分利尿剂与滤过的白蛋白相结合，致使利尿剂失去活性。

（3）亨利袢可能对袢利尿剂有相对抵抗性。

因此，NS 患者的有效利尿剂量通常更高，静脉使用呋塞米的最大剂量可至80～120mg；对于效应不足的患者，可能需要添加噻嗪类利尿剂，以在肾小管的多个位点上阻断钠的重吸收；通过使用白蛋白联合袢利尿剂的溶液，可增强对显著低白蛋白血症患者的利尿作用；血管紧张素转换酶抑制剂降低白蛋白尿，提高血浆白蛋白浓度，此外还可抑制近端小管钠的重吸收，增强对利尿剂的反应。

（二）蛋白尿

在缺乏针对基础疾病的具体治疗时，应尽可能降低肾小球内压，减慢病情进展的速度。这通常需要通过应用血管紧张素转化酶抑制剂（ACEI）或血管紧张素受体拮抗剂（ARB）来实现。这些药物的潜在不良反应包括 GFR 的急剧下降和高钾血症；在开始使用这些药物和逐渐调整剂量期间，应监测患者的血清肌酐和血清钾水平。

（三）高脂血症

NS 导致的脂质异常可随疾病的缓解而逆转。尚未确定持续性肾病患者高脂血症的最佳治疗方案。除了治疗基础肾小球疾病外，可选择的治疗方案还包括：

1.膳食调整。

2.使用 ACEI 或 ARB 来减少蛋白质排泄可使血浆总胆固醇和低密度胆固醇及脂蛋白（a）水平下降 10%～20%。

3.他汀类药物能够使血浆总胆固醇和低密度胆固醇浓度降低 20%～45%，同时降低甘油三酯的水平。但发生肌肉损伤的风险增加。使用普伐他汀和氟伐他汀时产生肌肉毒性的可能性较小,但降低血清胆固醇的效果较差;同时使用吉非贝齐或环孢素的患者,使用他汀类药物产生肌肉毒性的风险明显增加。

(四)深静脉血栓

预防性抗凝必须同时权衡出血风险。当不清楚抗凝相关的出血风险时,可应用多种预测模型进行评估,包括心房颤动的抗凝及危险因素风险评分。对于没有抗凝禁忌证(活动性大出血、重度失代偿凝血病、血小板减少或重度血小板功能障碍、未控制的高血压、近期或计划行手术或侵入性操作)的 NS 患者,建议对以下情况给予预防性抗凝:

1.无论何种原因引起的 NS

存在抗凝的潜在适应证(心房颤动、遗传性易栓症、特定外科手术、重度心力衰竭、长期制动、病态肥胖和既往特发性血栓栓塞事件史且出血风险不高);血清白蛋白浓度小于 20g/L 同时有低至中度出血风险。

2.MN 患者

抗凝相关的出血风险低且血清白蛋白小于 30g/L;抗凝相关的出血风险中等且血清白蛋白浓度小于 20g/L;有高出血风险的患者,不考虑给予预防性抗凝。

抗凝治疗适用于偶然发现的 RVT 患者;已发生非肾性血栓栓塞事件或急性 RVT 的 NS 患者给予抗凝治疗。对急性 RVT 患者应用溶栓治疗(联合或不联合导管取栓术)。当给予抗凝时,建议只要患者肾病未愈就持续使用华法林,疗程至少 6~12 个月,目标 INR 值是 2.0~3.0。

(五)免疫抑制

原则上根据肾活检病理结果选择治疗药物及疗程。

1.对治疗的反应

依据蛋白尿的相对减少量和白蛋白水平来分类,下列为常用定义:

(1)完全缓解是指尿蛋白减少至 300mg/d 以下(尿蛋白肌酐比<200mg/g)和血白蛋白<35g/L。

(2)部分缓解是指尿蛋白减少 50%,绝对值为 0.3~3.5g/d;血清白蛋白浓度正常。

(3)复发是指完全或部分缓解持续一月以上,再次出现尿蛋白 3.5g/d 以上;每年复发 3 次或以上,则认为是频繁复发。

(4)糖皮质激素依赖是指正在治疗或治疗完成 2 周以内复发或需持续使用以维持缓解。

(5)糖皮质激素抵抗是指使用足量泼尼松治疗 16 周后尿蛋白未达到部分缓解的标准。

2.糖皮质激素

原发性 NS 治疗的最基本药物仍为糖皮质激素。糖皮质激素激素使用的原则为:

(1)起始剂量要足,成人泼尼松 1mg/(kg·d),最大剂量不超过 60~80mg/d;儿童可用至 2mg/(kg·d),最大剂量不超过 80mg/d。足量治疗维持 4~12 周,视病理类型而定。

(2)NS 缓解后逐渐递减药物。

(3)激素治疗的总疗程一般在 6～12 个月,对于常复发的 NS 患者,在激素减至 0.5mg/(kg·d)或接近 NS 复发的剂量时,维持足够长的时间,然后再逐渐减量。激素剂量在 10mg 左右时,不良反应明显减少。

目前常用的激素是泼尼松,在有肝功能损害的患者选用泼尼松龙或甲泼尼龙口服。糖皮质激素治疗 NS 时要注意个体化,应尽可能采用每天一次顿服。长程糖皮质激素治疗时应注意药物不良反应(如高血糖、高血压、股骨头无菌性坏死、消化道溃疡、感染等),定期进行相关检查。

3.环磷酰胺(CTX)

CTX 是临床应用最多的烷化剂。CTX 的一般剂量为 2mg/(kg·d),口服 2～3 个月;或每次 0.5～0.75g/m²,静脉滴注,每月一次。病情稳定后减量,累积剂量一般不超过 10～12g。CTX 的主要不良反应为骨髓抑制、肝功能损害、性腺抑制、脱发、出血性膀胱炎、感染加重及消化道反应。使用过程中应定期检查血常规和肝功能。

4.钙调磷酸酶抑制剂(CNI)

CNI 可通过选择性抑制钙调磷酸酶,降低 T 细胞中 IL-2 和其他细胞因子的转录。

(1)环孢素 A(CsA):起始剂量为 3～4mg/(kg·d),血药浓度应维持在谷浓度 100～200ng/mL。完全缓解后继续给予至少 6 个月;部分缓解后继续使用 1 年,维持剂量通常不超过 3mg/(kg·d)。

(2)他克莫司(FK506):起始剂量 0.1mg/(kg·d)(分两次给药)或一次 4mg,一日两次。调整剂量至谷浓度 5～10ng/mL。不良反应主要为齿龈增生、多毛、高血压、神经毒性及高血糖、高血脂等代谢异常,肾功能不全及小管间质病变严重的患者慎用。

5.吗替麦考酚酯(MMF)

MMF 可逆性抑制一磷酸腺苷脱氢酶发挥作用,导致 B 细胞和 T 细胞增殖减少及抗体生成减少。口服生物利用度好,与白蛋白高度结合,肝功能障碍或低蛋白血症其水平明显升高。目标剂量 1.5～3g/d,分两次使用。严重肾功能不全需调整剂量,GFR 低于 25mL/min,最大剂量不超过 2g/d。最常见不良反应为胃肠道症状和白细胞减少,可增加发生感染、淋巴瘤的风险。用于治疗激素抵抗和激素依赖的原发性 NS 有一定疗效。主要抑制 T、B 淋巴细胞增殖。能增加 NS 的缓解率、降低复发率、减少激素等的不良反应。具体剂量、疗程视个体而异。

6.单克隆抗体

(1)利妥昔单抗:是一种嵌合型的抗 CD20 单克隆抗体,可耗竭 B 淋巴细胞。该药似乎可有效延长激素依赖型或 CNI 依赖型患者的缓解期。使用方法:一次 375mg/m²,第 1、8 天静脉使用。使用过程中需监测 CD19⁺B 细胞。该药不良反应少,首次使用需注意如低血压、发热、皮疹、腹泻和支气管痉挛等不良反应,及继发于中性粒细胞减少和(或)低丙种球蛋白血症的严重感染。

(2)依库珠单抗:是一种人源化单克隆抗体,与 C5 有高度亲和性,阻止 C5 降解,影响 C5a 和膜攻击复合物(C5b-9)形成。使用方案:每周静脉使用 900mg,连续 4～5 周,之后每 2 周使用 1200mg,持续 1 年。

(六)各种病理类型原发性 NS 的治疗

1.MCD

首选泼尼松,初始剂量为每日 1mg/kg(最大剂量为 80mg/d),持续 12~16 周,随后 6 个月内逐渐减量至停药。较短的疗程往往伴有复发。通常患者的蛋白尿在治疗有反应后 2~3 周内转阴。90%以上患者在 4 个月内完全缓解,50%~65%的患者将会有一次复发,10%~25%的患者会反复复发。部分缓解不是 MCD 的特征,如果出现则应怀疑误诊,常见于因采样误差而遗漏的 FSGS。

对于复发患者采取以下治疗方案:

(1)对不频繁复发且无明显不良反应的患者,可重复给予较短疗程,即足量的口服泼尼松治疗 1 个月后在第 2 个月逐渐减量至停药。

(2)对于频繁复发且无明显不良反应的患者,长期给予低剂量口服泼尼松(大约为一次 15mg,隔日 1 次)维持类固醇诱导的缓解;低剂量泼尼松后仍继续复发,以每周 5mg 的速度逐渐增加剂量至获得稳定缓解;如增加泼尼松的剂量产生不能耐受的不良反应,则应将患者视为糖皮质激素依赖。

(3)对于不能耐受长期应用糖皮质激素且频繁复发的患者,建议给予 CTX 而非 CsA,通常在泼尼松诱导或维持缓解后开始使用。

(4)对 CTX 治疗后继续复发的患者、糖皮质激素抵抗型或依赖型患者的患者,建议使用 CsA 或 FK506 联合低剂量泼尼松(0.15mg/kg)进行治疗。

(5)对于频繁复发或糖皮质激素依赖型的、CTX 和 CsA 治疗后持续复发的患者,建议尝试利妥昔单抗治疗。

2.MsPGN

病变轻,系膜细胞增生较少,以 IgM 或 IgG 沉积为主,按微小病变激素治疗方案,适当延长疗程;病情重,系膜细胞增生显著,激素依赖或无效者,需加用细胞毒药物,可减少复发;合并高血压的患者常规使用 ACEI/ARB。部分患者的病理表现以系膜区 IgM 沉积为主,对糖皮质激素的反应不足 50%,预后较差。

3.FSGS

首选糖皮质激素,泼尼松每日 1 次,剂量 1mg/kg(最大剂量为 60~80mg/d)。总疗程至少需要 6 个月。8~12 周内完全缓解,继续使用初始剂量 1~2 周,之后 2~3 个月逐渐减量停药,每 2~3 周减量 1/3;如 12 周时仅部分缓解,3~9 个月内缓慢减少至停药,每 6 周左右减量 1/3;12~16 周尿蛋白明显减轻,未达到部分缓解,是否继续使用取决于不良反应程度及尿蛋白是否继续下降。对于存在使用糖皮质激素高风险、复发(缓解后 2 个月以上)、激素依赖和激素抵抗的患者,建议 CNI(CsA 或 FK506)联用小剂量糖皮质激素。患者对糖皮质激素反应低的因素包括小管间质病变重且血肌酐浓度高、大量尿蛋白(>10g/d)、家族性病史等。对于肾脏病理中严重血管或间质病变的患者或 eGFR 低于 30~40mL/(min·1.72m^2)的患者,不建议使用 CNI,建议使用 MMF,加或不加小剂量糖皮质激素。常规联用 ACEI/ARB。

4.MN

(1)特发性 MN 的 5 年自发缓解率达 25%～40%。因此,基于 24 小时尿蛋白定量和肌酐清除率,对疾病进展风险分类,指导治疗决策。

①低风险:随访 6 个月期间,蛋白定量低于 4g/d 且肌酐清除率维持正常。对于 6 个月期间保持低风险的患者,推荐继续观察,而非给予免疫抑制治疗。监测频率为每 3 个月监测 1 次,为期 2 年,之后一年监测 2 次以评估可能需要治疗的疾病进展情况。

②中等风险:尿蛋白定量为 4～8g/d 且持续 6 个月以上,eGFR 正常或接近正常且在 6～12 个月的观察期间维持稳定。对于中等风险且尿蛋白在观察 6 个月后没有继续下降的患者,推荐启用免疫抑制治疗,使用以细胞毒药物(CTX)或 CNI(CsA 或 FK506)为基础的方案,并且均联合使用糖皮质激素。如果治疗 4～6 个月后没有观察到蛋白尿大量减少(较峰值水平下降 30%～50%),则考虑为治疗无效。如初始治疗无效,建议使用另一种方案进行治疗,给药方案与进行初始治疗所介绍的方案一样。对于使用细胞毒药物进行初始治疗的患者,在开始使用 CNI 治疗前,通常要在停止细胞毒药物治疗后先等待 3～6 个月,除非患者具有严重症状或继发于活动性 MN 的血清肌酐升高。

③高风险:尿蛋白定量＞8g/d 并持续 3 个月和(或)GFR 低于正常或在 3 个月内下降。对于高风险的患者,推荐以细胞毒药物或以 CNI 为基础的方案,并且均需联合使用糖皮质激素。肾功能下降者建议使用 CTX。

(2)复发患者:蛋白尿复发可出现在 25%～30%的接受 CTX 治疗的患者,在使用 CNI 治疗的患者中复发率更高。

①对于使用 CNI 作为初始治疗的患者,建议使用与初始方案相同的给药方式再进行一个疗程的治疗或者选用以 CTX 为基础的方案,尤其是对于不能耐受初始方案的患者;

②对于使用以 CTX 为基础的方案作为初始治疗的患者,选择包括重复原治疗方案或者换成以 CNI 为基础的治疗。

(3)耐药患者:耐药患者是指处于中度或高度风险且以 CTX 和以 CNI 为基础的方案试用治疗均失败的患者。在仔细评估进一步免疫抑制治疗的潜在风险和获益后,可考虑试用利妥昔单抗。

5.MPGN

(1)治疗基础病:如考虑丙型、乙型肝炎病毒感染所致的 MPGN,抗病毒治疗后通常可缓解;对细菌性心内膜炎早期抗生素治疗、多发性骨髓瘤的治疗可使 MPGN 部分缓解。

(2)特发性免疫复合物介导的 MPGN 治疗取决于肾功能障碍的严重程度。

①血肌酐正常的患者,建议在 ACEI/ARB 的基础上加用泼尼松,剂量为 1mg/(kg·d),持续 12～16 周。治疗有效,则应在 6～8 个月的时间里逐渐减少至隔日用药;治疗 12～16 周后,蛋白尿的降低少于 30%,则建议逐渐减量并停用,加用 CNI。

②血清肌酐升高伴或不伴有高血压且无新月体的患者,给予泼尼松进行初始治疗。如对治疗没有反应或血清肌酐和(或)蛋白尿升高,加用 CTX;CTX 无效可用利妥昔单抗治疗。

③对于伴或不伴新月体的快速进展性疾病患者,推荐使用糖皮质激素和 CTX 进行治疗。

(3)C3GN 和 DDD 都不常见,尚无高质量的证据,治疗应基于基础病因。自身抗体引起的疾病,如 C3 致炎因子(C3NeF)或抗 H 因子抗体等建议初始治疗包括血浆置换、利妥昔单抗或依库珠单抗;基因缺陷引起,建议输新鲜冷冻血浆;C3 基因突变引起,行血浆置换。

第四节　肾衰竭

一、急性肾衰竭

急性肾衰竭(ARF)属临床危重症,是指肾脏功能在短期内(数小时或数天)突然急剧下降以致不能维持体液电解质平衡和排泄代谢产物,而导致高血钾、代谢性酸中毒及急性尿毒症等临床症候群。病因包括肾前性(失水、失血、休克等)、肾性(中毒、感染、肾炎、肾血管病变等)和肾后性(急性完全性尿路梗阻)。本症多数为可逆性。

(一)诊断

1.存在急性肾功能衰竭的病因,发病前无慢性肾衰竭病史。

2.早期主要表现为原发疾病的症状和体征,常有面色苍白、四肢厥冷、血压下降、休克等。

3.急性肾衰竭典型的临床表现可分为少尿期、多尿期和恢复期。近年来,一种急性肾衰竭表现为尿量正常或较多,但氮质血症逐日加重乃至尿毒症,称为非少尿型急性肾衰竭。

(1)少尿期:尿量减少致使发生高钾血症、严重水肿、血压升高、肺水肿或脑水肿、代谢性酸中毒及急性尿毒症症状。

(2)多尿期:肾小管上皮细胞再生修复后尿量渐增多,使血钾、血钠下降,持续多尿,导致脱水及电解质紊乱。

(3)恢复期:多尿期后尿量减至正常,血尿素氮、肌酐及电解质均恢复正常水平,但肾小管功能及结构恢复正常尚需 3～6 个月。未能恢复者转为慢性肾衰竭。

(4)非少尿型:虽尿量不少,但血尿素氮,肌酐逐日升高并出现中毒症状,因肾损伤轻,故预后良好。

(二)治疗

1.针对病因治疗,如扩容纠正肾前因素,解除肾后性梗阻因素,重症急进性或其他肾小球肾炎用激素冲击可获效,过敏性间质性肾炎应立即停用药,给予抗过敏药等。

2.少尿期,液体入量以量出为入为原则。

3.纠正高钾血症及酸中毒。

4.尽早开展透析疗法,有脱水、清除毒素、纠正电解质紊乱及酸碱平衡失调之功能,使患者度过少尿期难关。多尿期严格监测水、电解质平衡以防死于脱水及电解质紊乱。恢复期注意加强营养、休息及避免用肾毒性药物均甚重要。

5.饮食治疗:按病情限量进食蛋类、乳类,限水;忌用油脂类及高蛋白食品,忌用刺激性食品如酒、咖啡、辣椒等。

（1）供给患者足够的热量：热量供给以易消化的碳水化合物为主，可多用水果，配以麦淀粉面条、麦片、饼干或其他麦淀粉点心，加少量米汤或稀粥。

（2）低蛋白质饮食：急性肾衰竭患者在少尿期，每日应供给 15～20g 优质蛋白，这样既照顾了患者肾功能不全时的排泄能力，又酌量维持患者营养需要。如果少尿期时间持续较长、广泛创伤或大面积烧伤丢失蛋白质较多时，除补充优质蛋白外，尚要酌情配以要素膳。蛋白质的供给量可随血液菲蛋白氮下降而逐渐提高。可挑选含必需氨基酸丰富的食品如牛奶、鸡蛋等。

（3）限水：少尿期要限制入液量，防止体液过多而引起急性肺水肿和稀释性低钠血症。在计算好人液量的情况下，可适当进食各种新鲜水果或菜汁以供给维生素 C 等维生素和无机盐。

（4）采用少盐、无盐或少钠饮食：少尿期要限制钠的摄入量。另外，酌量减少饮食中钾的供给量，以免因外源性钾增多而加重高钾血症。除避免食用含钾量高的食物外，还可以采取冷冻、加水浸泡或弃去汤汁等方法，以减少食物中钾的含量。

二、慢性肾衰竭

慢性肾衰竭（CRF）为各种慢性肾脏病（CKD）持续进展的共同结局。它是以代谢产物潴留，水、电解质及酸碱代谢失衡和全身各系统症状为表现的一种临床综合征。

各种原因引起的慢性肾脏结构和功能障碍≥3 个月，包括肾小球滤过率（GFR）正常和不正常的病理损伤、血液或尿液成分异常，及影像学检查异常；或不明原因的 GFR 下降（GFR＜60mL/min）超过 3 个月，称为慢性肾脏病。

国内将 CRF 分为以下 4 个阶段：①肾功能代偿期：GFR 为 50～80mL/mm，血清肌酐（Scr）为 133～177μmol/L（1.5～2.0mg/dL），一般无临床症状，又称肾储备功能减退期。②肾功能失代偿期：GFR 为 20～49mL/min，Scr 为 186～442μmol/L（2.1～5.0mg/dL），除轻度贫血、消化道症状、夜尿增多外无明显不适，但在劳累、感染、血压波动或进食蛋白质过多时临床症状加重，又称氮质血症期。③肾衰竭期：GFR 为 10～19mL/min，Scr 为 451～707μmol/L（5.1～8.0mg/dL）。大多有较明显的消化道症状及贫血症状，有轻度代谢性酸中毒及钙磷代谢异常，水电解质紊乱尚不明显。此期又称尿毒症前期。④尿毒症期：GFR＜10mL/min，Scr＞707μmol/L（8.0mg/dL）。常出现各种尿毒症症状，如明显贫血、严重恶心、呕吐以及各种神经系统并发症，甚至昏迷，明显水盐代谢和酸碱平衡紊乱。此期又称终末期肾脏病（ESRD）。

目前国际公认的 CKD 分期依据美国肾脏病基金会制定的指南分为 1～5 期。CKD 的分期目的在于指导一体化治疗模式的进行，即针对 CKD 的不同阶段而采取不同的治疗策略。该分期方法将 GFR 正常（≥90mL/min）的 CKD 称为 CKD1 期，其目的是为了早期识别和防治 CKD；同时将 ESRD 的诊断放宽到 GFR＜15mL/min，有助于晚期 CRF 的及时诊治。单纯 GFR 轻度下降（60～89mL/min）而无肾损害其他表现者，不能认为存在 CKD；只有当 GFR＜60mL/min 时，才可按 CKD3 期对待。部分 CKD 在疾病进展过程中 GFR 可逐渐下降，进展至 CRF。CRF 则代表 CKD 中 GFR 下降至失代偿的那一部分群体，主要为 CKD4～5 期。根据 GFR 分为 5 期，其后 4 期与国内 CRF 的分期相似，CKD 的分期目的在于指导一体化治疗模式的进行，即针对 CKD 的不同阶段而采取不同的治疗策略：①CKD1 期：GFR≥90mL/（min·1.

73m²),应侧重病因、并发症的诊断、治疗,努力延缓疾病进展,减少心血管疾病危险因素;②CKD2期:GFR为60～89mL/(min·1.73m²),此时应估计疾病是否会进展以及进展的速度;③CKD3期:GFR为30～59mL/(min·1.73m²),此期应着重对并发症进行评估和治疗;④CKD4期:GFR为15～29mL/(min·1.73m²),开始为肾替代治疗做准备;⑤CKD5期:GFR<15mL/(min·1.73m²)或透析,此时应进行肾替代治疗。

CRF有时可发生急性加重或伴发AKI。如CRF本身已相对较重或其病程加重过程未能反映AKI的演变特点,则称之为"CRF急性加重"(CRF)。如果CRF较轻,而AKI相对突出,且其病程发展符合AKI演变过程,则可称为"CRF基础上AKI",其处理原则基本上与AKI相同。

(一)诊断要点

1.病因与危险因素

CKD与CRF的病因主要有糖尿病肾病、高血压肾小动脉硬化、原发性与继发性肾小球肾炎、肾小管间质疾病(慢性间质性肾炎、慢性肾盂肾炎、尿酸性肾病、梗阻性肾病等)、肾血管疾病、遗传性疾病(多囊肾病、遗传性肾炎)等。在发达国家,糖尿病肾病、高血压肾小动脉硬化是主要病因;包括中国在内的发展中国家,这两种疾病在CRF各种病因中仍位居原发性肾小球肾炎之后。CRF病程渐进性发展的危险因素,包括高血糖控制不满意、高血压、蛋白尿、低蛋白血症、吸烟等。CRF病程中急性加重的危险因素主要有:①累及肾脏的疾病(如原发性或继发性肾小球肾炎、高血压、糖尿病、缺血性肾病等)复发或加重;②有效血容量不足(低血压、脱水、大出血或休克等);③肾脏局部血供急剧减少(如肾动脉狭窄患者应用ACEI、ARB等药物);④严重高血压未控制;⑤肾毒性药物;⑥泌尿道梗阻;⑦其他:严重感染、高钙血症、肝衰竭、心力衰竭等。其中,因有效血容量不足或肾脏局部血供急剧减少致残余肾单位低灌注、低滤过状态,是导致肾功能急剧恶化的主要原因之一;肾毒性药物尤其是非甾体抗炎药、氨基糖苷类抗生素、造影剂等的不当使用,也是导致肾功能恶化的常见原因。

2.临床表现特点

在CKD和CRF的不同阶段,其临床表现各异。CKD1～3期患者可无任何症状或仅有乏力、腰酸、夜尿增多等轻度不适;少数患者可有食欲缺乏、代谢性酸中毒及轻度贫血。进入CKD4期以后,上述表现更趋明显。到CKD5期时,可出现急性左心衰竭、严重高钾血症、消化道出血、中枢神经系统障碍等,甚至危及生命。

(1)水、电解质代谢紊乱和酸碱平衡失调:以代谢性酸中毒和水钠平衡紊乱最常见。①代谢性酸中毒:在部分轻中度CRF(GFR>25mL/min或Scr<350μmol/L)患者中,由于肾小管泌氢功能受损或近端肾小管重吸收碳酸氢盐的能力下降,因而发生正常阴离子间隙的高氯血症性代谢性酸中毒,即肾小管性酸中毒;当GFR<25mL/min(或Scr>350μmol/L)时,代谢产物如磷酸、硫酸等酸性物质因肾脏的排泄障碍而潴留,可发生高氯血症性(或正氯血症性)高阴离子间隙性代谢性酸中毒,即"尿毒症性酸中毒"。②水钠代谢紊乱:主要表现为水、钠潴留,有时也可表现为低血容量和低钠血症。③钾代谢紊乱:随着CRF的进展,当GFR降至20～25mL/min或更低时,肾脏排钾能力下降,此时即使钾的摄入正常,患者仍易出现高钾血症。有时由于钾摄入不足、胃肠道丢失过多、应用排钾利尿剂等因素,也可出现低钾血症。④钙磷代谢紊乱:主要表现为低钙血症与高磷血症。在 CRF 中、晚期(GFR<20mL/min)时才会出现低钙血症与高磷血症。低钙血症、高磷血症、活性维生素 D 缺乏等可引起继发性甲旁亢和肾性骨营养不良。转移性钙化累及心脏传导系统时可导致猝死。⑤镁代谢紊乱:当 GFR<20mL/min 时,因肾脏排镁减少,常有轻度高镁血症。低镁血症偶可出现,与镁摄入不足或过多应用利尿剂有关。

(2)蛋白质、糖类、脂肪和维生素的代谢紊乱:①蛋白质代谢紊乱一般表现为蛋白质代谢产物蓄积(氮质血症),也可有血清白蛋白降低、血浆与组织必需氨基酸水平下降等。②糖代谢紊乱主要表现为糖耐量降低和低血糖症,以前者多见。③高脂血症常见。④维生素代谢紊乱很常见,如血清维生素 A 水平增高、维生素 B_6 及叶酸缺乏等。

(3)心血管系统表现:心血管病变是 CKD 患者的常见并发症和最常见的死因。尤其进入 ESRD 后,CRF 患者心血管不良事件及动脉粥样硬化性心血管病比普通人群约高 15~20 倍。CRF 患者心血管系统异常主要表现为动脉粥样硬化、高血压、心力衰竭(是尿毒症患者最常见死亡原因)、尿毒症性心肌病、尿毒症性心包炎、左心室肥厚、冠状动脉疾病等。

(4)消化系统表现:消化道症状是 CRF 患者最早和最突出的表现,常为 CRF 的诊断线索。食欲减退是最早出现的临床症状,随着病情的加重而渐出现恶心、呕吐、腹泻,口腔有尿味。消化道出血也较常见。

(5)呼吸系统表现:CRF 患者最早出现肺活量减低,限制性通气功能障碍和弥散能力的下降。进入终末期,可以出现尿毒症肺水肿、尿毒症性胸膜炎及肺钙化。

(6)血液系统表现:主要表现为肾性贫血和出血倾向。贫血多为低增生性的,正常细胞正色素性贫血。网织红细胞计数减少。轻度出血表现为皮下瘀斑、紫癜、鼻出血、牙龈出血或结膜内出血。严重时可出现出血性心包炎、消化道及颅内出血,危及患者生命。

(7)神经肌肉系统症状:①尿毒症脑病:临床表现为非特异性,早期表现为淡漠、乏力、记忆力减退、失眠、易激惹等。随着病情的加重,可出现定向力、计算力障碍,情绪低落,以至精神错乱。晚期可有扑翼样震颤、多灶性肌痉挛、手足抽搐,甚至癫痫、昏迷。②尿毒症性周围神经病变:早期主要侵犯感觉神经,表现为下肢远端感觉异常,如肢体麻木,有时有蚁走感、烧灼感等,常称为"不安腿"或"灼足"综合征,多发生在晚上,活动后可缓解。晚期有膝反射和跟腱反射的丧失。脑神经症状也可见,如瞳孔不对称、面瘫、展神经麻痹、听力障碍等。③尿毒症肌病:尿毒症肌肉系统的病变常表现为易疲劳、肌无力和肌肉萎缩,严重者工作和活动能力受限,体检可发现肌力减退,尤其是下肢近端肌力较上肢肌力减弱出现早且严重。

3.CRF 时急诊应进行的检查项目

①病史采集;②密切观察尿毒症症状;③生命体征监测,记录 24 小时出入量;④尿量、比重、尿常规;⑤肾功能(Scr、BUN);⑥血、尿渗透压;⑦电解质;⑧血气分析;⑨贫血与出凝血时间;⑩心电图和胸部 X 片等。

4.诊断注意事项

(1)慢性肾衰竭诊断的主要内容:对 CRF 患者进行诊断时,其主要内容包括:①CRF 的确立与分期;②病因诊断(如慢性肾小球肾炎、糖尿病肾病、高血压性肾脏损害);③并发症的诊断(如肾性贫血、肾性骨病、感染、出血);④是否存在加重肾功能恶化的急性可逆因素。

(2)急诊针对CRF患者的诊治思路:急诊工作中,应在认真分析患者病史、症状、体征和实验室检查结果的基础上,按以下步骤进行诊治:①尽快明确是否存在严重高血压、心力衰竭、严重酸中毒、严重高钾血症、严重出血等可能危及患者生命的急性并发症,并给予相应的对症处理;②在病情允许的情况下,根据是否存在长期肾功能不全的病史、B超是否存在肾脏萎缩、是否存在贫血等指标判断是否为CRF;③明确是否为CRF急性加重或合并有AKI,找出导致肾功能急性加重的诱因并积极予以纠正;④尽可能明确CRF的病因诊断。

(3)慢性肾衰竭的鉴别诊断:①肾前性氮质血症:肾前性氮质血症在病程的早期常表现出血清尿素氮和肌酐的不平行上升,同时伴有尿比重的升高。在有效循环血量补足48～72小时后肾前性氮质血症患者的血清肌酐、尿素氮水平会恢复正常,而慢性肾衰竭患者的肾功能则很难恢复。②急性肾衰竭:根据肾衰竭病史的长短、影像学检查结构(如B超、CT等)、贫血情况、指甲肌酐水平、甲状旁腺激素水平等指标可以做出正确的判断。

(二)治疗

1.CRF早期防治对策和基本措施

早期诊断、有效治疗原发病和去除导致肾功能恶化的因素,是CRF防治的基础,也是保护肾功能和延缓CKD进展的关键。首先要提高对CKD的警觉,重视询问病史、查体和肾功能的检查,即使对正常人群,也须每年筛查1次,努力做到早期诊断。同时,对已有的肾脏疾病或可能引起肾损害的疾病(如糖尿病、高血压等)进行及时有效的治疗,并须每年定期检查尿常规、肾功能等至少2次或以上,以早期发现CKD。对诊断为CKD的患者,要采取各种措施延缓、停止或逆转CRF发作,防止进展至ESRD。其基本对策是:①坚持病因治疗。②避免或消除肾功能急剧恶化的危险因素。③阻断或抑制肾单位损害渐进性发展的各种途径,保护健存肾单位。具体防治措施与目标如下。

(1)控制高血压:24小时持续、有效地控制高血压。CKD1～4期患者血压控制目标在130/80mmHg以下,CKD5期患者血压控制目标<140/90mmHg。常用药物有ACEI、ARB、钙拮抗剂、β阻滞剂等。

(2)发挥ACEI和ARB的独特作用:ACEI和ARB除有良好的降压作用外,还有独特的减低肾小球高滤过、减轻蛋白尿的作用,主要通过扩张出球小动脉实现,同时也有抗氧化、减轻肾小球基底膜损害、减少系膜基质沉积等作用。ACEI和ARB类药物还能减少心肌重塑,降低心血管事件的发生率。但应注意它们有使血钾升高及一过性血肌酐升高的作用。常用的ACEI有依那普利(10～20mg,每日2次)、贝那普利(10～20mg,每日1次)、卡托普利(12.5～50mg,每日2～3次)等。ARB常用氯沙坦50～100mg或缬沙坦80～160mg或厄贝沙坦150～300mg口服,均为每日1次。

(3)严格控制血糖:使糖尿病患者空腹血糖5.0～7.2mmol/L(睡前6.1～8.3mmol/L),糖化血红蛋白(HbA1c)<7%。可延缓CKD进展。在GFR>60mL/min时,可选用格列喹酮(糖适平,30～180mg/d)、格列本脲(优降糖,2.5～15mg/d)、格列美脲(亚莫利,1～6mg/d)和格列齐特(达美康,40～240mg/d);GFR 30～60mL/min时,宜使用格列喹酮;GFR<30mL/min时,宜改用胰岛素治疗。

(4)控制蛋白尿:将患者蛋白尿控制在<0.5g/24h或明显减轻微量白蛋白尿,均可改善其

长期预后,包括延缓病程进展和提高生存率。

另两个控制目标分别是 GFR 下降速度每年<4mL/min,Scr 升高速度每年<50μmol/L。

2.营养治疗

单独应用低蛋白、低磷饮食或同时加用必需氨基酸或 α-酮酸(EAA/crKA),可能具有减轻肾小球硬化和肾间质纤维化的作用。非糖尿病肾病患者在 CKD1～2 期推荐蛋白入量 0.8g/(kg·d)。从 CKD3 期起应开始低蛋白饮食治疗,推荐蛋白入量0.6g/(kg·d),糖尿病肾病患者从出现显性蛋白尿起就应该限制蛋白摄入,推荐蛋白入量 0.8g/(kg·d),一旦出现 GFR 下降,蛋白入量需降至 0.6g/(kg·d)以下。在低蛋白饮食[0.4～0.6g/(kg·d)]中,约50%的蛋白质应为高生物价蛋白,如蛋、瘦肉、鱼、牛奶等,以增加 EAA 的摄入比例。有条件时,可同时补充适量 EAA[0.1～0.2g/(kg·d)]和(或)crKA。此外,须同时摄入足够热量,一般为125.6～146.5kJ/kg[30～35kcal/(kg·d)]。磷摄入量一般应<600～800mg/d,对严重高磷血症患者,应同时给予磷络合剂。

3.CRF 的药物治疗

(1)纠正酸中毒和水、电解质紊乱

①纠正代谢性酸中毒:轻度酸中毒,可口服碳酸氢钠片 1.5～3.0g/d,中、重度酸中毒者 3.0～15g/d,必要时静脉输入。严重时,如 CO_2CP<10mmol/L,尤其是伴有昏迷或深大呼吸时,应静脉滴注碳酸氢钠迅速予以纠正。纠正酸中毒前,如患者已有低钙血症、低血钾或纠正酸中毒后出现低钙或低钾,应给予 10%葡萄糖酸钙 10～20mL 静脉注射或补充氯化钾。为防止碳酸氢钠输入过多过快,使心衰加重,可根据患者情况同时应用呋塞米 20～200mg/d,以增加尿量,防止钠潴留。

②水钠紊乱的防治:a.脱水和低血压状态的防治:对有呕吐、腹泻、发热、过度利尿等原因引起的脱水应及时补足液量。对容量不足、降压过度等原因引起的低血压状态应及时纠正。每日入水量应补足前 1 日尿量,并外加水入量 400～500mL/d。当患者有轻度失水时可通过口服补液而纠正;重度脱水时,可给予静脉输液,补液量按公式计算:

[患者血钠(mmol/L)-142]×体重(kg)×4=所需水量(mL)。补液应分次给予,一般第一个 8 小时内先补 1/2,后根据情况,再给相应的补充。水钠潴留的防治:非透析的尿毒症患者如无水肿、高血压,不需严格限钠;如为防止水钠潴留每日氯化钠的摄入量应控制不超过 6～8g/d。有明显水肿、高血压者,氯化钠的摄入量一般为 5～7g/d。严重病例如果尿量减少,应严格限制入水量;水肿严重时,可试用呋塞米(速尿)20～200mg]次静脉注射,2～3 次/天。如有严重肺水肿、心衰、稀释性低钠血症致神经精神症状时,应及时予以透析疗法。

(2)贫血的治疗:当 Hb<100g/L 时即可考虑开始用重组入促红细胞生成素(rHuEPO)治疗肾性贫血。开始用量为每周 80～120U/kg,分 2～3 次皮下注射(常用途径)或静脉注射(或2000～3000U/次,每周 2～3 次)。对透析前 CRF 患者,宜用小剂量疗法(2000～3000U/次,每周 1～2 次)。Hb 上升至 110～120g/L 即达标,不建议维持 Hb>130g/L。在维持达标的前提下,每个月调整用量 1 次,适当减少 rHuEPO 用量。个别透析患者用量需增加(3000～4000U/次,每周 3 次)。应同时重视补充铁剂,口服铁剂主要有琥珀酸亚铁(速力菲,每次 0.1～0.2g,每日 3 次)、硫酸亚铁(0.3g,每日 3 次)等,经静脉途径补充铁以氢氧化铁蔗糖复合物

(蔗糖铁)安全有效性较好。除非存在需要快速纠正的贫血如急性失血、急性冠脉综合征等，CRF 贫血患者通常无须输注红细胞治疗。因其不仅存在输血相关风险，而且可导致致敏状态影响肾移植疗效。

(3)低钙血症、高磷血症和肾性骨营养不良的治疗：当 GFR＜30mL/min 后则易出现高磷、低钙血症，应适当限制磷的摄入量(＜600～800mg/d)，并同时应用磷络合剂口服，如碳酸钙(含钙 40%)、醋酸钙(含钙 25%)、司维拉姆、碳酸镧等。碳酸钙每次 0.5～2.0g,3 次/天，餐时服用。当血钙＞2.6mmol/L(12mg/dL)、明显高磷血症(血磷＞2.26mmol/L)或血清钙、磷乘积＞65(mg/dL)者，则应暂停应用钙剂，以防止转移性钙化的加重。此时可短期服用氢氧化铝制剂 10～30mL/次，每日 3 次，待血清钙、磷乘积＜65(mg/dL)时，再服钙剂。司维拉姆、碳酸镧为新型不含钙的磷络合剂，可有效降低血磷水平而不增加血钙水平。对明显低钙的患者，可口服骨化三醇,0.25μg/d,连服 2～4 周；如血钙和症状无改善，可将用量增至0.5μg/d;对血钙不低者，则宜隔日口服 0.25μg。凡口服骨化三醇的患者，治疗中均需监测血钙、血磷、PTH浓度，使透析前患者血全段甲状旁腺激素(iPTH)保持在 35～110pg/mL(正常参考值 10～65pg/mL);使透析患者血钙磷乘积尽量接近目标值的低限(钙×磷＜55mg/dL 或 4.52mmol/L)，血 iPTH 保持在 150～300pg/mL,以防止生成不良性骨病。对已有生成不良性骨病的患者，不宜应用骨化三醇及其类似物。

(4)防治感染：应选用肾毒性最小的抗生素。

(5)高脂血症的治疗：透析前 CRF 患者与一般高血脂者治疗原则相同，但对维持透析的患者，高脂血症的标准宜放宽，以血胆固醇在 6.5～7.8mmol/L,血甘油三酯在 1.7～2.3mmol/L为佳。常用他汀类降脂药，如每日 1 次口服洛伐他汀 10～80mg 或辛伐他汀 5～40mg 或普伐他汀 10～40mg 等。

(6)口服吸附疗法和导泻疗法：口服氧化淀粉(剂量为 20～40g/d)或活性炭制剂、口服大黄制剂(大黄水 500mL 口服)或甘露醇(导泻疗法)等，均是应用胃肠道途径增加尿毒症毒素的排出。主要用于透析前 CRF 患者，对减轻氮质血症有一定辅助作用。

4.肾脏替代治疗

(1)透析治疗：当患者 GFR＜10mL/min(Scr＞707mmol/L)并有明显尿毒症表现，则应进行透析治疗。对糖尿病肾病可适当提前(GFR 10～15mL/min)安排透析。血液透析和腹膜透析的疗效相近，但各有其优缺点，在临床上可互为补充。透析治疗的相对禁忌证有：①老年高危患者，不合作的婴幼儿；②由心肌病引起的肺水肿或心力衰竭；③胃肠道等严重活动性出血；④患晚期肿瘤等系统性疾病导致的全身衰竭；⑤严重感染伴有休克；⑥非容量依赖性高血压，收缩压＞200mmHg。

透析治疗的严格禁忌证有，①颅内出血和颅内压增高；②升压药不能纠正的严重的休克；③严重心肌病变并伴有难治性心力衰竭；④严重精神病，不能配合透析者。

(2)同种异体肾移植：是目前治疗晚期肾衰竭最有效的替代方法。

第六章 内分泌与代谢疾病

第一节 甲状腺功能亢进症

甲状腺毒症是指血液循环中甲状腺激素过多,引起以神经、循环、消化等系统兴奋性增高和代谢亢进为主要表现的一组临床综合征。根据甲状腺的功能状态,甲状腺毒症可分类为甲状腺功能亢进类型和非甲状腺功能亢进类型。甲状腺功能亢进症简称甲亢,是指甲状腺腺体本身产生甲状腺激素过多而引起的甲状腺毒症,其病因包括弥散性毒性甲状腺肿、结节性毒性甲状腺肿和甲状腺自主高功能腺瘤等。非甲状腺功能亢进类型包括破坏性甲状腺毒症和服用外源性甲状腺激素。由于甲状腺滤泡被炎症(例如亚急性甲状腺炎、无痛性甲状腺炎、产后甲状腺炎等)破坏,滤泡内储存的甲状腺激素过量进入循环引起的甲状腺毒症称为破坏性甲状腺毒症。后者甲状腺的功能并不亢进。甲亢的患病率为1%,其中80%以上是Graves病引起。

一、病因和发病机制

Graves病(简称GD)是器官特异性自身免疫病之一。它与自身免疫甲状腺炎等同属于自身免疫性甲状腺病(AITD)。本病有显著的遗传倾向,同胞兄妹发病危险为11.6%,单卵孪生子发病有较高的一致率。目前发现GD与HLA、CTLA4、PTPN22、CD40、IL-2R、可结晶片段受体样因子3(FcRL3)、Tg和TSHR等基因相关,是一个复杂的多基因疾病。环境因素参与GD的发病,如细菌感染、性激素、应激等都对本病的发生有影响。

GD的主要特征是血清中存在针对甲状腺细胞TSH受体的特异性自身抗体,称为TSH受体抗体(TRAb),也称为TSH结合抑制性免疫球蛋白(TBII)。TSH受体(TSHR)是G-蛋白偶联受体家族的一种,由744个氨基酸组成,分子量为84kD。基因位于14q31区。90%~100%未经治疗的GD患者TRAb阳性。TRAb有两种类型,即TSH受体刺激性抗体(TSAb)和TSH受体刺激阻断性抗体(TSBAb)。TSAb与TSH受体结合,激活腺苷酸环化酶信号系统,导致甲状腺细胞增生和甲状腺激素合成、分泌增加。TSH对TSHR的刺激受到下丘脑-垂体-甲状腺轴的负反馈调节,保持甲状腺激素产生的平衡。但是TSAb对TSHR的刺激没有这种调节机制,导致甲状腺激素过度产生。所以,TSAb是甲亢的致病性抗体。母体的TRAb也可以通过胎盘,导致胎儿或新生儿发生甲亢。TSBAb与甲状腺细胞表面的TSH受体结合,占据了TSH的位置,使TSH无法与TSHR结合,所以产生抑制效应,甲状腺细胞萎缩,甲状腺激素产生减少。目前已知TSBAb结合的位点位于TSHR的细胞外段的羧基端;

而 TSAb 结合的位点位于 TSHR 的氨基端。Graves 病的甲亢可以自发性发展为甲减，TSBAb 的产生占优势是原因之一。50%~90% GD 患者也存在针对甲状腺的其他自身抗体，如甲状腺过氧化物酶抗体(TPOAb)、甲状腺球蛋白抗体(TgAb)。甲状腺呈不同程度的弥散性肿大。甲状腺滤泡上皮细胞增生，呈高柱状或立方状，滤泡腔内的胶质减少或消失，滤泡间可见不同程度的淋巴细胞浸润。这些淋巴细胞的构成特点是以 T 细胞为主，伴少数的 B 细胞和浆细胞。

Graves 眼病(GO)也称为浸润性突眼，是本病的表现之一。其病理基础是眶后组织淋巴细胞浸润，大量黏多糖堆积和糖胺聚糖(GAG)沉积，透明质酸增多，导致突眼、眼外肌损伤和纤维化。眼外肌组织可见淋巴细胞浸润，主要是 T 细胞。目前较为被接受的是"共同抗原"学说，即 TSH 受体是 GD 和 GO 的共同抗原。有证据表明，眶后的成纤维细胞和脂肪细胞表面存在 TSH 受体。大多数 GO 患者存在高滴度的 TRAb，而且 GO 的程度与 TRAb 的滴度相关。到目前为止，尚无法证实存在针对眶后组织的特异性自身抗体。

二、临床表现

主要由于血液循环中甲状腺激素过多引起，其严重程度与病史长短、激素升高的程度和患者的年龄等因素有关。高代谢综合征为典型症状。

(一)高代谢综合征

易激动、烦躁失眠、心悸、乏力、怕热、多汗、体重下降、食欲亢进、大便次数增多或腹泻，女性月经稀少。心动过速、颤抖、出汗、眼睑迟滞及凝视等症状可能与机体对儿茶酚胺呈过强反应有关或是心脏儿茶酚胺受体对甲状腺激素介导作用增强所致。可伴周期性瘫痪(亚洲的青壮年男性多见)和近端肌肉进行性无力、萎缩，以肩胛骨和骨盆带肌群受累多见，多伴血清钾降低。伴重症肌无力的不足 1%，临床表现为晨轻暮重的进行性肌疲劳无力，新斯的明试验阳性。少数老年患者表现为高代谢综合征不典型，反而表现为乏力、心悸、厌食、抑郁、嗜睡、体重明显减少，称为淡漠型甲状腺功能亢进症。

(二)甲状腺肿

Graves 病大多数患者有不同程度的甲状腺肿大。甲状腺肿为弥散性，质地偏软至中等(病史较久或食用含碘食物较多者可较坚韧)，无压痛。甲状腺上下极可触及震颤，闻及血管杂音。少数患者甲状腺不肿大。

(三)心血管系统改变

心率增快，心脏扩大，心律失常(心房颤动等)，脉压增大等。

(四)黏液性水肿

黏液性水肿见于少数病例。多见下肢，表现为胫骨前皮肤粗糙，肿胀，非凹陷型，呈橘皮状。

(五)眼部表现

主要包括：①突眼度不超过 18mm。②Stelling 征：瞬目减少，双眼炯炯发亮。③上睑挛缩,眼裂增宽。④von Gracfc征:双眼向下看时由于上眼睑不能随眼球下落,出现白色巩膜。⑤Joffroy征:眼球向上看时,前额皮肤不能皱起。⑥Mobius征:双眼看近物时,眼球辐辏不良。浸润性突眼也称Graves眼病(GO),现亦为甲状腺相关性眼病,与眶周组织的自身免疫炎症反应有关。

三、辅助检查

(一)促甲状腺激素(TSH)

甲状腺功能改变时,TSH的波动较甲状腺激素更迅速且显著,是反映下丘脑-垂体-甲状腺轴功能的敏感指标。临床上一般检测TSH和FT_4便可初步评估甲状腺疾病。1995年美国国家临床生物化学家协会提出TSH作为一线测试项目,游离甲状腺素(FT_4)作为主要的后续项目。检测技术的改进使TSH检验敏感度明显提高。目前检测血清TSH常用的方法有免疫放射法(IRMA)(灵敏度0.1~0.2mU/L),免疫化学发光法(ICMA)(灵敏度0.01~0.02mU/L)。血清TSH可用于甲状腺功能亢进症筛查,一般甲状腺功能亢进症患者TSH<0.1mU/L,但垂体性甲状腺功能亢进症TSH正常或升高。采用ICMA测定的敏感TSH(sTSH)为国际公认的诊断甲状腺功能亢进症的首选指标。

(二)甲状腺激素

包括游离甲状腺素(FT_4)、游离三碘甲状腺原氨酸(FT_3)、总甲状腺素(TT_4)和总三碘甲状腺原氨酸(TT_3)。甲状腺功能亢进症时,血清游离T_4(FT_4)、游离T_3(FT_3)、总T_4(TT_4)和总T_3(TT_3)水平升高。血清FT_4和FT_3水平不受甲状腺结合球蛋白(TBG)的影响,较TT_4、TT_3测定能更准确地反映甲状腺的功能状态。但TT_3、TT_4指标稳定,可重复性好,在不存在TBG影响情况下,临床上测定TT_3、TT_4同样能反映甲状腺功能。影响TBG的因素包括妊娠、服用雌激素、肝病、肾病、低蛋白血症、使用糖皮质激素等。有研究提示,Graves病和毒性结节性甲状腺肿等合成激素过多的甲状腺疾病中,T_3的合成比T_4相对多,总T_3和总T_4的比值($ng/\mu g$)多>20,而无痛性或产后甲状腺炎总T_3和总T_4的比值常<20。对于存在甲状腺扫描和摄碘检查禁忌证(如怀孕和哺乳期)的患者,该比值或有助于评价甲状腺功能亢进症的病因。

(三)甲状腺自身抗体

理论上,甲状腺刺激抗体(TSAb)阳性提示Graves病,也作为判断Graves病预后和抗甲状腺药物停药的指标。但是TSAb的测定条件较复杂,临床开展尚不普及。在甲状腺功能亢进症状态下,甲状腺受体抗体(TRAb)可作为诊断Graves病的替代检查。甲状腺刺激性免疫球蛋白(TSI)、第2代的TSH结合抑制性免疫球蛋白(TBII)、甲状腺过氧化物酶抗体(TPOAb)和甲状腺球蛋白抗体(TgAb)阳性是甲状腺自身免疫病因的佐证。

(四)甲状腺摄[131]I摄取率和功能试验

甲状腺[131]I摄取率可用于甲状腺毒症的病因鉴别诊断,但已不作为甲状腺功能亢进症诊断的常规指标。除非最近暴露于碘,甲状腺本身功能亢进时,^{131}I 摄取率增高,摄取高峰前移。Graves 病患者通常对放射碘摄取增加,图像多呈弥散性,而毒性结节性甲状腺肿放射碘摄取为正常或偏高。单独毒性腺瘤的表现为灶性摄取增加而其周围和对侧的甲状腺组织的摄取受到抑制。毒性多结节性甲状腺肿常表现为多区域的灶性增加,存在比较广泛的自主性结节时则难以与 Graves 病相鉴别。在破坏性甲状腺毒症,如亚急性、无痛性或产后甲状腺炎或人为摄取甲状腺激素或过量的碘摄取等情况下,^{131}I 摄取率降低,甚至接近零。^{131}I 摄取率也用于 ^{131}I 治疗时计算放射剂量。目前 T_3 抑制试验已基本被摒弃。

(五)甲状腺放射性核素静态显像

锝闪烁显像(^{99}Tc)是利用高锝酸盐在甲状腺停留而获得的甲状腺功能性显像,但无器官特异性。^{99}Tc 或 ^{123}I 闪烁显像均可用于.甲状腺结节的甲状腺功能亢进症的病因诊断,对鉴别毒性多结节性甲状腺肿和自主高功能腺瘤的意义较大。

(六)甲状腺 B 超

当放射碘检查为禁忌,如怀孕、母乳喂养或新近有碘暴露,彩色多普勒提示甲状腺增大,血流增加对诊断甲状腺高功能有一定帮助,甲状腺炎症时有特征性改变,颈部淋巴结可增大。

四、诊断

(一)病史采集和体格检查

包括脉率、血压、呼吸和体重,评估甲状腺体积,是否有触痛、腺体的对称性和结节情况、肺、心脏和神经、肌肉功能、外周水肿、眼部症状、胫前黏液性水肿等情况。

(二)辅助检查结果

1.血清激素

TT_4、FT_4、TT_3、FT_3 增高,TSH 降低(一般 $<0.1mU/L$)。T_3 型甲状腺功能亢进症时仅有 TT_3、FT_3 增高。符合上述特点可诊断临床甲状腺功能亢进症。若合并 TRAb 阳性,甲状腺弥散性肿大考虑为 Graves 病。

2.T_3 型甲状腺毒症

是指仅血清 T_3 升高而 TT_4 和 FT_4 正常,而 $TSH<0.01mU/L$,通常出现在疾病早期或甲状腺自主高功能腺瘤。

3.其他

甲状腺功能亢进症症状的严重程度与血清游离甲状腺激素水平的升高部分相关,但年龄对甲状腺症状的发生和严重程度的影响更为明显。甲状腺体积、梗阻症状、Graves 眼病等临床表现可能与甲状腺功能亢进症症状或严重程度不一致。对年龄较大的患者,宜密切关注是否合并心血管并发症,超声心动图、心电图、24 小时动态心电图或心肌灌注等检查有助于评估。

五、鉴别诊断

（一）破坏性甲状腺炎

在大部分患者，亚急性和无痛性甲状腺炎的鉴别并不困难。亚急性甲状腺炎常伴有疼痛，触诊腺体质中到硬，红细胞沉降率（ESR）几乎总大于＞50mm/h 甚至＞100mm/h。无痛性甲状腺炎患者多有家族史或甲状腺自身免疫抗体阳性。

（二）人为使用甲状腺激素

可通过询问病史了解是否摄入了过量的甲状腺激素，检查可见放射碘摄取率极低和甲状腺球蛋白降低。

六、治疗

抗甲状腺药物（ATDs），^{131}I 治疗（放射碘）或甲状腺切除术均是治疗甲状腺功能亢进症和 Graves 病相对安全的初始选择。目前，在甲状腺功能亢进症治疗方式的选择上存在不同的地域文化差异，如在我国、英国和大部分亚洲地区，医师最常选择 ATDs 和（或）外科手术治疗；而在美国，更多医师倾向于放射碘治疗。然而，研究发现 Graves 病患者随机分配至以上任一种治疗后，其长期预后是大致相仿的。因此，宜在充分考虑后选择合适的治疗方案。

（一）抗甲状腺药物（ATDs）治疗

抗甲状腺药物应用于临床已有 60 余年。治疗目标是使患者尽可能快速、安全地达到甲状腺功能正常。药物治疗并不能直接"治愈"Graves 甲状腺功能亢进症，其主要的作用是减低甲状腺激素的合成和在疾病自发缓解前维持甲状腺功能正常状态，但合适的剂量可有效地控制甲状腺功能亢进症，并可能带来有益的免疫抑制作用。

1.适应证

患者缓解可能性较大（尤其是病情较轻的女性，甲状腺体积较小和 TRAb 阴性或低滴度）；老年患者有并发症时手术风险增加或期望寿命有限；既往颈部手术或外照射治疗；无法行甲状腺大部分切除术患者；中到重度活动性 GO。

2.禁忌证

存在长期 ATD 治疗禁忌，如已知既往对 ATDs 有严重不良反应者。

3.抗甲状腺药物的种类和疗程

MMI 和 PTU 是常用的抗甲状腺药物，卡比马唑是 MMI 的前体。卡比马唑在体内快速转换为 MMI（10mg 的卡比马唑转换成 6mg 的 MMI），MMI 和卡比马唑的作用方式是相同的。

MMI 和卡比马唑每天 1 次给药则可，在开始予 MMI 治疗时，建议先予较高的剂量（10～20mg/d）以使甲状腺功能恢复正常水平，接着再把剂量滴定至维持剂量（通常 5～10mg/d），儿童、青少年 MMI 给药的经典剂量是每天 0.2～0.5mg/kg。PTU 的作用时间较短，根据甲状腺功能亢进症的严重程度，常需每天 2～3 次给药，起始剂量每次 50～150mg，每天 3 次。维持量为 50mg，每天 1～2 次。

MMI 顿服的依从性优于 PTU 的多次给药方案（83％ vs.53％）。Graves 病的 ATD 治疗中首先考虑甲巯咪唑。在妊娠前 3 个月、甲状腺危象、对甲巯咪唑治疗反应小且拒绝行放射碘或手术治疗的患者应考虑使用丙硫氧嘧啶。

有学者提出，"阻断和替代治疗"，即在抗甲状腺药物维持量治疗的基础上加用左甲状腺素。但近期研究提示"阻断和替代法"可能增加与抗甲状腺药物剂量相关的并发症的发生率，建议尽量避免使用。

使用 ATDs 的患者整个疗程需 12～18 个月。起始治疗期每 4 周需监测血清游离 T_4 和 T_3 水平，根据结果调整剂量。在治疗后数月内血清 TSH 都有可能处于抑制水平，故 TSH 并不是监测治疗效果的良好指标，但当甲状腺功能亢进症症状缓解后同时监测游离 T_4 和 TSH 是必需的。减量期每 4～8 周监测甲状腺功能，在甲状腺功能完全正常后的维持量期，可每 2～3 个月评估 T_3、T_4 和 TSH。在停用抗甲状腺药物前，建议复查 TRAb 水平，结果如正常提示缓解的概率更高。

4.治疗前准备

部分 Graves 病患者由于自身免疫损害易发生血白细胞减少，肝酶升高也较常见，因此，建议在抗甲状腺药物治疗前检查白细胞分类计数，胆红素和转氨酶，如中性粒细胞计数<0.5×10^9/L 或肝转氨酶升高大于正常高限的 5 倍是采用抗甲状腺药物治疗的禁忌证。

5.不良反应

抗甲状腺药物常见的不良反应有过敏皮疹、肝脏损伤、黄疸、关节痛、腹痛、恶心、疲乏、白细胞减少、发热和咽炎等。

服用 PTU 或 MMI 都有出现白细胞减少，甚至粒细胞缺乏的可能，但循证依据显示 PTU 和低剂量 MMI 出现的概率相对较少些。建议服用抗甲状腺药物的患者定期监测白细胞计数，有助于早期发现粒细胞缺乏症。当出现发热和咽炎时应检查白细胞分类计数，如出现粒细胞缺乏应立刻终止用药。有学者认为，MMI 或 PTU 的不良反应风险存在交叉，其中一种药物如发生粒细胞缺乏症，不建议更换为另一种药物。

研究指出，PTU 引起肝脏损伤的发生率高于 MMI。致命性暴发性肝坏死是严重的不良反应，如不能早期发现，会导致肝衰竭甚至死亡，报道中以 PTU 引起为主。在 PTU 使用过程中如出现皮肤瘙痒、黄疸、恶心或疲乏、腹痛或腹胀、食欲减退、大便颜色变浅、尿色加深、关节痛等临床表现时，应检查肝功能，以便及时处理。如转氨酶水平达到正常上限 2～3 倍（无论是在治疗初期、偶然发现或临床检查），且在 1 周内复查无改善者，不宜继续使用 PTU。MMI 肝毒性常见表现为胆汁淤积症，肝细胞损伤较少见，所以有学者提出，如 PTU 诱导的肝毒性不严重，可考虑改用 MMI 以控制甲状腺毒症。

据报道，MMI 和 PTU 可引起关节病和狼疮样综合征。PTU 偶尔会引起抗中性粒细胞胞质抗体（ANCA）相关性的小血管炎，这种发生风险是随着用药时间延长而增加的。轻微的过敏反应，如局限的小皮疹在使用 MMI 或 PTU 的患者中发生率为 5％。联用抗组胺药物可改善症状，如症状持续则需考虑停药，改用其他的治疗方式。

停用 ATDs 治疗 1 年后，血清 TSH、FT_4 和 T_3 水平正常的患者可认为疾病缓解。欧洲一项长期研究显示药物治疗 5～6 年后缓解率仍可达到 50%～60%。影响缓解率的因素有男性、吸烟者(尤其男性)和甲状腺肿较大(≥80g),TRAb 持续高水平,彩色多普勒提示甲状腺血流丰富。如 Graves 病患者在口服抗甲状腺药物疗程结束后再次出现甲状腺功能亢进症,建议采用放射碘或甲状腺切除术治疗,若仍复发,则倾向于再次使用药物治疗,但维持量期应延长。

(二)β受体阻滞药治疗

可减缓心率、降低收缩压、缓解肌无力和震颤,改善易怒、情绪不稳和运动耐量等甲状腺功能亢进症状。常用制剂有普萘洛尔、阿替洛尔、美托洛尔。非完全特异选择 β_1 受体的 β 受体阻滞药禁用于合并有支气管哮喘的患者。不能耐受 β 受体阻滞药患者可以选用口服钙离子通道阻滞药控制心率。在 β 受体阻滞药治疗的基础上,特殊的心血管治疗应用于针对并发的心肌缺血、充血性心力衰竭或房性心律失常而进行处理,在心房纤颤患者有必要行抗凝治疗。

(三)放射性碘治疗

迄今, ^{131}I 治疗应用于甲状腺功能亢进症已有 60 余年,临床证实有良好的疗效,主要不良反应为远期甲状腺功能减退症。建议在有监护条件的医院开展。

1.适应证

老年患者,外科手术风险较高患者,既往曾手术治疗或颈部外照射治疗,无法行甲状腺大部分切除术患者或有 ATD 使用禁忌的患者。

2.禁忌证

妊娠和哺乳期妇女,合并或怀疑甲状腺癌,不能遵循放射安全指引的患者,计划在 4～6 个月内怀孕的女性患者。根据全身、低水平射线暴露的肿瘤风险与年龄有关,因此 Graves 病儿童或青少年建议慎重选择。

3.术前准备

放射碘治疗前 7 天以上应避免过量的碘摄入,包括不能服用含有碘的多种维生素。低碘饮食有助于提高甲状腺对放射碘的摄取。术前控制心血管并发症,改善肝肾功能和代谢异常可减少碘治疗的不良反应。研究提示并发甲状腺功能亢进症性心脏病的患者应用放射碘治疗作为单一方案治疗并不使心脏症状加重,但需加强心脏功能的监护。生育年龄的妇女在放射碘治疗前 48 小时内应进行妊娠试验。

如甲状腺功能亢进症症状严重或游离甲状腺激素的水平高于正常值 2～3 倍,碘治疗时并发症的风险可能增加,建议可以采用抗甲状腺药物和 β 受体阻滞药进行预治疗。预治疗的患者须在放射碘治疗前 3～5 天停用抗甲状腺药物,且在术后 3～7 天才能再次起用,并在其后 4～6 周内随着甲状腺功能恢复正常而逐渐减量至停用。

4.剂量和选择

^{131}I 治疗甲状腺功能亢进症是非常有效的治疗手段。Graves 病患者的 ^{131}I 治疗通常单次进行,也可以根据病情分次进行。

固定 ^{131}I 剂量的方案,虽然实施简便,但治疗后甲状腺功能减退症发生率高。证据表明,10mCi(370MBq)剂量在 1 年内使 69% 的患者出现甲状腺功能低下(表示治愈),15mCi(450MBq)剂量 6 个月的甲状腺功能低下发生为 75%。

^{131}I治疗计算剂量需明确以下 3 点:放射碘的摄取能力、甲状腺体积和每克甲状腺接收到的射线暴露剂量(μCi or Bq)(如活性(μCi)＝腺体重量(g)×150μCi/g×[1/24 小时摄取剂量％]),通常摄碘能力是按 24 小时计算,腺体大小可通过触诊或超声检查明确。推荐的^{131}I剂量可能会存在较大的差异(即介于 50～200μCi/g)。

5.注意事项

实施应遵循国家和地方的涉及放射碘治疗的放射安全守则。放射碘治疗应由有资格的医师提供和操作,同时接受碘治疗的患者应了解放射安全防范的基本内容,如果患者不能遵循该安全防范应选择其他治疗方式。

6.不良反应

①原发性甲状腺功能减退症。发生率与^{131}I治疗剂量有密切关系,当剂量＞150μCi/g,发生甲状腺功能低下症的概率非常大。②放射性甲状腺炎。碘治疗后 1 周,有部分患者(＜10％)会有轻度的甲状腺触痛,使用对乙酰氨基酚或非甾体类抗炎药可缓解。③甲状腺危象。多见于放射碘治疗前甲状腺激素水平明显升高的患者,口服抗甲状腺药物预治疗可以减少其发生。④性腺生殖系统。部分男性患者在^{131}I治疗后会出现睾酮与黄体生成素(LH)比值的轻度下降,虽然研究发现这种改变是亚临床和可逆的,但是建议^{131}I治疗 3～4 个月后才考虑生育。女性患者应在^{131}I治疗后 4～6 个月明确了甲状腺功能正常且平稳才开始受孕。当甲状腺功能恢复正常后,患者(不分性别)生育能力和其后代的先天异常与正常人群无明显差异。

7.随访

放射性碘治疗后的患者应终身随访。随访的内容包括甲状腺功能检查、临床症状和体格检查等。大多数患者在接受放射碘治疗后 4～8 周内甲状腺功能的检查和临床症状可恢复正常。如治疗后 1～2 个月内仍为甲状腺功能亢进症,应随后每 4～6 周持续监测甲状腺功能。TSH 水平会持续受抑制至碘治疗后 1 个月甚至甲状腺功能亢进症复发,出现持续的 TSH 水平抑制和总 T_3 和游离 T_4 正常情况暂不需重复治疗,但需密切监测以明确是否甲状腺功能亢进症复发或发展至甲状腺功能减退症。甲状腺功能减退症最常见发生于治疗后 2～6 个月内,也有治疗后 4 周便出现。甲状腺功能低下症患者采用甲状腺激素(L-T_4)替代治疗。Graves病患者^{131}I治疗后 6 个月持续甲状腺功能亢进症,可以考虑重复放射性碘治疗。多次^{131}I治疗后甲状腺功能亢进症仍难以控制的患者,可考虑手术治疗。

(四)手术治疗

1.适应证

①有压迫症状或甲状腺肿大明显(≥80g)。②放射碘相对低摄取。③证实或怀疑有为甲状腺恶性肿瘤(如细胞学检查怀疑或不能定性)。④大的无功能或低功能结节。⑤合并甲状旁腺功能亢进需要手术治疗的。⑥女性患者 4～6 个月内计划怀孕的(如在选择放射碘治疗后 4～6 个月内甲状腺激素无法恢复正常)。⑦中到重度活动性 GO。

2.Graves 病甲状腺结节

Graves 病患者的甲状腺癌发生率并不多见,约为 2％或更低。但对直径＞1～1.5cm 的甲状腺结节应进行评估,如果放射碘扫描下为无功能或低功能结节,恶性的可能性相对较高,建议行甲状腺细针穿刺行细胞学检查,如细胞学检查不确定(可疑)或诊断为恶性,建议在 ATDs 治疗甲状腺功能恢复后应行外科手术治疗。甲状腺超声有助于甲状腺结节性质的评估。

3.相对禁忌证

合并心肺疾病、晚期肿瘤、严重虚弱的患者、妊娠。Graves 病合并妊娠患者在需要快速控制甲状腺功能亢进症和抗甲状腺药物不能使用的情况下可以手术治疗,但需考虑麻醉和早产的风险。

4.术前准备

尽可能使用抗甲状腺药物使甲状腺功能正常后再行甲状腺切除术,术时停用抗甲状腺药物。在术前应予碘化钾、饱和碘化钾溶液(SSKI)或无机碘预处理以减少甲状腺血流、血管分布和术中出血。应在术前 10 天开始使用碘化钾,碘化钾有 Lugol 溶液(每滴含 8mg 碘),给药方法每次 5～7 滴(0.25～0.35mL),每天 3 次;或者 SSKI(每滴 50mg 碘),给药方法每天 1～2 滴(0.05～0.1mL),每天 3 次,可混入水或果汁服用。患者甲状腺功能未达正常,但又对抗甲状腺药物过敏或遇需紧急行甲状腺切除术,需在术前充分使用 β 受体阻滞药和碘化钾治疗,使用糖皮质激素有利于紧急手术的快速准备。

5.手术并发症

①甲状腺危象。常见原因包括手术应激、麻醉或甲状腺操作诱发,采用 ATDs 预治疗可能有一定的预防作用。②甲状旁腺损伤或甲状旁腺功能减退。次全切除术或全切除术后最常见的并发症,表现为短暂或永久的甲状旁腺损伤所致的低钙血症。建议行血清钙和甲状旁腺激素测定,给予口服钙和 1,25-二羟维生素 D 治疗。在全甲状腺切除术后即出现 iPTH 降低(<10～15ng/L),预示可能会发生症状性低钙血症且需补充钙剂和 1,25-二羟维生素 D。甲状腺手术的并发症还有暂时或永久性喉返神经或喉上神经损伤、术后出血和麻醉相关并发症。

6.术后管理

甲状腺切除术后宜长期随访甲状腺功能,每年监测 1 次或根据临床表现进行监测。建议在术后 6～8 周监测血清 TSH 水平,根据甲状腺功能滴定甲状腺激素的补充量。

第二节 皮质醇增多症

皮质醇增多症,又称 Cushing 综合征,是由于多种病因引起肾上腺皮质长期分泌过量皮质醇所产生的一组综合征,也称为内源性 Cushing 综合征。长期应用外源性糖皮质激素也可引起的类似 Cushing 综合征的临床表现,称为外源性 Cushing 综合征。国外报道 Cushing 综合征的年发病率为 2～3/100 万人,男女比例约为1:3。国内尚无确切的流行病学资料。

一、病因

(一)垂体分泌 ACTH 过多

垂体瘤或下丘脑-垂体功能紊乱导致的 ACTH 分泌过多,刺激双侧肾上腺皮质增生,至皮质醇分泌增多,产生相应的临床症状,是库欣综合征最常见的原因,约占 60%～70%,又称为库欣病。

（二）原发性肾上腺皮质肿瘤

大多为良性的肾上腺皮质腺瘤，少数为恶性的腺癌。肿瘤的生长和分泌肾上腺皮质激素是自主性的，不受 ACTH 的控制。由于肿瘤分泌了大量的皮质激素，反馈抑制了垂体的分泌功能，使血浆 ACTH 浓度降低，非肿瘤部分的正常肾上腺皮质明显萎缩。

（三）垂体外肿瘤分泌过多 ACTH

部分垂体-肾上腺外的肿瘤，可分泌类似 ACTH 活性的物质，进而引起本病。常见的有燕麦细胞或小细胞肺癌、胸腺癌、胰腺或胰岛细胞癌、嗜铬细胞瘤、神经母细胞瘤、甲状腺髓样癌、神经节及副神经节瘤、支气管腺癌及类癌、卵巢癌、前列腺癌等。

（四）其他

原发性色素结节性肾上腺病、ACTH 非依赖性大结节增生、异位 CRH 综合征等也是较为罕见的引起库欣综合征的疾病。

二、临床表现

典型的库欣综合征的临床表现主要是由于皮质醇分泌的长期过多引起蛋白质、脂肪、糖、电解质代谢的严重紊乱及干扰了多种其他激素的分泌。此外，ACTH 分泌过多及其他肾上腺皮质激素的过量分泌也会引起相应的临床表现。

（一）向心性肥胖

多数为轻至中度肥胖，极少有重度肥胖。有些脸部及躯干偏胖，但体重在正常范围。典型的向心性肥胖指脸部及躯干部胖，但四肢包括臀部不胖。满月脸、水牛背、悬垂腹和锁骨上窝脂肪垫是库欣综合征的特征性临床表现。少数患者尤其是儿童可表现为均匀性肥胖。

（二）糖尿病和糖耐量低减

约有半数患者有糖耐量低减，约 20％有显性糖尿病。高皮质醇血症使糖原异生作用加强，还可对抗胰岛素的作用，使细胞对葡萄糖的利用减少。于是血糖上升，糖耐量低减，以致糖尿病。如果患者有潜在的糖尿病倾向，则糖尿病更易表现出来。很少会出现酮症酸中毒。

（三）负氮平衡引起的临床表现

蛋白质分解加速，合成减少，因而机体长期处于负氮平衡状态，临床上表现为蛋白质过度消耗状态。全身肌肉萎缩，以四肢肌肉萎缩更为明显。儿童患者生长发育停滞。因胶原蛋白减少而出现皮肤菲薄，呈透明样。在下腹部、臀外侧、大腿内侧、腋窝周围和乳房等处，可出现典型的对称性皮肤紫纹。皮肤毛细血管脆性增加而易有瘀斑，以上臂、手背、大腿内侧多见。皮肤伤口不易愈合。

（四）高血压

约 3/4 以上的库欣综合征患者会出现高血压。血压一般为轻至中度升高，病程长者，血压升高严重程度也增加。长期高血压还可引起心、肾、视网膜的病变，严重者可出现心力衰竭和脑血管意外。

(五)骨质疏松

约 50% 的患者可出现骨质疏松,表现为腰背痛,易有病理性骨折,骨折的好发部位是肋骨和胸腰椎。

(六)性腺功能紊乱

高皮质醇血症不仅直接影响性腺,还可对下丘脑-腺垂体的促性腺激素分泌有抑制,因而库欣综合征患者性腺功能均明显低下。女性表现为月经紊乱,继发闭经,极少有正常排卵。男性表现为性功能低下,阳痿。

除肾上腺皮质腺瘤外,其他原因的库欣综合征均有不同程度的肾上腺弱雄激素,如去氢表雄酮及雄烯二酮的分泌增加。这些激素本身雄性素作用不强,但可在外周组织转化为睾酮。其结果是库欣综合征患者常有痤疮,多毛,一般为细毳毛,分布于面部、颌下、腹部和腰背部。肾上腺皮质腺癌的女性约 20% 出现女子男性化的表现。脱发、头皮多油很常见。这些弱雄激素还可抑制下丘脑-垂体-性腺轴,是性腺功能低下的另一原因。

(七)精神症状

多数患者有精神症状,但一般较轻,表现为欣快感、失眠、注意力不集中、情绪不稳定、烦躁易怒、焦虑、抑郁、记忆力减退。少数患者会出现类似躁狂、抑郁或精神分裂症样的表现。

(八)易有感染

库欣综合征患者免疫功能受到抑制,易有各种感染,如皮肤毛囊炎、牙周炎、泌尿系感染、甲癣及体癣等等。原有的已经稳定的结核病灶有可能活动。同时感染不易控制,可发展为败血症和毒血症。

(九)高尿钙和肾结石

高皮质醇血症时小肠对钙的吸收受影响,但骨钙被动员,大量钙离子进入血液后从尿中排出。因而,血钙虽在正常低限或低于正常,但尿钙排量增加,易出现泌尿系结石。

(十)其他

库欣综合征患者常有结合膜水肿,有的还可能有轻度突眼。皮肤颜色加深,有色素沉着;皮质醇刺激骨髓,使红细胞生成增多,患者可表现为多血质、脸红、唇紫和舌质瘀紫等。肾上腺皮质腺癌或重症增生型或异源性 ACTH 综合征患者,可出现明显的低钾低氯性碱中毒。极少数患者可因钠潴留而有轻度水肿。

三、检查

(一)筛查

推荐对以下人群进行库欣综合征的筛查:①年轻患者出现骨质疏松、高血压等与年龄不相称的临床表现;②具有库欣综合征的临床表现,且进行性加重,特别是有典型症状如肌病、多血质、紫纹、瘀斑和皮肤变薄的患者;③体重增加而身高百分位下降,生长停滞的肥胖儿童;④肾上腺意外瘤患者。

（二）定性诊断检查

1.血浆皮质醇水平和昼夜节律测定

正常人皮质醇呈脉冲式分泌,有明显的昼夜节律。库欣综合征患者血浆皮质醇水平增高且昼夜节律消失。

2. 24 小时尿游离皮质醇（UFC）测定

测定 24 小时 UFC 可避免血皮质醇的瞬时变化,也可避免受血中皮质类固醇结合球蛋白浓度的影响,对库欣综合征的诊断有较大的价值,诊断符合率约为 98%,但一定要准确留取 24 小时尿量,并且避免服用影响尿皮质醇测定的药物。

3.地塞米松抑制试验

这是确诊库欣综合征的必需实验。不论是经典的小剂量地塞米松抑制试验（LDDST）,还是简化的过夜法,其诊断符合率都在 90% 以上。

4.午夜唾液皮质醇测定

因唾液中只存在游离状态的皮质醇,并与血中游离皮质醇浓度平行,且不受唾液流率的影响,故唾液皮质醇水平的昼夜节律改变和午夜皮质醇低谷消失是库欣综合征患者较稳定的生化改变。其敏感性和特异性均可达 95%～98%。

（三）病因诊断检查

1.大剂量地塞米松抑制试验

是目前用于确定过量 ACTH 来源的主要方法,服药后 UFC 或血皮质醇水平被抑制 50% 以上为阳性。库欣病患者在服药第二日 UFC（尿自由皮质醇）或 17-羟皮质类固醇水平可以被抑制到对照日的 50% 以下,其诊断符合率约为 80%;而肾上腺腺瘤或腺癌患者一般不能被抑制到 50% 以下;异位 ACTH 综合征患者大多不被抑制,但某些支气管类癌患者例外。过夜大剂量地塞米松抑制试验的结果与经典法相似,且有快速、简便的优点。

2.血浆 ACTH 水平测定

肾上腺皮质肿瘤不论良性还是恶性,其血浆 ACTH 水平均低于正常值低限,而 ACTH 依赖性的库欣病及异位 ACTH 综合征患者,其血浆 ACTH 水平均有不同程度的升高。因此,血浆 ACTH 水平测定对鉴别 ACTH 依赖性和非依赖性有肯定的诊断意义,但对鉴别是来源于垂体性还是异位的 ACTH 分泌增多却仅能作为参考。

3.去氨加压素（DDAVP）兴奋试验

去氨加压素是 V_2 和 V_3 血管加压素受体激动剂,可用于鉴别库欣病和异位 ACTH 综合征。该试验是 CRH 兴奋试验的替代试验,敏感性及特异性均低于 CRH 兴奋试验,用于无法获得 CRH 试剂时。

4.CRH（促肾上腺皮质激素释放激素）兴奋试验

给垂体性库欣病患者静脉注射合成的羊或人 CRH 后,血 ACTH 及皮质醇水平均显著上升,其增高幅度较正常人明显;而大多数异位 ACTH 综合征患者却无反应。所以,本试验对这两种 ACTH 依赖性的库欣综合征的鉴别诊断有重要价值。

5.双侧岩下窦插管测 ACTH 或 ACTH 相关肽的水平

对鉴别异位 ACTH 综合征与垂体性库欣病,以及对异位 ACTH 分泌瘤的定位有诊断意义。并对垂体 ACTH 瘤是在垂体左侧还是右侧的定位有重要意义。是创伤性介入检查,建议只在经验丰富的医疗中心由有经验的放射科医师进行。

6.影像学检查

(1)蝶鞍区影像学检查:蝶鞍区磁共振或 CT 扫描对垂体大小及是否有腺瘤颇有帮助。磁共振对于垂体病变的诊断优于 CT,推荐对所有 ACTH 依赖性库欣综合征患者进行垂体增强磁共振或垂体动态增强磁共振检查。

(2)肾上腺影像学检查:包括 B 超、CT、磁共振及放射性碘化胆固醇扫描等,首选双侧肾上腺 CT 薄层(2～3mm)增强扫描。

(3)异位 ACTH 综合征病灶影像学检查:由于大部分引起异位 ACTH 综合征的肿瘤位于肺或纵隔内,因此胸部 X 线、CT 扫描等检查十分必要。生长抑素受体显像也可用于异位 ACTH 综合征的肿瘤定位。

四、诊断

皮质醇症的诊断分三个方面:确定疾病诊断、病因诊断和定位诊断。

(一)确定疾病诊断

主要依典型的临床症状和体征。如向心性肥胖、紫纹、毛发增多、性功能障碍、疲乏等。加上尿 17 羟皮质类固醇排出量显著增高,小剂量氟美松抑制试验不能被抑制和血 11 羟皮质类固醇高于正常水平并失去昼夜变化节律即可确诊为皮质醇症。早期轻型的病例应与单纯性肥胖相鉴别。

(二)病因诊断

即区别是由肾上腺皮质腺瘤、腺癌、垂体肿瘤引起的皮质增生、非垂体肿瘤或异源性 ACTH 分泌肿瘤引起的皮质增生。

(三)定位诊断

主要是肾上腺皮质肿瘤的定位,以利手术切除。但定位的同时,也常解决了病因诊断。

五、治疗

(一)库欣病

1.手术治疗

①选择性经蝶或经颅垂体腺瘤摘除术,为首选治疗方法,术后缓解率为65%～90%。对于术后未缓解或复发者,可再次行垂体手术或肾上腺切除术。②双侧肾上腺切除或次全切除,是快速控制高皮质醇血症的有效方法,但手术会造成永久性肾上腺皮质功能减退,终身需用肾上腺皮质激素替代治疗。由于术后有发生 Nelson 综合征的风险,应继以垂体放射治疗。

2.垂体放射治疗

有 20%病例可获持久疗效。但大多数病例疗效差且易复发,故一般不作首选,可作为手术治疗后的辅助治疗方法,以减少术后复发或避免发生 Nelson 综合征。

3.药物治疗

①类固醇合成抑制剂,可抑制皮质醇合成,但对肿瘤无直接治疗作用,也不能恢复 HPA 轴的正常功能。常用药物米托坦(双氯苯二氯乙烷)、氨鲁米特、米替拉酮(甲吡酮)、酮康唑、依托咪酯。用药期间需严密监测。②糖皮质激素受体拮抗剂米非司酮,可缓解临床症状,但对垂体和肾上腺病变几乎无作用,适用于无法手术的患者。

(二)异位 ACTH 综合征

治疗方法及效果取决于原发肿瘤的类型、分期及定位。胸腺瘤、嗜铬细胞瘤等良性肿瘤通过手术可以治愈。但引起异位 ACTH 综合征的肿瘤多数为恶性,治疗十分困难。

(三)肾上腺皮质腺瘤

首选腹腔镜下手术切除患侧腺瘤,由于高皮质醇血症,使下丘脑-垂体轴及对侧肾上腺受到长期抑制,术中和术后会出现明显的肾上腺皮质功能减退症状,需用糖皮质激素短期替代补充治疗。

(四)肾上腺皮质腺癌

包括手术治疗、化疗和局部放疗,根据肿瘤的不同分期选择适当的治疗方法。术后同样需进行糖皮质激素替代治疗。

(五)原发性色素结节性肾上腺病

手术切除双侧肾上腺是主要治疗方法,术后需终身使用肾上腺皮质激素替代治疗。

(六)ACTH 非依赖性大结节增生

可先切除一侧肾上腺进行病理诊断,术后密切观察,决定是否择期切除另一侧肾上腺。

第三节　糖尿病

糖尿病是一组由多病因引起以慢性高血糖为特征的代谢性疾病,是由于胰岛素分泌和(或)作用缺陷所引起。长期糖类,以及脂肪、蛋白质代谢紊乱可引起多系统损害,导致眼、肾、神经、心脏、血管等组织器官慢性进行性病变、功能减退及衰竭;病情严重或应激时可发生急性严重代谢紊乱,如糖尿病酮症酸中毒(DKA)、高渗高血糖综合征。

糖尿病不是单一病因引起的疾病,而是由包括遗传和环境因素在内的复合病因引起的临床综合征。但目前其病因与发病机制仍未完全阐明。糖尿病的发病与胰岛素缺乏(绝对或伴有胰岛素抵抗的相对缺乏)有关。胰岛素不足引起的一系列效应在糖尿病相关代谢紊乱中扮演主要角色,而高血糖在糖尿病并发症的发生发展中起重要作用。我国传统医学对糖尿病已有认识,糖尿病属"消渴"症的范畴,早在公元前 2 世纪,《黄帝内经》已有论述。

糖尿病是常见病、多发病。是严重威胁人类健康的世界性公共卫生问题。目前在世界范围内,糖尿病患病率、发病率和糖尿病患者数量急剧上升,据国际糖尿病联盟(IDF)统计:2011年全世界糖尿病患者数已达 3.66 亿,较 2010 年的 2.85 亿增加近 30%。近 30 年来,随着我国经济的高速发展、生活方式西方化和人口老龄化,肥胖率上升,我国糖尿病患病率也呈快速增长趋势:现成年人糖尿病患病率达 9.7%,而糖尿病前期的比例更高达 15.5%,相当于每 4 个成年人中就有 1 个高血糖状态者,我国可能已成为世界上糖尿病患者数最多的国家。更为严重的是我国约有 60% 的糖尿病患者未被诊断,而已接受治疗者,糖尿病控制状况也很不理想。我国 2003 年、2004 年、2006 年大中城市门诊的调查显示,仅有 1/4 的糖尿病患者糖化血红蛋白达标。另外,儿童和青少年 T2DM 的患病率显著增加,目前已成为超重儿童的关键健康问题。为此,我国卫计委早于 1995 年制定了国家《糖尿病防治纲要》以指导我国糖尿病的防治工作。中华医学会糖尿病学分会在 2003 年开始编写《中国 T2DM 防治指南》以规范我国糖尿病的防治,并分别于 2007 年、2010 年和 2013 年进行了更新。

糖尿病患者中 T2DM 最多见,占 90%~95%。T1DM 在亚洲较少见,但在某些国家和地区则发病率较高;目前我国还缺乏有代表性的 T1DM 患病率和发病率的研究,估计我国T1DM 占糖尿病的比例<5%。

一、病因

(一)遗传因素

1 型或 2 型糖尿病均存在明显的遗传异质性。糖尿病存在家族发病倾向,1/4~1/2 患者有糖尿病家族史。临床上至少有 60 种以上的遗传综合征可伴有糖尿病。1 型糖尿病有多个DNA 位点参与发病,其中以 HLA 抗原基因中 DQ 位点多态性关系最为密切。在 2 型糖尿病已发现多种明确的基因突变,如胰岛素基因、胰岛素受体基因、葡萄糖激酶基因、线粒体基因等。

(二)环境因素

进食过多,体力活动减少导致的肥胖是 2 型糖尿病最主要的环境因素,使具有 2 型糖尿病遗传易感性的个体容易发病。1 型糖尿病患者存在免疫系统异常,在某些病毒如柯萨奇病毒、风疹病毒,腮腺病毒等感染后导致自身免疫反应,破坏胰岛素 β 细胞。

二、临床表现

(一)多饮、多尿、多食和消瘦

严重高血糖时出现典型的"三多一少"症状,多见于 1 型糖尿病。发生酮症或酮症酸中毒时"三多一少"症状更为明显。

(二)疲乏无力,肥胖

多见于 2 型糖尿病。2 型糖尿病发病前常有肥胖,若得不到及时诊断,体重会逐渐下降。

三、检查

（一）血糖

是诊断糖尿病的唯一标准。有明显"三多一少"症状者，只要一次异常血糖值即可诊断。无症状者诊断糖尿病需要两次异常血糖值。可疑者需做 75g 葡萄糖耐量试验。

（二）尿糖

常为阳性。血糖浓度超过肾糖阈（160～180 毫克/分升）时尿糖阳性。肾糖阈增高时即使血糖达到糖尿病诊断可呈阴性。因此，尿糖测定不作为诊断标准。

（三）尿酮体

酮症或酮症酸中毒时尿酮体阳性。

（四）糖基化血红蛋白（HbA1c）

是葡萄糖与血红蛋白非酶促反应结合的产物，反应不可逆，HbA1c 水平稳定，可反映取血前 2 个月的平均血糖水平。是判断血糖控制状态最有价值的指标。

（五）糖化血清蛋白

是血糖与血清白蛋白非酶促反应结合的产物，反映取血前 1～3 周的平均血糖水平。

（六）血清胰岛素和 C 肽水平

反映胰岛 β 细胞的储备功能。2 型糖尿病早期或肥胖型血清胰岛素正常或增高，随着病情的发展，胰岛功能逐渐减退，胰岛素分泌能力下降。

（七）血脂

糖尿病患者常见血脂异常，在血糖控制不良时尤为明显。表现为甘油三酯、总胆固醇、低密度脂蛋白胆固醇水平升高。高密度脂蛋白胆固醇水平降低。

（八）免疫指标

胰岛细胞抗体（ICA），胰岛素自身抗体（IAA）和谷氨酸脱羧酶（GAD）抗体是1 型糖尿病体液免疫异常的三项重要指标，其中以 GAD 抗体阳性率高，持续时间长，对 1 型糖尿病的诊断价值大。在 1 型糖尿病的一级亲属中也有一定的阳性率，有预测 1 型糖尿病的意义。

（九）尿白蛋白排泄量，放免或酶联方法

可灵敏地检出尿白蛋白排出量，早期糖尿病肾病尿白蛋白轻度升高。

四、诊断

糖尿病的诊断一般不难，空腹血糖大于或等于 7.0mmol/L，和（或）餐后两小时血糖大于或等于 11.1mmol/L 即可确诊。诊断糖尿病后要进行分型：

（一）型糖尿病

发病年龄轻，大多＜30 岁，起病突然，多饮多尿多食消瘦症状明显，血糖水平高，不少患者

以酮症酸中毒为首发症状,血清胰岛素和 C 肽水平低下,ICA、IAA 或 GAD 抗体可呈阳性。单用口服药无效,需用胰岛素治疗。

（二）型糖尿病

常见于中老年人,肥胖者发病率高,常可伴有高血压,血脂异常、动脉硬化等疾病。起病隐袭,早期无任何症状或仅有轻度乏力、口渴,血糖增高不明显者需做糖耐量试验才能确诊。血清胰岛素水平早期正常或增高,晚期低下。

五、鉴别诊断

（一）肝脏疾病

肝硬化患者常有糖代谢异常,典型者空腹血糖正常或偏低,餐后血糖迅速上升。病程长者空腹血糖也可升高。

（二）慢性肾功能不全

可出现轻度糖代谢异常。

（三）应激状态

许多应激状态如心、脑血管意外,急性感染、创伤,外科手术都可能导致血糖一过性升高,应激因素消除后 1～2 周可恢复。

（四）多种内分泌疾病

如肢端肥大症,库欣综合征、甲亢、嗜铬细胞瘤,胰升糖素瘤可引起继发性糖尿病,除血糖升高外,尚有其他特征性表现,不难鉴别。

六、治疗

目前尚无根治糖尿病的方法,但通过多种治疗手段可以控制好糖尿病。主要包括 5 个方面:糖尿病患者的教育,自我监测血糖,饮食治疗,运动治疗和药物治疗。

（一）一般治疗

1.教育

要教育糖尿病患者懂得糖尿病的基本知识,树立战胜疾病的信心,如何控制糖尿病,控制好糖尿病对健康的益处。根据每个糖尿病患者的病情特点制定恰当的治疗方案。

2.自我监测血糖

随着小型快捷血糖测定仪的逐步普及,患者可以根据血糖水平随时调整降血糖药物的剂量。1 型糖尿病进行强化治疗时每天至少监测 4 次血糖(餐前),血糖不稳定时要监测 8 次(三餐前、后、晚睡前和凌晨 3:00)。强化治疗时空腹血糖应控制在 7.2mmol/L 以下,餐后两小时血糖小于 10mmol/L,HbA1c 小于 7%。2 型糖尿病患者自我监测血糖的频度可适当减少。

(二)药物治疗

1.口服药物治疗

(1)磺脲类药物:2 型 DM 患者经饮食控制,运动,降低体重等治疗后,疗效尚不满意者均可用磺脲类药物。因降糖机制主要是刺激胰岛素分泌,所以对有一定胰岛功能者疗效较好。对一些发病年龄较轻,体形不胖的糖尿病患者在早期也有一定疗效。但对肥胖者使用磺脲类药物时,要特别注意饮食控制,使体重逐渐下降,与双胍类或 α-葡萄糖苷酶抑制剂降糖药联用较好。下列情况属禁忌证:一是严重肝、肾功能不全;二是合并严重感染,创伤及大手术期间,临时改用胰岛素治疗;三是糖尿病酮症、酮症酸中毒期间,临时改用胰岛素治疗;四是糖尿病孕妇,妊娠高血糖对胎儿有致畸形作用,早产、死产发生率高,故应严格控制血糖,应把空腹血糖控制在 105 毫克/分升(5.8mmol/L)以下,餐后 2 小时血糖控制在 120 毫克/分升(6.7mmol/L)以下,但控制血糖不宜用口服降糖药;五是对磺脲类药物过敏或出现明显不良反应。

(2)双胍类降糖药:降血糖的主要机制是增加外周组织对葡萄糖的利用,增加葡萄糖的无氧酵解,减少胃肠道对葡萄糖的吸收,降低体重。①适应证:肥胖型 2 型糖尿病,单用饮食治疗效果不满意者;2 型糖尿病单用磺脲类药物效果不好,可加双胍类药物;1 型糖尿病用胰岛素治疗病情不稳定,用双胍类药物可减少胰岛素剂量;2 型糖尿病继发性失效改用胰岛素治疗时,可加用双胍类药物,能减少胰岛素用量。②禁忌证:严重肝、肾、心、肺疾病,消耗性疾病,营养不良,缺氧性疾病;糖尿病酮症、酮症酸中毒;伴有严重感染、手术、创伤等应激状况时暂停双胍类药物,改用胰岛素治疗;妊娠期。③不良反应:一是胃肠道反应。最常见、表现为恶心、呕吐、食欲下降、腹痛、腹泻,发生率可达 20%。为避免这些不良反应,应在餐中或餐后服药。二是头痛、头晕、金属味。三是乳酸酸中毒,多见于长期、大量应用降糖灵,伴有肝、肾功能减退,缺氧性疾病,急性感染、胃肠道疾病时,降糖片引起酸中毒的机会较少。

(3)α 葡萄糖苷酶抑制剂:1 型和 2 型糖尿病均可使用,可以与磺脲类,双胍类或胰岛素联用。①伏格列波糖餐:前即刻口服。②阿卡波糖:餐前即刻口服。主要不良反应有:腹痛、肠胀气、腹泻、肛门排气增多。

(4)胰岛素增敏剂:有增强胰岛素作用,改善糖代谢。可以单用,也可用磺脲类,双胍类或胰岛素联用。有肝脏病或心功能不全者不宜应用。

(5)格列奈类胰岛素促分泌剂。①瑞格列奈:为快速促胰岛素分泌剂,餐前即刻口服,每次主餐时服,不进餐不服。②那格列奈:作用类似于瑞格列奈。

2.胰岛素治疗

胰岛素制剂有动物胰岛素、人胰岛素和胰岛素类似物。根据作用时间分为短效、中效和长效胰岛素,并已制成混合制剂,如诺和灵 30R,优泌林 70/30。

(1)1 型糖尿病:需要用胰岛素治疗。非强化治疗者每天注射 2～3 次,强化治疗者每日注射 3～4 次或用胰岛素泵治疗。需经常调整剂量。

(2)2 型糖尿病:口服降糖药失效者先采用联合治疗方式,方法为原用口服降糖药剂量不变,睡前晚 10:00 注射中效胰岛素或长效胰岛素类似物,一般每隔 3 天调整 1 次,目的为空腹血糖降到 4.9～8.0mmol/L,无效者停用口服降糖药,改为每天注射 2 次胰岛素。

胰岛素治疗的最大不良反应为低血糖。

（三）运动治疗

增加体力活动可改善机体对胰岛素的敏感性,降低体重,减少身体脂肪量,增强体力,提高工作能力和生活质量。运动的强度和时间长短应根据患者的总体健康状况来定,找到适合患者的运动量和患者感兴趣的项目。运动形式可多样,如散步、快步走、健美操、跳舞、打太极拳、跑步、游泳等。

（四）饮食治疗

饮食治疗是各种类型糖尿病治疗的基础,一部分轻型糖尿病患者单用饮食治疗就可控制病情。

1.总热量

总热量的需要量要根据患者的年龄、性别、身高、体重、体力活动量、病情等综合因素来确定。首先要算出每个人的标准体重,可参照下述公式:标准体重(kg)＝身高(cm)－105 或标准体重(kg)＝[身高(cm)－100]×0.9;女性的标准体重应再减去 2kg。也可根据年龄、性别、身高查表获得。算出标准体重后再依据每个人日常体力活动情况来估算出每千克标准体重热量需要量。

根据标准体重计算出每日所需要热卡量后,还要根据患者的其他情况作相应调整。儿童、青春期、哺乳期、营养不良、消瘦以及有慢性消耗性疾病应酌情增加总热量。肥胖者要严格限制总热量和脂肪含量,给予低热量饮食,每天总热量不超过 1500 千卡,一般以每月降低 0.5～1.0kg 为宜,待接近标准体重时,再按前述方法计算每天总热量。另外,年龄大者较年龄小者需要热量少,成年女子比男子所需热量要少一些。

2.碳水化合物

碳水化合物每克产热 4 千卡,是热量的主要来源,现认为碳水化合物应占饮食总热量的55%～65%,可用下面公式计算:

根据我国人民生活习惯,可进主食(米或面)250～400g,可作如下初步估计,休息者每天主食 200～250g,轻度体力劳动者 250～300g,中度体力劳动者 300～400g,重体力劳动者 400g以上。

3.蛋白质

蛋白质每克产热量 4 千卡。占总热量的 12%～15%。蛋白质的需要量在成人每千克体重约1g。在儿童,孕妇,哺乳期妇女,营养不良,消瘦,有消耗性疾病者宜增加至每千克体重1.5～2.0g。糖尿病肾病者应减少蛋白质摄入量,每千克体重0.8g,若已有肾功能不全,应摄入高质量蛋白质,摄入量应进一步减至每千克体重 0.6g。

4.脂肪

脂肪的能量较高,每克产热量 9 千卡。约占总热量 25%,一般不超过 30%,每日每千克体重 0.8～1g。动物脂肪主要含饱和脂肪酸,植物油中含不饱和脂肪酸多。糖尿病患者易患动脉粥样硬化,应以植物油为主,更有利于控制血总胆固醇及低密度脂蛋白胆固醇水平。

第四节 佝偻病

维生素 D 缺乏性佝偻病和骨质软化症均是骨基质矿化障碍为主的一种代谢性骨病。发病缓慢,表现为骨组织矿物质缺乏,未钙化骨基质的骨组织过多集聚。病变发生在生长中的骨骼,称之为佝偻病,多发生于 3 个月至 2 岁的婴幼儿。如果发生在骨生长停止的成年人则称为骨质软化症。

一、病因与发病机制

(一)日光照射不足

日光的紫外线照射皮肤可以合成维生素 D_3。7-脱氢胆固醇在紫外线的作用下形成维生素 D_3 原,然后在体温作用下维生素 D_3 原转变为维生素 D_3。维生素 D_3 在肝脏形成 25-(OH)D,在肾脏进一步形成 1,25-$(OH)_2$D。如日照不足,尤其在冬季,需定期通过膳食补充。此外空气污染也可阻碍日光中的紫外线。人们日常所穿的衣服、住在高楼林立的地区、生活在室内、使用人工合成的太阳屏阻碍紫外线、居住在日光不足的地区等都影响皮肤合成足够量的维生素 D。对于婴儿及儿童来说,日光浴是机体合成维生素 D_3 的重要途径。

(二)维生素 D 摄入不足

动物性食品是天然维生素 D 的主要来源,海水鱼如鲱鱼、沙丁鱼,动物肝脏,鱼肝油等都是维生素的良好来源。从鸡蛋、牛肉、黄油和植物油中也可获得少量的维生素 D,而植物性食物中含维生素 D 较少。天然食物中所含的维生素 D 不能满足婴幼儿的需要,仍需多晒太阳。老年人维生素 D 缺乏也很常见,可能与日晒不足和饮食习惯相关。

(三)钙、磷、镁供给不足或钙磷比例不当

钙、磷、镁都是重要的骨矿物质。其中钙、磷尤为重要,若钙、磷不足则骨基质钙化不足,发生佝偻病或骨质软化病。维生素 D 缺乏可使肠道对于钙、磷吸收减少,从而发生钙与磷不足。对营养不良性佝偻病或者骨质软化症来说,维生素 D 缺乏是最主要的原因,其次是缺钙、缺磷。镁也是骨矿物质的重要成分,若镁不足则甲状旁腺分泌 PTH 不足,且 PTH 在周围组织作用欠佳,发生低钙血症,间接影响骨代谢。另外食物中钙、磷比例不当也可影响钙、磷的吸收。人乳中钙、磷含量虽低,但比例(2∶1)适宜,容易被吸收,而牛乳钙、磷含量较高,但钙、磷比例(1.2∶1)不当,钙的吸收率较低。

(四)需要量增多,未及时补充

据报道显示佝偻病早产儿因生长速度快和体内储钙不足而易患佝偻病;婴儿生长发育快对维生素 D 和钙的需要量增多,故易引起佝偻病;2 岁后因生长速度减慢且户外活动增多,佝偻病的发病率逐渐减少。妊娠和哺乳期妇女往往由于需要量增加而未予及时补充从而导致胎儿或婴幼儿出现佝偻病。

（五）疾病和药物影响

血液中的 25-(OH)从肝脏排出后有 85％被肠回吸收,这一肝肠循环在肝胆或胃肠道疾病时会影响维生素 D、钙、磷的吸收和利用,从而机体出现维生素 D 缺乏。例如胃切除后,肠吸收不良综合征,各种原因造成的慢性腹泻,均可引起维生素 D、钙、磷和镁吸收障碍。小儿胆汁淤积、先天性胆道狭窄或闭锁、脂肪泻、胰腺炎、难治性腹泻等疾病也可影响维生素 D、钙、磷的吸收而使婴幼儿罹患佝偻病。长期使用苯妥英钠、苯巴比妥钠等药物,可加速维生素 D 的分解和代谢而引起佝偻病。

二、病理改变

由于膜内化骨及软骨化骨的钙化过程发生障碍,因此长骨和扁骨均同样受累。

（一）四肢长管状骨

骺板软骨、干骺端及骨干均可不同程度受累。骺板软骨是骨生长最活跃的部位,正常时软骨内化骨必须通过软骨细胞增生区内软骨细胞和基质不断退化和钙化,以及不断被破骨细胞清除、吸收,同时血管和骨母细胞侵入形成类骨组织,进而钙化成骨组织。佝偻病时,软骨细胞增生区钙化、吸收受阻,软骨组织大量堆积并突向干骺端侧,呈半岛样或舌状生长。同时软骨区内所形成的类骨组织也不能钙化或钙化明显不足,从而构成软骨组织和干骺端类骨组织相互混杂的中间带,致使在正常状态下本应呈一条整齐面狭窄的骨骺线显著增宽,而且变得参差不齐,在 X 线片上构成骺板软骨带明显增宽,钙化带模糊不清呈毛刷状。此外干骺端下的骨膜内化骨也有钙化障碍及类骨组织堆积,使干骺端膨大增宽,X 线片上呈杯口状改变。骨干的骨膜内化骨同样也有钙化障碍,因此骨皮质表面和骨皮质的近髓腔侧,都有大量类骨组织堆积,使骨髓腔变窄,长骨横径增加。由于骨质缺钙,类骨组织缺乏承受力,在重力作用下长骨骨干可变弯曲,尤以胫骨和股骨最易变形,形成膝内翻或膝外翻。即 X 形腿或 O 形腿。骨骺线不整齐、变宽,软骨呈舌状向骨干伸展。

（二）颅骨及肋骨

在婴幼儿颅骨的病变常很明显,常在佝偻病的早期即可出现。颅骨骨缝及囟门闭合常延迟或不完全,因此头形常较大,囟门部呈结缔组织性膜样结构。此外,由于额骨前面的两个骨化中心和顶骨的两个骨化中心都在膜内骨化过程中发生钙化障碍,因此类骨组织在颅骨的四角堆积并向表面隆起,形成方形颅。颅骨由于骨化停止,严重者骨质菲薄,按压时凹陷,并有如乒乓球样的弹性感。肋骨和肋软骨结合处的改变与长骨骺板及干骺端的改变相似,由于软骨及骨样组织的堆积,致使肋骨和肋软骨的结合部呈结节状隆起。因多个肋骨同时受累,故结节状隆起排列成行,形似串珠,称为佝偻病串珠,常是佝偻病的较早期表现之一。此外,肋骨因含钙量少,缺乏韧性,同时由于膈在呼吸时的长期牵拉,在胸壁前部左右两侧各形成横行的沟形凹陷,称为 Harrison 沟。又因在呼吸时,肋骨受肋间肌的牵拉而下隐,使胸骨相对向前突出,形成鸡胸畸形。肋骨和肋软骨结合部呈结节状隆起,排列成行,形似串珠。除上述常见的佝偻病改变外,还有两种较少见的佝偻病,即先天性或胎儿性佝偻病,在婴儿出生时已有佝偻病表现,主要是由于母亲在怀孕时有严重的维生素缺乏所致。另一种是所谓的晚期佝偻病,多见于北方地区,发病多在 10 岁以后的儿童,故其改变介乎婴幼儿佝偻病和骨软化症之间。因此时颅骨的骨化已基本完成,而肋骨生长较慢,故方形颅和肋骨串珠等均不显著。骨骼生长较慢,严重时可形成侏儒畸形。

(三)骨软化症

骨软化症发生于成年人,其改变与佝偻病相似。因成年人的骨发育已停止,故其改变限于膜性化骨的钙化障碍,致过量的类骨组织堆积在骨的表面,骨质变软,同时因为承重力减弱而导致各种畸形,常见的有骨盆畸形、脊柱侧突及长骨弯曲等。骨盆畸形表现为骨盆的前后径及左右径均变短,耻骨联合处变尖而向前突出,呈鸟喙状,称为喙状骨盆。

三、临床表现

多见于婴幼儿,特别是 3～18 月龄。主要表现为生长最快部位的骨骼改变,并可影响肌肉发育及神经兴奋性的改变,年龄不同,临床表现不同。本病在临床上可分期如下:

(一)初期(早期)

见于 6 个月以内,特别是 3 个月以内小婴儿。多为神经兴奋性增高的表现,如易激惹、烦闹、多汗、枕秃等。此期常无骨骼病变,骨骼 X 线可正常或钙化带稍模糊;血清 25-OH-D_3 下降,PTH 升高,血钙下降,血磷降低,碱性磷酸酶正常或稍高。

(二)活动期(激期)

当病情继续加重,出现 PTH 功能亢进和钙、磷代谢失常的典型骨骼改变。6 月龄以内婴儿佝偻病以颅骨改变为主,前囟边缘软,颅骨薄,轻按有"乒乓球"样感觉。6 月龄以后,骨缝周围亦可有乒乓球样感觉,但额骨和顶骨中心部分常常逐渐增厚,至 7～8 个月时,头型变成"方颅",头围也较正常增大。骨骺端因骨样组织堆积而膨大,沿肋骨方向于肋骨与肋软骨交界处可触及圆形隆起,从上至下如串珠样突起,以第 7～10 肋骨最明显,称佝偻病串珠;严重者,在手腕、足踝部亦可形成钝圆形环状隆起,称手、足镯。1 岁左右的小儿可见到胸骨和邻近的软骨向前突起,形成"鸡胸样"畸形;严重佝偻病小儿胸廓的下缘形成一水平凹陷,即肋膈沟或郝氏沟。

患儿会坐与站立后,因韧带松弛可致脊柱畸形。由于骨质软化与肌肉关节松弛,1 岁后,开始站立与行走后双下肢负重,可出现股骨、胫骨、腓骨弯曲,形成严重膝内翻("O"形)或膝外翻("X"形)样下肢畸形。可能因为严重低血磷,使肌肉糖代谢障碍,使全身肌肉松弛,肌张力降低和肌力减弱。

此期血生化除血清钙稍低外,其余指标改变更加显著。X 线显示长骨钙化带消失,干骺端呈毛刷样、杯口状改变;骨质稀疏,骨皮质变薄;可有骨干弯曲畸形或青枝骨折,骨折可无临床症状。

(三)恢复期

以上任何期经治疗或日光照射后,临床症状和体征逐渐减轻或消失。血钙、磷逐渐恢复正常,碱性磷酸酶需 1~2 月降至正常水平。治疗 2~3 周后骨骼 X 线改变有所改善,出现不规则的钙化线,以后钙化带致密增厚,逐渐恢复正常。

(四)后遗症期

多见于 2 岁以后的儿童。因婴幼儿期严重佝偻病,残留不同程度的骨骼畸形,如 O 型腿、X 型腿、鸡胸等。无任何临床症状,血生化正常,X 线检查骨骼干骺端病变消失。

四、诊断

诊断依据临床表现、血生化及骨骼 X 线检查。

五、鉴别诊断

本病早期的神经兴奋性增高的症状无特异性,需与如下疾病鉴别:

(一)软骨营养不良

是一遗传性软骨发育障碍,出生时即可见四肢短、头大、前额突出、腰椎前突、臀部后凸。根据特殊的体态(短肢型矮小)及骨骼 X 线做出诊断。

(二)低血磷抗维生素 D 佝偻病

本病多为性连锁遗传,亦可为常染色体显性或隐性遗传,也有散发病例。为肾小管重吸收磷及肠道吸收磷的原发性缺陷所致。佝偻病的症状多发生于 1 岁以后,因而 2~3 岁后仍有活动性佝偻病表现;血钙多正常,血磷明显降低,尿磷增加。对用一般治疗剂量维生素 D 治疗佝偻病无效时应与本病鉴别。

(三)远端肾小管性酸中毒

为远曲小管泌氢不足,从尿中丢失大量钠、钾、钙,继发甲状旁腺功能亢进,骨质脱钙,出现佝偻病体征。患儿骨骼畸形显著,身材矮小,有代谢性酸中毒,多尿,碱性尿,除低血钙、低血磷之外,血钾亦低,血氨增高,并常有低血钾症状。

(四)维生素 D 依赖性佝偻病

为常染色体隐性遗传,可分二型:Ⅰ型为肾脏 1-羟化酶缺陷,使 $25\text{-}OH\text{-}D_3$ 转变为 $1,25\text{-}OH_2\text{-}D_3$ 发生障碍,血中 $25\text{-}OH\text{-}D_3$ 浓度正常;Ⅱ型为靶器官受体缺陷,血中 $1,25\text{-}OH_2\text{-}D_3$ 浓度增高。两型临床均有严重的佝偻病体征,低钙血症、低磷血症,碱性磷酸酶明显升高及继发性甲状旁腺功能亢进,Ⅰ型患儿可有高氨基酸尿症;Ⅱ型患儿的一个重要特征为脱发。

(五)肾性佝偻病

由于先天或后天原因所致的慢性肾功能障碍,导致钙磷代谢紊乱,血钙低,血磷高,甲状旁腺继发性功能亢进,骨质普遍脱钙,骨骼呈佝偻病改变。多于幼儿后期症状逐渐明显,形成侏儒状态。

六、治疗

1.目的在于控制活动期,防止骨骼畸形。治疗的原则应根据需要补充钙和维生素 D,口服维生素 D 一般剂量为每日 2000IU～4000IU 或 1,25-OH$_2$-D$_3$ 0.5μg～2.0μg,一月后改预防量 400IU/日。大剂量治疗应有严格的适应证。当重症佝偻病有并发症或无法口服者可大剂量肌内注射维生素 D,3 个月后改预防量。治疗 1 个月后应复查,如临床表现、血生化与骨骼 X 线改变无恢复征象,应与抗维生素 D 佝偻病鉴别。

2.中国营养学会推荐我国每日膳食钙供给量 0～6 个月为 300mg,7～12 个月为 400mg,1～3 岁为 600mg。只要母乳充足或摄入足够的配方奶,可满足婴幼儿的钙营养。佝偻病的治疗一般无需补钙,除非并发手足搐搦症等低钙表现。

3.除采用维生素 D 治疗外,应注意加强营养,保证足够奶量,及时添加转乳期食品,坚持每日户外活动。

4.对已有骨骼畸形的后遗症期患儿应加强体格锻炼,可采用主动或被动运动的方法矫正。对于有维生素 D 缺乏性佝偻病的高危因素时,在生长发育过程中,应避免过早的承力性运动(如避免过早练习坐、站、扶掖下蹦跳等)。如已经出现下肢畸形可作肌肉按摩(O 型腿按摩外侧肌,X 型腿按摩内侧肌),增加肌张力,以纠正畸形。严重骨骼畸形可考虑外科手术矫治。

七、预防

维生素 D 缺乏性佝偻病是可预防的疾病,如果婴幼儿有足够时间户外活动,可以预防发病。因此,现认为确保儿童每日获得维生素 D 400IU 是预防和治疗的关键。

1.母乳喂养或者部分母乳喂养足月婴儿,应在生后 2 周开始补充维生素 D 400IU/日,早产儿、低出生体重儿、双胎儿生后 1 周开始补充维生素 D 800IU/日;均补充至 2 岁。如果生长速度快,即便夏季阳光充足时,也不宜减量或停用维生素 D。一般可不加服钙剂,但乳类摄入不足和营养欠佳时可适当补充微量营养素和钙剂。

2.非母乳喂养的婴儿、每日奶量摄入小于 1000mL 的儿童,应当补充维生素 D 400IU/日。

3.青少年摄入量达不到维生素 D 400IU/日者,如奶制品摄入不足、鸡蛋或者强化维生素 D 食物少,应当每日补充维生素 D 400IU/日。

参考文献

1.陈灏珠,何梅先,魏盟.实用心脏病学(第 5 版)[M].上海:上海科学技术出版社,2016.

2.林曙光.心脏病学进展 2019[M].北京:科学出版社,2019.

3.岳桂华,覃裕旺,马宁.内科新医师手册(第 3 版)[M].北京:化学工业出版社,2017.

4.陈世耀.内科临床思维(第 3 版)[M].北京:科学出版社,2021.

5.王辰,王建安.内科学(第 3 版)[M].北京:人民卫生出版社,2015.

6.毕丽岩.呼吸内科学:高级医师进阶[M].北京:中国协和医科大学出版社,2020.

7.刘又宁.呼吸内科学高级教程[M].北京:中华医学电子音像出版社,2016.

8.邱晨,林江涛.临床呼吸病学(第 4 版)[M].北京:北京大学医学出版社有限公司,2018.

9.叶本兰.循环系统[M].厦门:厦门大学出版社,2018.

10.郑惠,詹学.循环系统疾病疹疗技术[M].北京:科学出版社,2017.

11.葛均波,徐永健,王辰.内科学(第 9 版)[M].北京:人民卫生出版社,2018.

12.林果为,王吉耀,葛均波.实用内科学(第 15 版)[M].北京:人民卫生出版社,2017.

13.葛均波.现代心脏病学进展 2018[M].北京:科学出版社,2019.

14.王朝晖.消化内科急危重症救治手册[M].郑州:河南科学技术出版社,2019.

15.田德安.消化疾病诊疗指南(第 3 版)[M].北京:科学出版社,2021.

16.田淇第,陈爱武,张其昌.消化系统慢性病诊断与治疗[M].郑州:河南科学技术出版社,2021.

17.谭松.消化系统疾病临床诊断与治疗[M].云南:云南科技出版社,2020.

18.徐长福,魏强.泌尿系统[M].北京:人民卫生出版社,2015.

19.王建祥.血液系统疾病诊疗规范(第 2 版)[M].北京:中国协和医科大学出版社,2020.

20.沈悌,赵永强.血液病诊断及疗效标准(第 4 版)[M].北京:科学出版社,2020.